Physik für Mediziner und Pharmazeuten

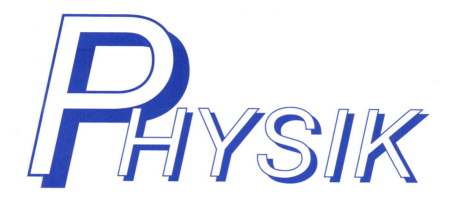

für Mediziner und Pharmazeuten

ein kurz gefasstes Lehrbuch

von

Volker Harms

Nach den Gegenstandskatalogen für die Ärztliche Vorprüfung und dem ersten Abschnitt der Pharmazeutischen Prüfung

Anschrift des Verfassers:
Dr. Volker Harms, In't Holt 37, 24214 Lindhöft

Zeichnungen:
Liane Pielke-Harms, Lindhöft
Stephan Harms, Kiel

1. Auflage: Mai 1975
2., erweiterte Auflage: Juli 1975
3., erweiterte Auflage: Januar 1976
4., überarbeitete Auflage: April 1976
5., neu bearbeitete und erweiterte Auflage: November 1976
6., überarbeitete Auflage: April 1977
7., neu bearbeitete und stark erweiterte Auflage: März 1979
8., überarbeitete Auflage: März 1981
9., überarbeitete Auflage: Februar 1984
10., neu bearbeitete und stark erweiterte Auflage: April 1987
11., überarbeitete und erweiterte Auflage: Dezember 1989
12., überarbeitete und erweiterte Auflage: April 1992
13., überarbeitete Auflage: November 1994
14., neu bearbeitete Auflage: April 1998
15., überarbeitete Auflage: Dezember 2000
16., neu bearbeitete Auflage: April 2004
17., überarbeitete Auflage: November 2006

© 2006 Harms Verlag, In't Holt 37, 24214 Lindhöft

Alle Rechte, insbesondere das Recht der Vervielfältigung, sowie der Übersetzung, vorbehalten. Kein Teil des Werkes darf in irgendeiner Form (durch Fotokopie, Mikrofilm oder ein anderes Verfahren) ohne schriftliche Genehmigung des Verlages reproduziert oder unter Verwendung elektronischer Systeme verarbeitet, vervielfältigt oder verbreitet werden.

Gesamtherstellung: AZ Druck und Datentechnik GmbH, Kempten
Printed in Germany

ISBN 3-86026-140-1
ISBN 978-3-86026-140-8

Vorwort zur 7. Auflage

Dieses Buch wendet sich an Studenten der Medizin und Pharmazie, die sich mit den Grundlagen der Physik vertraut machen wollen.

Die ersten sechs Auflagen dieses Buches waren hauptsächlich als Hilfe zur Prüfungsvorbereitung gedacht. Die Erfahrung hat jedoch gezeigt, dass es auch von vielen Studienanfängern gelesen wurde. Die 7. Auflage wurde inhaltlich stark erweitert, um auch den Bedürfnissen der Leser ohne Vorkenntnisse gerecht zu werden. Einerseits werden jetzt die Grundbegriffe ausführlicher erläutert, andererseits geht das Buch stärker in die Einzelheiten, auch wenn diese teilweise nicht in der Prüfung verlangt werden. Insbesondere die physikalischen Grundlagen der Physiologie werden ausführlich besprochen, so z. B. die Entstehung des Membranpotenzials oder das EKG. Nach wie vor bietet sich das Buch jedoch zur Prüfungsvorbereitung an, denn die verschiedenen Schriftgrößen spiegeln die Bedeutung des dargestellten Stoffes für die Prüfung wider. Die fett gedruckten Wörter ergeben eine stichwortartige Zusammenfassung des behandelten Stoffes.

Im Anschluss an jedes Kapitel befindet sich eine Sammlung von Testfragen, die im Schwierigkeitsgrad ungefähr den Physikumsfragen entsprechen. Diese Fragen sind in derselben Reihenfolge angeordnet wie der Text, sodass der Leser schon beim Durcharbeiten seinen Lernerfolg kontrollieren kann.

Meine Frau hat durch die Anfertigung der Zeichnungen und insbesondere durch das sorgfältige Überprüfen des Textes auf Lesbarkeit und Verständlichkeit maßgeblich an der Gestaltung der Neuauflage mitgewirkt.

Zum Schluss sei Herrn K. Bebendorf und Herrn K. Thomae für viele konstruktive Anregungen gedankt. Der Verfasser ist für Zuschriften, Anregungen und Verbesserungsvorschläge stets dankbar.

März 1979   Volker Harms

Vorwort zur 9. Auflage

In der 9. Auflage wurden – besonders im Kapitel Elektrizitätslehre – einige Umstellungen vorgenommen. Unterkapitel, die sich in der Vergangenheit als wenig prüfungsrelevant erwiesen haben (häufig handelt es sich dabei um besonders komplizierte Sachverhalte wie z. B. Entropie und Enthalpie), wurden entsprechend gekennzeichnet. Das Kapitel „Mathematische Hilfsmittel" befindet sich jetzt am Ende statt am Anfang des Buches.

Der Verfasser bedankt sich für die zahlreichen Zuschriften und hofft auch in Zukunft auf Resonanz aus dem Leserkreis.

Februar 1984   Volker Harms

Vorwort zur 10. Auflage

Die 10. Auflage wurde vollkommen neu bearbeitet. Dabei wurde die Gewichtung der Themen verschoben. Alle Gebiete mit besonderer Prüfungsrelevanz sind erweitert worden, andererseits konnten große Teile des Textes gestrichen werden, die sich als zu spezialisiert für Prüfung und Praktikum erwiesen haben und die früher den Lernfluss unnötig aufgehalten hatten.

Die beiden Kapitel zum Thema *Mechanik* wurden punktuell erweitert, das Kapitel Wärmelehre wurde neu gegliedert und weitgehend umformuliert. Der Abschnitt *Entropie* konnte wegen mangelnder Prüfungsrelevanz gestrichen werden, der Abschnitt *Osmose* dagegen wurde stark erweitert. Das Kapitel *Elektrizitätslehre* wurde vollkommen neu geschrieben und geht jetzt stärker auf die Probleme des Schaltungsaufbaus im physikalischen Praktikum ein. Im Kapitel *Struktur der Materie* wurde das Thema Strahlenschutz wesentlich erweitert, im Kapitel *Kybernetik* der Abschnitt Informationsübertragung neu formuliert. Im 9. Kapitel ist der Abschnitt Grafische Darstellung hinzugekommen, während die Differenzial- und Integralrechnung wegen mangelnder Prüfungsrelevanz gestrichen wurden.

Die Anregungen zur Neubearbeitung gingen zum Teil von mir selber aus, zum Teil aber auch von den Lesern, die in den letzten Jahren in mehr als 80 Zuschriften Verbesserungsvorschläge gemacht haben. Besonders Frau cand. med. Steffi Schäfer hat durch zahlreiche Hinweise und konkrete Vorschläge viel zur Neubearbeitung beigetragen. Herr Dr. Günter Peter hat zahlreiche Anregungen gegeben und mir die Daten einer computerberechneten Kurve der Geschwindigkeitsverteilung von Gasmolekülen überlassen.

März 1987   Volker Harms

Vorwort zur 16. Auflage

Die 16. Auflage wurde völlig neu bearbeitet. Der Text wurde punktuell erweitert und noch stärker als bisher auf die Prüfungsanforderungen zugeschnitten. Das Buch versteht sich jedoch nach wie vor nicht als Repetitorium zur Prüfungsvorbereitung, sondern als kurz gefasste Einführung gerade auch für Leser mit geringen oder sogar fehlenden Vorkenntnissen.

Alle Abbildungen wurden neu gezeichnet, die Diagramme wurden neu berechnet. Ich möchte mich für die zahlreichen Zuschriften zur 15. Auflage bedanken und darum bitten, auch weiterhin mit Kritik und Verbesserungsvorschlägen zur Weiterentwicklung dieses Buches beizutragen.

Herrn Prof. Carsten Stick danke ich für Hinweise und Diskussionen zu den Themen Diffusion, Osmose und Lautstärke.

Lindhöft, im März 2004   Volker Harms

Inhaltsverzeichnis

Einführung 9
Die physikalischen Maßeinheiten 12

1. Kapitel
Grundbegriffe der Mechanik
1.1 Die Grundgrößen der Mechanik. 15
1.2 Geschwindigkeit 17
1.3 Beschleunigung 19
1.3.1 Gleichförmig beschleunigte
Bewegung 21
1.4 Kraft 23
1.4.1 Die newtonschen Axiome 23
1.4.2 Gewichtskraft 27
1.4.3 Hebelgesetz 29
1.4.4 Grundbegriffe der Statik 32
1.4.5 Reibungskräfte 33
1.5 Energie 34
1.5.1 Potenzielle Energie 36
1.5.2 Kinetische Energie 38
1.5.3 Leistung 41
1.6 Stoßgesetze 42
1.6.1 Übertragung eines Impulses ... 42
1.6.2 Kraftstöße von Gasmolekülen . 44
1.7 Die kreisförmige Bewegung ... 46
1.7.1 Die Zentrifugalkraft 50
1.8 Testfragen 52

2. Kapitel
Mechanik deformierbarer Körper
2.1 Verformung fester Körper 53
2.1.1 Druck 53
2.1.2 Feste Körper unter dem Einfluss
äußerer Kräfte 55
2.2 Fluidstatik 60
2.2.1 Innendruck 60
2.2.2 Oberflächenspannung 66
2.3 Die Strömung von Fluiden 70
2.3.1 Grundbegriffe 70
2.3.2 Innere Reibung 72
2.3.3 Gleichung von Bernoulli 78
2.4 Testfragen 80

3. Kapitel
Wärmelehre
3.1.1 Temperaturskalen 81
3.1.2 Temperaturmessung 82
3.2 Wärme als Energie 84
3.3 Wärmetransport 87
3.4 Änderung des Aggregatzustandes 88
3.5 Stoffgemische 93
3.6 Osmose 95
3.7 Gasgesetz 100
3.7.1 Herleitung des Gasgesetzes ... 100
3.7.2 Verschiedene Zustandsänderungen 103
3.8 Wärmekraftmaschinen 106
3.9 Testfragen 110

4. Kapitel
Elektrizitätslehre
4.1 Die elektrische Ladung 111
4.1.1 Das elektrische Feld 112
4.2 Der elektrische Stromfluss 116
4.3 Der elektrische Stromkreis 119
4.3.1 Der unverzweigte Stromkreis .. 122
4.3.2 Der verzweigte Stromkreis 125
4.4 Messung von Strom und
Spannung 127
4.5 Magnetismus 134
4.5.1 Materie im magnetischen Feld . 137
4.5.2 Magnetfeld als Begleit-
erscheinung des Stroms 139
4.5.3 Lorentz-Kraft und Induktion .. 141
4.6 Wechselstrom 146
4.7 Der Kondensator 153
4.7.1 Der Kondensator im Stromkreis. 155
4.8 Elektronen im Vakuum 158
4.8.1 Fotoeffekt (lichtelektrischer
Effekt) 159
4.8.2 Glühemission 160
4.9 Elektrolytlösungen 163
4.10 Spannungen an Grenzflächen .. 166
4.10.1 Membranspannung 167
4.10.2 Wirkung des elektrischen Stroms
auf den menschlichen Körper .. 172
4.10.3 Halbleiter 174
4.11 Testfragen. 176

5. Kapitel
Struktur der Materie
5.1 Die Atomschale 178
5.1.1 Das bohrsche Modell des
      Wasserstoffatoms 181
5.1.2 Allgemeiner Aufbau der
      Atomschale 182
5.2 Der Atomkern 184
5.3 Radioaktivität 187
5.3.1 Natürliche Radioaktivität 188
5.3.2 Das Gesetz des radioaktiven
      Zerfalls 190
5.3.3 Künstliche Kernumwandlungen 194
5.3.4 Kernspaltung 197
5.4 Röntgenstrahlung 200
5.4.1 Erzeugung von Röntgen-
      strahlung 200
5.4.2 Eigenschaften der Röntgen-
      und γ-Strahlung 203
5.4.3 Exponentielles Schwächungs-.
      gesetz 206
5.5 Dosimetrie 208
5.5.1 Maßeinheiten 208
5.5.2 Messgeräte 209
5.6 Strahlenschutz 212
5.7 Testfragen 216

6. Kapitel
Schwingungen und Wellen
6.1.1 Mechanische Schwingungen .. 217
6.1.2 Elektrische Schwingungen 220
6.2 Erzwungene Schwingungen ... 222
6.3 Wellen 223
6.3.1 Schallwellen 223
6.3.2 Stehende Wellen 229
6.4 Elektromagnetische Wellen ... 230
6.5 Testfragen 233

7. Kapitel
Optik
7.1 Die Wellennatur des Lichtes ... 234
7.1.1 Das huygenssche Prinzip 236
7.2 Linsen 243
7.2.1 Bildkonstruktion 246
7.2.2 Zusammengesetzte optische
      Systeme 250
7.2.3 Das optische System des Auges 251

7.2.4 Vergrößerung 254
7.3 Fotometrie 257
7.3.1 Maßeinheiten für das Licht ... 257
7.3.2 Fotometer 259
7.4 Polarisation des Lichtes 262
7.4.1 Erzeugung polarisierten Lichtes 262
7.5 Interferenz 264
7.6 Testfragen 265

8. Kapitel
Kybernetik
8.1 Steuerung und Regelung 266
8.1.1 Die biologische Bedeutung
      des Regelkreises 268
8.1.2 PDI-Verhalten 270
8.2 Informationsübertragung 271
8.3 Testfragen 275

9. Kapitel
Mathematische Hilfsmittel
9.1 Grafische Darstellungen 276
9.2 Fehlerrechnung 279
9.3 Vektorrechnung 283
9.4 Testfragen 285

Anhang
Lösungen der Testfragen 286
Wichtige Prüfungsthemen 290
Mathematischer Anhang 291
Einheiten von Stoffmengen und
Konzentrationen 292
Naturkonstanten 292
Basiseinheiten des SI 293
Griechisches Alphabet 293
Formelsammlung 294
Register 295
Notizen 302
Leserumfrage 303

Einführung

Die Bedeutung der Physik für die Medizin

Für den zukünftigen Arzt ist die Physik kein unnötiger Ballast, sondern hilft ihm, viele medizinische Probleme gründlicher zu durchdenken: So sind z.b. bei der operativen Versorgung von Knochenbrüchen durch Nagelung, Zuggurtung und Druckplatten Kenntnisse über die Verteilung der auftretenden Kräfte notwendig. Gefäßchirurgische Operationen verlangen Einblick in die wichtigsten Gesetze der Strömungslehre. Zum Verständnis von Ohr und Auge gehören Grundkenntnisse der Wellenlehre und Optik. Die Behandlung von Ödemen beruht auf osmotischen Vorgängen. Radiologische und nuklearmedizinische Verfahren gründen sich auf die Kenntnisse über die Wechselwirkung ionisierender Strahlen mit Materie sowie über die Vorgänge im Innern der Atome. Zum Verständnis der Neuro- und Muskelphysiologie sind Grundkenntnisse der Elektrizitätslehre erforderlich. Als letztes Beispiel sei genannt, dass sich die selbstständige Regulierung der Organfunktionen wie Blutdruck, Körpertemperatur oder Hormonspiegel mit den Begriffen der Kybernetik beschreiben lässt.

Zur Arbeitsweise der Physik

Die Physik beschäftigt sich mit den Vorgängen in der unbelebten Natur.

Bei der Beschreibung der Naturvorgänge und der Gesetze, die hinter diesen Vorgängen stehen, stützt sich die Physik auf die *Beobachtung*. Physikalische Bedeutung haben nur solche Beobachtungen, die sich

a) auf Vorgänge beziehen, die unter genau bekannten, möglichst reproduzierbaren Bedingungen ablaufen (Experimente), und

b) bei denen konkrete, über ein Messverfahren definierte Größen gemessen werden.

Alle physikalischen Beobachtungen und Experimente stehen unter der Fragestellung, welche Wechselbeziehungen zwischen zwei oder mehreren physikalischen Größen bestehen. Experimente werden so durchgeführt, dass die untersuchte Beziehung zwischen den in Frage kommenden physikalischen Größen nicht durch in diesem Zusammenhang unwichtige Faktoren beeinflusst wird. So werden zum Beispiel Untersuchungen zum freien Fall im Vakuum durchgeführt, damit der hierbei nicht interessierende Luftwiderstand ausgeschaltet wird.

Einführung

Die physikalische Theorie hat die Aufgabe, die hinter den beobachteten Vorgängen stehenden Naturgesetze zu erkennen. Grundsätzlich unterscheidet man zwei Arbeitsweisen in der Physik: das induktive und das deduktive Verfahren:

- Beim **induktiven** Verfahren gelangt man zu den Naturgesetzen, indem man die in einzelnen Experimenten gemachten Erfahrungen verallgemeinert.

- Beim **deduktiven** Verfahren geht man von theoretisch abgeleiteten oder hypothetisch aufgestellten Gesetzen aus und überprüft deren Gültigkeit anhand entsprechend ausgearbeiteter Experimente.

Der Begriff der physikalischen Größe

Eine physikalische Größe nimmt Bezug auf einen bestimmten Teil der Wirklichkeit und ist stets **durch ein Messverfahren definiert.**

Bei der Länge besteht das Messverfahren in einem indirekten Vergleich – über Zollstock, Maßband usw. – der zu messenden Größe mit ihrer Einheit, dem Pariser Urmeter.

Da der Abstand zwischen den Eichstrichen des Pariser Urmeters nicht mit der nötigen Genauigkeit festlegbar ist, ist die Definition des Meters auf diese Weise etwas ungenau, und man hat 1960 das Meter als die 1650763,73-fache Wellenlänge einer bestimmten Spektrallinie des Krypton 86 definiert.

Seit 1983 macht man sich die sehr genau gehenden Atomuhren bei der Definition des Meters zunutze. Das Meter ist heute die Entfernung, die das Licht im Vakuum in einer 299792458stel Sekunde zurücklegt. Größere Entfernungen lassen sich über die Laufzeit des Lichts mit der Atomuhr messen, bei kleineren Entfernungen, etwa zur Eichung von Messgeräten, werden nach wie vor Normalmaße wie das Pariser Urmeter verwendet. Bei modernen Normalmaßen sind die Messpunkte nicht mehr durch Einritzungen markiert, sondern die parallel geschliffenen und hochpolierten

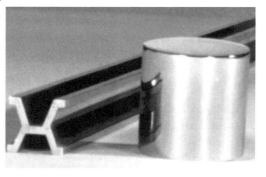

Abbildung 1: links das Pariser Urmeter, rechts das Urkilogramm. Während das Urmeter heute nur noch musealen Wert hat, dient das in Paris aufbewahrte Urkilogramm weiterhin als Eichmaßstab.

Einführung   11

Stirnseiten dieser quaderförmigen, metallenen Normalmaße dienen als Anfangs- und Endpunkt der Messstrecke. Die Messstrecke ist auf wenige Mikrometer, also tausendstel Millimeter, genau festgelegt. Die Definition des Meters wurde weiterentwickelt, um die nach dem Stand der Technik größtmögliche Genauigkeit zu erreichen. Bei allen Längenmessungen wird über Zollstock, Maßband, Lineal usw. ein Vergleich der zu messenden Strecke mit der Längeneinheit, dem Meter, vorgenommen. Das Ergebnis der Längenmessung enthält eine quantitative und eine qualitative Angabe, nämlich einen Zahlenwert und die verwendete Maßeinheit. Man kann dieselbe physikalische Größe in verschiedenen Maßeinheiten messen, beispielsweise die Länge in Metern oder in Yard:

$$1 \text{ Yard} = 0{,}9144 \text{ Meter}$$

Allgemein gilt, dass auf beiden Seiten einer Gleichung die gleiche physikalische Größe steht. Im obigen Beispiel stehen auf beiden Seiten verschiedene Maßeinheiten und verschiedene Zahlenwerte, das Produkt aus Zahlenwert und Maßeinheit ist jedoch auf beiden Seiten gleich.

Grundsätzlich ergibt sich eine **physikalische Größe als Produkt aus Zahlenwert und Maßeinheit.**

Vektor – Skalar

Bei skalaren Größen genügt die Angabe von Zahlenwert und Einheit, um sie vollständig zu charakterisieren: z. B. Zeit, Masse, Ladung, Temperatur, Volumen, Fläche.

Bei vektoriellen Größen ist zur vollständigen Charakterisierung neben der Einheit auch die Angabe der Richtung erforderlich, in der die Größen wirksam sind: z. B. Kraft, Geschwindigkeit, Beschleunigung, Drehmoment usw.

Vektorielle Größen werden in der Schreibweise von skalaren Größen unterschieden, indem man die vektoriellen Größen als deutsche Buchstaben oder halbfett schreibt, unterstreicht oder mit einem kleinen Pfeil versieht. In diesem Buch haben wir uns für die zuletzt genannte Möglichkeit entschieden. Häufig ist die Richtung einer vektoriellen Größe durch die Versuchsbedingungen bereits festgelegt oder spielt im jeweiligen Zusammenhang keine Rolle. In solchen Fällen verzichten wir auf die Pfeile und schreiben die vektoriellen Größen nur als skalare Größen.

Da die Division durch einen Vektor mathematisch nicht definiert ist, werden wir auch bei einigen Berechnungen nur mit den Beträgen der Vektoren rechnen und deshalb die Vektorpfeile weglassen.

Die physikalischen Maßeinheiten

Die Messung einer physikalischen Größe besteht aus dem Vergleich der Größe mit ihrer Maßeinheit.
Dabei ist die Festlegung der Maßeinheit prinzipiell willkürlich. Es gibt deshalb auch für dieselbe Größe häufig verschiedene Maßeinheiten. Zum Beispiel gibt es für die Länge neben der Einheit Meter die Einheiten Yard, Zoll und früher diverse „Füße" und „Ellen".

Die Ableitung physikalischer Maßeinheiten

Die Beziehung zwischen den einzelnen physikalischen Größen wird durch Definitionsgleichungen und Gesetze beschrieben:

- Wenn die Beziehung zwischen bereits definierten Größen dargestellt wird, handelt es sich um *Gesetze*.

- Hingegen spricht man von *Definitionsgleichungen*, wenn anhand von Grundgrößen oder bereits definierten Größen eine neue Größe festgelegt wird. So ergibt sich z. B. die Geschwindigkeit v als Quotient aus zurückgelegtem Weg Δs und benötigter Zeit Δt:

$$v = \frac{\Delta s}{\Delta t}$$

Grundsätzlich stehen die physikalischen Maßeinheiten in derselben Beziehung zueinander wie die durch sie vertretenen Größen. So ergibt sich die Maßeinheit der Geschwindigkeit als:

$$\text{Maßeinheit der Geschwindigkeit} = \frac{\text{Maßeinheit der Länge}}{\text{Maßeinheit der Zeit}}$$

Wie oben angedeutet, ist die Wahl der Maßeinheiten willkürlich. Bei Angabe der Geschwindigkeit in m/s und in km/h ergibt sich:

$$1\frac{\text{Meter}}{\text{Sekunde}} = \frac{3600 \text{ m}}{3600 \text{ s}} = 3{,}6\frac{\text{Kilometer}}{\text{Stunde}}$$

das heißt, man muss den Umrechnungsfaktor 3,6 in die Gleichung einfügen, damit auf beiden Seiten das Produkt aus Zahlenwert und Maßeinheit gleich ist.

Die physikalischen Maßeinheiten　　13

Basiseinheiten – kohärente Einheiten

Alle Einheiten der Mechanik können – wie auf den folgenden Seiten zu besprechen sein wird – auf die Einheiten der Länge, der Masse und der Zeit zurückgeführt werden.

Die Maßeinheiten von Länge, Masse und Zeit werden daher als Basiseinheiten bezeichnet, und alle Einheiten, die sich ohne Umrechnungsfaktor von den Basiseinheiten ableiten, heißen *kohärent*.

CGS-System – MKS-System

Auf den Basiseinheiten Zentimeter, Gramm und Sekunde hat man das CGS-System als System kohärenter Einheiten aufgebaut, auf den Basiseinheiten Meter, Kilogramm, Sekunde das MKS-System.

Beide Systeme stehen mit gleicher Berechtigung nebeneinander, und alle Einheiten des einen Systems lassen sich durch bestimmte Umrechnungsfaktoren in das andere System umrechnen, zum Beispiel gilt für die Geschwindigkeit:

$$100 \frac{\text{Zentimeter}}{\text{Sekunde}} = 1 \frac{\text{Meter}}{\text{Sekunde}}$$

Système International d'Unités

Neuerdings bemüht man sich, nur noch ein einheitliches System zu verwenden, das Système International (SI), welches auf folgenden Basiseinheiten aufgebaut ist:

Größe	Einheit	Abkürzung der Einheit
Länge (Weg)	Meter	m
Masse	Kilogramm	kg
Zeit	Sekunde	s
Stromstärke	Ampere	A
Temperatur	Kelvin	K
Lichtstärke	Candela	cd
Stoffmenge	Mol	mol

Neben den Basiseinheiten gehören alle Einheiten zum SI, die sich ohne Verwendung von Umrechnungsfaktoren aus den Basiseinheiten ableiten, z.B. für die Geschwindigkeit m/s oder für die Beschleunigung m/s^2.

14   Die physikalischen Maßeinheiten

Erweiterung der Einheiten

Einheiten können durch Vorsilben um bestimmte Zehnerpotenzen erweitert werden. In der Regel verwendet man Vorsilben, die jeweils drei Zehnerpotenzen umfassen wie z.B. „Kilo" oder „Milli".

Die folgende Tabelle zeigt, wie man durch unscheinbare Vorsilben bzw. Hochzahlen vom Makro- in den Mikrokosmos reisen kann. Wenn der Physiker davon spricht, dass zwei Werte beispielsweise „vier Größenordnungen" voneinander entfernt seien, ist gemeint, dass sie sich um etwa vier Zehnerpotenzen voneinander unterscheiden.

Als Beispiel für die Umrechnung zwischen den Einheiten soll die Breite diese Buches von etwa 14,5 cm dienen:

$$14,5 \text{ cm} = 1,45 \text{ dm} = 0,145 \text{ m} = 0,000145 \text{ km}$$
$$14,5 \text{ cm} = 145 \text{ mm} = 145\,000 \text{ } \mu\text{m} = 145\,000\,000 \text{ nm}$$

Erweiterung von Einheiten durch Vorsilben

Zehner-potenz	Vor-silbe	Abkür-zung	Beispiel am Meter	Dimension
10^{24}	Yota	Y	Ym*	Entferung zu älteren Galaxien: $2 \cdot 10^{26}$ m
10^{21}	Zeta	Z	Zm*	Entferung zur Andromeda-Galaxie: $2 \cdot 10^{21}$ m
10^{18}	Exa	E	Em*	Entferung zum Proxima Centauri: $4 \cdot 10^{16}$ m
10^{15}	Peta	P	Pm*	
10^{12}	Tera	T	Tm*	Entferung zum Planeten Pluto: $6 \cdot 10^{12}$ m
10^{9}	Giga	G	Gm*	Entfernung zum Mond: $0,4 \cdot 10^{9}$ m
10^{6}	Mega	M	Mm*	Erdradius: $6 \cdot 10^{6}$ m
10^{3}	Kilo	k	km	Höhe der Zugspitze: $3 \cdot 10^{3}$ m
10^{2}	Hekto	h	hm*	Höhe von Türmen
10^{1}	Deka	da	dam*	Höhe von Gebäuden
10^{0}			m	Größe des Menschen
10^{-1}	Dezi	d	dm	Größe menschlicher Organe
10^{-2}	Centi	c	cm	Größe menschlicher Hirnzentren
10^{-3}	Milli	m	mm	Fovea centralis (Stelle des schärfsten Sehens)
10^{-6}	Mikro	μ	μm	Größe einzelner Zellen
10^{-9}	Nano	n	nm	Größe von Viren
10^{-12}	Piko	p	pm*	Wasserstoffatom: $5 \cdot 10^{-11}$ m
10^{-15}	Femto	f	fm*	Radius eines Protons

*Die Bezeichnungen Ym, Zm, Em, Pm, Tm, Gm, Mm, hm, dam, pm und fm sind nicht gebräuchlich

1. Kapitel
Grundbegriffe der Mechanik

1.1 Die Grundgrößen der Mechanik

In der Einführung wurde gesagt, dass die physikalischen Größen von wenigen Grundgrößen ableitbar sind. Für den Bereich der Mechanik handelt es sich hierbei nur um drei Größen, um die Länge, die Zeit und die Masse, von denen sich alle übrigen mechanischen Größen wie Gewicht, Kraft, Energie, Geschwindigkeit, Beschleunigung usw. herleiten lassen.

Die Grundgrößen werden im Folgenden tabellarisch mit der Beschreibung ihres Messverfahrens und der Definition ihrer Einheit im SI kurz vorgestellt:

Größe	Messverfahren	Einheit im SI, Definition
Länge (s = space)	Anlegen eines Maßstabes (z. B. Zollstock, Bandmaß)	Meter (m), früher definiert durch das Pariser Urmeter, seit 1983 definiert als der Weg, den das Licht im Vakuum im 299 792 458ten Teil einer Sekunde zurücklegt.
Zeit (t = time)	Abzählen periodischer Vorgänge (Erddrehung, Uhren)	Sekunde (s), früher definiert als der 86400ste Teil eines mittleren Sonnentages, seit 1967 als die 9 192 631 770-fache Schwingungsdauer einer bestimmten Spektrallinie des Caesium 133.
Masse (m = mass)	Massenvergleich mit einer Waage	Kilogramm (kg), seit 1889 definiert durch das Pariser Urkilogramm.

Masse

Die Größen Länge und Zeit sind aus dem täglichen Leben bekannt. Sie sind fast dem Sinneseindruck direkt zugänglich, jeder Mensch hat ein Zeitempfinden und die Fähigkeit, Entfernungen ungefähr abzuschätzen. Die Masse hingegen ist eine abstrakte Größe, sie ist weder mit der Menge noch dem Volumen oder dem Gewicht eines Stoffes gleichzusetzen. Der

16 1.1 Die Grundgrößen der Mechanik

physikalische Begriff der Masse bezieht sich auf folgende Eigenschaften der Materie:

• auf die **Schwere**

• auf die **Trägheit.**

Die Schwere darf aber nicht mit dem Gewicht gleichgesetzt werden, denn dieselbe Masse hat auf dem Erdboden ein anderes Gewicht als z. B. auf dem Mond oder im Weltraum. Bei genauer Messung kann man feststellen, dass dieselbe Masse selbst an verschiedenen Stellen der Erdoberfläche unterschiedliches Gewicht aufweist.

Die Eigenschaft der Schwere beruht auf der gegenseitigen Anziehungskraft zweier Massen, die durch das **Gravitationsgesetz** beschrieben wird:

$$F = \gamma \, \frac{m_1 \, m_2}{r^2}$$

Hierbei ist F die Anziehungskraft, die zwischen den im Abstand r befindlichen Massen m_1 und m_2 herrscht, und γ die Gravitationskonstante als $\gamma = 6{,}670 \cdot 10^{-11} \, m^3 \, kg^{-1} \, s^{-2}$.

Da die Gravitationskonstante γ sehr klein ist, sind die Gravitationskräfte relativ gering, aber man kann durchaus mit einfachen Mitteln nachweisen, dass sich z. B. zwei dicht nebeneinander liegende Bleikugeln gegenseitig anziehen.

Auf der Erde macht sich die Gravitationskraft hauptsächlich als Schwerkraft bemerkbar und sorgt z. B. dafür, dass sich die Lufthülle nicht in den Weltraum verflüchtigt. Im Gegensatz zum elektrischen und magnetischen Feld ist es nicht möglich, das von einer Masse ausgehende Gravitationsfeld abzuschirmen; niemand kann sich der Schwerkraft entziehen.

Berechnung des Gewichts von 1 kg Masse auf der Erdoberfläche

Wie errechnet sich nach dem Gravitationsgesetz das Gewicht von einem Kilogramm Masse? Wir setzen für $m_1 = 1$ kg, für m_2 die Masse der Erde und für r den durchschnittlichen Erdradius als Abstand der Schwerpunkte der beiden Massen ein:

$$\text{Gewichtskraft} = \gamma \, \frac{1 \, kg \cdot \text{Erdmasse}}{\text{Erdradius}^2} = 6{,}67 \cdot 10^{-11} \, \frac{5{,}97 \cdot 10^{24} \, kg \, m}{(6{,}37 \cdot 10^6)^2 \, s^2} = 9{,}81 \ldots \, \frac{kg \, m}{s^2}$$

Wir erkennen, dass das Gewicht einer Masse von ihrem Abstand vom Erdmittelpunkt abhängt. Der Wert 9,81 m/s² wird Erdbeschleunigung g genannt. Wir werden später darauf zurückkommen.

1.2 Geschwindigkeit · 17

Messung der Masse

Da die Masse der menschlichen Sinneswahrnehmung nicht unmittelbar zugänglich ist, ist kein direkter Vergleich einer Masse mit einer anderen Masse möglich.

Die Messung der Masse geschieht indirekt, indem man die auf die Masse wirkende Schwerkraft über eine Balkenwaage (auf dem Umweg mit diversen Eichgewichten) mit dem Pariser Urkilogramm vergleicht. Eine Balkenwaage führt überall, auf der Erde ebenso wie auf dem Mond, zum gleichen Ergebnis, weil das jeweilige Schwerefeld sich in gleicher Weise auf die zu messende Masse auswirkt wie auf die in der anderen Waagschale liegende Vergleichsmasse.

Eine Federwaage hingegen würde lediglich das Gewicht messen, das in Abhängigkeit vom Schwerefeld steht und deshalb an verschiedenen Orten unterschiedliche Werte aufweisen kann.

Die zweite Eigenschaft der Materie, die durch den Massebegriff erfasst wird, ist die Trägheit. Wir werden hierauf bei der Besprechung des newtonschen Grundgesetzes im Abschnitt 1.4 Kraft zurückkommen.

Abgeleitete Größen

Nachdem auf Seite 15 die Grundgrößen der Mechanik kurz vorgestellt worden sind, wollen wir zeigen, wie sich aus den Größen Länge und Zeit die Größen Geschwindigkeit und Beschleunigung ergeben und wie die Größen Beschleunigung und Masse zur physikalischen Größe Kraft führen.

1.2 Geschwindigkeit

Unter der Bewegung eines Körpers verstehen wir seine Ortsveränderung relativ zu einem Bezugspunkt. Eine Bewegung wird durch ihre Geschwindigkeit charakterisiert, die sich als **Quotient aus dem zurückgelegten Weg Δs und der dafür benötigten Zeit Δt** ergibt.

$$\text{Geschwindigkeit } v = \frac{\text{zurückgelegter Weg } \Delta s}{\text{benötigte Zeit } \Delta t}$$

Die Geschwindigkeit ist eine vektorielle Größe. Zwei Geschwindigkeiten sind dann und nur dann gleich, wenn sie in Richtung und Betrag übereinstimmen. Die Einheit im SI ist Meter/Sekunde (m/s). Die Bezeichnung v kommt aus dem Lateinischen von velocitas = Geschwindigkeit.

1.2 Geschwindigkeit

Man unterscheidet verschiedene Bewegungsarten, einmal die *gleichförmige Bewegung* mit konstanter Geschwindigkeit und dann die *gleichförmig beschleunigte Bewegung* mit konstanter Beschleunigung. Sind weder Geschwindigkeit noch Beschleunigung konstant, spricht man von der *ungleichförmig beschleunigten Bewegung*. Als Extremfall sei noch der *Stillstand* genannt, bei dem Geschwindigkeit und Beschleunigung den Wert Null haben.

Zur grafischen Darstellung der Bewegungsabläufe verwendet man ein Weg-Zeit-Diagramm, häufig auch ein Geschwindigkeits-Zeit-Diagramm oder ein Beschleunigungs-Zeit-Diagramm, wie sie auf Seite 20 dargestellt sind.

Wir unterscheiden: (v = Geschwindigkeit)   (a = Beschleunigung)
1) keine Bewegung $v = 0$ $a = 0$
2) gleichförmige Bewegung $v = \text{const.}$ $a = 0$
3) gleichförmig beschleunigte Bewegung $v \neq \text{const.}$ $a = \text{const.}$
4) ungleichförmig beschleunigte Bewegung $v \neq \text{const.}$ $a \neq \text{const.}$

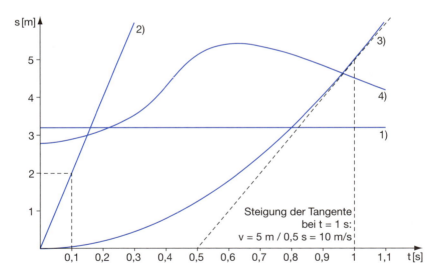

Abbildung 2: Weg-Zeit-Diagramm

Graph 1): keine Bewegung, $v = 0$, $a = 0$
Graph 2): gleichförmige Bewegung, $a = 0$, $v = \Delta s / \Delta t = 2\,\text{m}/0{,}1\,\text{s} = 20\,\text{m/s}$
Graph 3): gleichförmig beschleunigte Bewegung, $a = \text{const.}$ Durchschnittsgeschwindigkeit v im Intervall von 0,0 s bis 1,0 s: $v = 5\,\text{m}/1\,\text{s} = 5\,\text{m/s}$
Graph 4): ungleichförmig beschleunigte Bewegung

Momentangeschwindigkeit

Bei einer nicht gleichförmigen Bewegung hängt die Geschwindigkeit vom Zeitpunkt der Bestimmung ab. Die Momentangeschwindigkeit v = ds/dt erhält man als **Steigung der Tangente** zum betrachteten Zeitpunkt. Beispielsweise hat bei Kurve 3) die Tangente zum Zeitpunkt t = 1 s die Steigung 1 m/0,1 s = 10 m/s.

Allgemein gilt: *Je größer die Steigung im Weg-Zeit-Diagramm, desto größer ist die Geschwindigkeit.*

Eine negative Steigung entspricht einer „negativen" Geschwindigkeit, also einer Bewegung nach rückwärts. Dieser Fall ist bei Kurve 4) ab dem Zeitpunkt t = 0,6 s dargestellt.

1.3 Beschleunigung

Eine Änderung der Steigung im Weg-Zeit-Diagramm bedeutet eine Änderung der Geschwindigkeit und wird durch den Begriff der Beschleunigung beschrieben.

Unter der **Beschleunigung** versteht man den Quotienten aus der **Änderung der Geschwindigkeit** $\Delta\vec{v}$ und der dazu benötigten **Zeit** Δt:

$$\text{Beschleunigung } \vec{a} = \frac{\text{Geschwindigkeitsänderung } \Delta\vec{v}}{\text{benötigte Zeit } \Delta t}$$

Die Größen $\vec{v} = d\vec{s}/dt = \dot{\vec{s}}$ und $\vec{a} = d\vec{v}/dt = \dot{\vec{v}} = \ddot{\vec{s}}$ werden auch als 1. Ableitung ($\dot{\vec{s}}$) und 2. Ableitung ($\ddot{\vec{s}}$) des Weges nach der Zeit bezeichnet und lassen sich mittels Integral- und Differenzialrechnung ineinander umrechnen.

Die Beschleunigung hat im SI die Einheit m/s^2, die Bezeichnung a kommt aus dem Englischen von acceleration = Beschleunigung. Die Beschleunigung ist eine vektorielle Größe, *zwei Beschleunigungen sind gleich, wenn sie in Richtung und Betrag übereinstimmen.*

Aus diesem Grunde liegt bei einer Änderung der Bewegungsrichtung stets eine Beschleunigung vor, auch wenn der Betrag der Geschwindigkeit gleich bleiben sollte. Eine Änderung der Bewegungsrichtung setzt demnach immer eine beschleunigende Kraft voraus. Wir werden hierauf im Zusammenhang mit der kreisförmigen Bewegung bei der Besprechung der Zentripetal- und der Zentrifugalkraft zurückkommen.

1.3 Beschleunigung

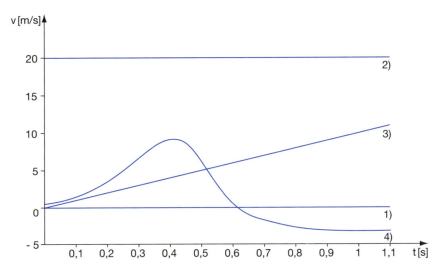

Abbildung 3: Geschwindigkeits-Zeit-Diagramm
Graph 1): v = 0
Graph 2): v = 20 m/s
Graph 3): bei t = 0: v = 0   bei t = 1s: v = 10 m/s
Graph 4): die Geschwindigkeit ist anfänglich fast Null, steigt dann auf einen Maximalwert bei t = 0,4, um danach auf Null abzufallen und und einen negativen Wert anzunehmen

Abbildung 4: Beschleunigungs-Zeit-Diagramm

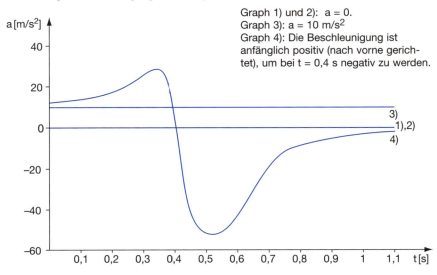

Graph 1) und 2): a = 0.
Graph 3): a = 10 m/s^2
Graph 4): Die Beschleunigung ist anfänglich positiv (nach vorne gerichtet), um bei t = 0,4 s negativ zu werden.

1.3.1 Gleichförmig beschleunigte Bewegung

Zur Erläuterung des Zusammenhanges zwischen Geschwindigkeit und Beschleunigung sind die Graphen 1) bis 4) des Weg-Zeit-Diagrammes von Seite 18 in ein Geschwindigkeits-Zeit-Diagramm und ein Beschleunigungs-Zeit-Diagramm eingetragen worden.

1.3.1 Gleichförmig beschleunigte Bewegung

Bei dieser Form der Bewegung sind **Betrag und Richtung der Beschleunigung konstant.** Diese Form der Bewegung lässt sich deshalb mathematisch relativ einfach beschreiben.

Ein wichtiges Beispiel für eine gleichmäßig beschleunigte Bewegung ist der freie Fall, bei dem die Schwerkraft der fallenden Masse die Erdbeschleunigung $a = g = 9,81$ m/s$^2 \approx 10$ m/s^2 verleiht. Dieser Fall ist in den Abbildungen 2, 3 und 4 als Graph 3) dargestellt.

Geschwindigkeits-Zeit-Gesetz

Bei einer gleichmäßigen Beschleunigung a ändert sich die Geschwindigkeit in der Zeit t um den Geschwindigkeitsvektor

$$v = a\,t$$

Die Anfangsgeschwindigkeit zum Zeitpunkt $t = 0$ heißt v_0, und damit erhalten wir das **Geschwindigkeits-Zeit-Gesetz:**

$$v = a\,t + v_0$$

Aus dieser Formel können wir ablesen, welche Geschwindigkeit v zur Zeit t vorliegt.

Weg-Zeit-Gesetz

Welchen Weg s durchläuft ein Körper bei einer gleichförmigen Beschleunigung a in der Zeit t?

Da die Geschwindigkeit die erste Ableitung des Weges nach der Zeit ist, ergibt sich der zurückgelegte Weg als Integral der Geschwindigkeit nach der Zeit. Durch Integration des Geschwindigkeits-Zeit-Gesetzes nach der Zeit erhalten wir:

1.3.1 Gleichförmig beschleunigte Bewegung

$$s = \frac{1}{2}at^2 + vt + s_0$$

Hierbei ist die Integrationskonstante s_0 der Weg, der bis zum Zeitpunkt $t = 0$ zurückgelegt worden ist. s gibt den zum Zeitpunkt t insgesamt zurückgelegten Weg an.

Nach dem Weg-Zeit-Gesetz kann man errechnen, wo sich ein gleichförmig beschleunigter Körper zum Zeitpunkt t befindet.

Beschleunigung eines Körpers aus der Ruhelage

Jetzt betrachten wir den Fall, dass $v_0 = 0$ und $s_0 = 0$, also dass ein Körper aus der Ruhelage heraus einer gleichförmigen Beschleunigung unterworfen wird: Wir rechnen im Folgenden nur mit dem Betrag des Vektors, da die Division durch einen Vektor mathematisch nicht definiert ist. Nach dem Weg-Zeit-Gesetz erhalten wir:

$$s = \frac{1}{2}at^2$$

Auch diese Gleichung gibt an, wo sich ein aus der Ruhelage gleichförmig beschleunigter Körper zur Zeit t befindet. Will man wissen, welche Zeit t er zum Durchlaufen der Wegstrecke s benötigt, formt man die Gleichung um und erhält:

$$t^2 = \frac{2s}{a}$$

$$t = \sqrt{\frac{2s}{a}}$$

Der Körper benötigt zum Durchlaufen der Wegstrecke s die Zeit $t = (2s/a)^{0,5}$.

Anwendungsbeispiel:

Wie viel Zeit bleibt einem Schwimmer beim Sprung vom 5-Meter-Brett, um einen Salto auszuführen?

Der Einfachheit halber vernachlässigen wir den Luftwiderstand und betrachten den freien Fall mit $a = g = 9{,}81 \text{ m/s}^2 \approx 10 \text{ m/s}^2$:

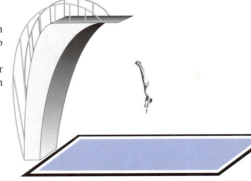

Abbildung 5: Sprung vom 5-Meter-Brett

Fallzeit $t = \sqrt{\dfrac{2 \cdot 5\,\text{m}}{10\,\text{ms}^{-2}}}$

$t = \sqrt{1\text{s}^2} = 1\,\text{s}$

Der Springer hat für den Salto eine Sekunde Zeit.

Wir berechnen nach dem Geschwindigkeits-Zeit-Gesetz die Aufprallgeschwindigkeit:

$v = a\,t = g\,t$

$v = 10\,\text{m/s}^2 \cdot 1\,\text{s} = 10\,\text{m/s}$

Vergleichen Sie zu dieser Aufgabe den Graph 3) im Weg-Zeit-Diagramm auf Seite 18 und im Geschwindigkeits-Zeit- und Beschleunigungs-Zeit-Diagramm auf Seite 20.

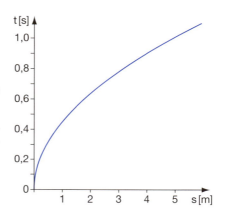

Abbildung 6: Weg-Zeit-Diagramm des freien Falls. Im Vergleich zum Graphen 3) der Abb. 2 sind die x- und y- Achsen vertauscht.

1.4 Kraft

Kräfte treten als Ursachen von Beschleunigungen und Verformungen in Erscheinung und sind für den inneren Zusammenhalt der Materie verantwortlich. Der Begriff Kraft gehört ebenso wie der Begriff Energie zu den zentralen Begriffen der Physik; alle physikalischen Vorgänge sind mit dem Wirken von Kräften verbunden.

Auf der Ebene des Atomkerns spielen Kernkräfte, im molekularen Bereich elektromagnetische und elektrostatische Wechselwirkungen und im Makrokosmos Gravitationskräfte die beherrschende Rolle. Unabhängig von der Entstehung einer Kraft, z.B. durch elektromagnetische Anziehung oder durch Gravitation, beschreiben die newtonschen Axiome, wie sich eine Kraft auf die Bewegung eines Körpers auswirkt.

1.4.1 Die newtonschen Axiome

1. newtonsches Axiom

Ein Körper (träge Masse) verharrt im Zustand der Ruhe oder der gleichförmigen geradlinigen Bewegung, solange keine Kraft auf ihn einwirkt.

1.4.1 Die newtonschen Axiome

Das heißt: Ein Körper ändert seine Geschwindigkeit nur dann, wenn eine Kraft auf ihn einwirkt. Man spricht in diesem Zusammenhang auch von der Trägheit oder dem Beharrungsvermögen der Masse und nennt das 1. newtonsche Axiom entsprechend **Trägheitsgesetz**.

Im Altertum und Mittelalter glaubte man im Anschluss an Aristoteles, dass jede Bewegung durch eine Kraft unterhalten werden muss und zum Stillstand kommt, wenn die Kraft verbraucht ist, genauso wie z. B. ein Auto stehen bleibt, nachdem der Motor abgestellt worden ist. Der Fehler liegt hier in einer unberechtigten Gleichsetzung der Begriffe Kraft und Energie. Galilei hat bereits erkannt, dass die Geschwindigkeit umso weniger abnimmt, je kleiner die Reibungskräfte sind. Sofern keine Reibungskräfte vorhanden sind, also keine Kräfte auf den Körper einwirken, bleibt die Geschwindigkeit konstant.

2. newtonsches Axiom

Das 2. newtonsche Axiom wird auch **newtonsches Grundgesetz** genannt.

Kraft = Masse · Beschleunigung $F = m \cdot a$

Die Kraft ist genau wie die Beschleunigung eine vektorielle Größe; die Masse wird in derselben Richtung beschleunigt, in der die Kraft einwirkt. Die Einheit der Kraft im SI ist das Newton als $1\,N = 1\,kg\,m/s^2$. Üblicherweise wird sie durch den Buchstaben F abgekürzt für force = Kraft.

Experimenteller Nachweis

Das newtonsche Grundgesetz kann man experimentell mit folgendem Versuchsaufbau nachweisen:
Auf einer waagerechten Schiene läuft ein Wagen, der durch ein seitlich herunterhängendes Gewicht beschleunigt wird. Geschwindigkeit und Beschleunigung des Wagens können mittels an der Schiene angebrachter und mit einer Uhr gekoppelter Kontakte gemessen werden.

Als beschleunigende Kraft F wirkt die Gewichtskraft des seitlich herunterhängenden Gewichtes. Man kann F variieren, indem man verschiedene Gewichte anhängt.

Die beschleunigte Masse m wird gebildet aus der Masse des seitlich herunterhängenden Gewichtes und des Wagens. Man kann m erhöhen, indem man zusätzliche Gewichte auf den Wagen lädt.

Als Ergebnis solcher Experimente ergibt sich, dass die Beschleunigung a direkt proportional der beschleunigenden Kraft F und umgekehrt proportional der beschleunigten Masse m ist:

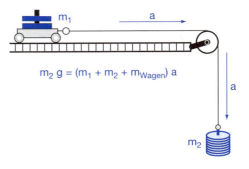

Abbildung 7: Experimentelle Anordnung zum Nachweis des 2. newtonschen Axioms

1.4.1 Die newtonschen Axiome

$a \sim F$ und $a \sim \dfrac{1}{m}$ sodass $a \sim \dfrac{F}{m}$ oder $m\,a \sim F$

Bei Verwendung der Einheiten des SI erübrigt sich die Einfügung eines Proportionalitätsfaktors und wir erhalten das newtonsche Grundgesetz $F = m\,a$.

3. newtonsches Axiom

Jede Kraft ruft stets eine dem Betrag nach gleiche, aber entgegengesetzt gerichtete Gegenkraft hervor:

Actio = Reactio   bzw.   **Kraft = Gegenkraft**

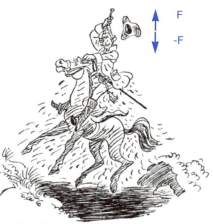

Baron von Münchhausen behauptet, er hätte sich am eigenen Schopfe selbst aus dem Sumpf gezogen. Es ist wahrscheinlich möglich, eine im Sumpf versinkende Person an ihren Haaren herauszuziehen, doch wenn diese Person sich selbst herausziehen will, wirkt auf die rettende Hand eine Kraft gleicher Größe, die aber nach unten gerichtet ist. Gewissermaßen ziehen die Haare die rettende Hand und damit die gesamte rettende Person nach unten. Kraft und Gegenkraft heben sich auf, die resultierende Kraft ist Null, und Münchhausen wäre wohl wirklich versunken, wenn es nicht die beflügelnde Kraft der Fantasie gäbe.

Abbildung 8: Kraft F und Gegenkraft –F beim fantastischen Versuch Münchhausens, sich aus dem Sumpf zu ziehen.

Zeichnung: Walter Trier, aus Erich Kästner erzählt Münchhausen, Zürich 1938

Autounfall als Beispiel für die newtonschen Axiome

Ein anschauliches Bild zur Erläuterung der newtonschen Axiome ist ein Autounfall:

1. **Axiom:** Sofern der Wagen nicht abgebremst wird, fährt er mit unverminderter Geschwindigkeit geradeaus weiter.

2. **Axiom:** Die Kraft des Aufpralls ist proportional der Masse des Autos und der negativen Beschleunigung (Abbremsung), die sich als Geschwindigkeitsverminderung pro Zeit ergibt. Das heißt, bei einer Fahrt gegen eine Betonmauer ist die Kraft des Aufpralls größer als bei einer Landung im Gebüsch. Desgleichen erzeugt ein Lastwagen eine größere Kraft als ein Pkw.

3. **Axiom:** Bei einem Aufprall gegen einen Laternenpfahl wird dieser von der gleichen Kraft umgeknickt, mit der die Kühlerhaube verbogen wird.

1.4.1 Die newtonschen Axiome

Die Funktion der Sicherheitsgurte

Sicherheitsgurte haben zunächst die Aufgabe, die Insassen bereits zu Beginn des Aufpralls abzubremsen, damit die zur Abbremsung zur Verfügung stehende Zeit möglichst lang ist. Auf diese Weise wird die negative Beschleunigung und damit die auf den Insassen wirkende Kraft in Grenzen gehalten. Deshalb sind moderne Sicherheitsgurte mit einem Gurtstraffer ausgestattet, der den Sicherheitsgurt bei einer ruckartigen Dehnung strafft, wodurch der Insasse zunächst in den Autositz zurückgerissen wird.

Wenn die Knautschzone des Autos bereits weitgehend zusammengedrückt ist und das Auto dann mit aller Gewalt zum Stehen kommt, ist die Kraft auf die Sicherheitsgurte am größten. In diesem Moment gleiten die Fasern der Sicherheitsgurte aneinander vorbei, die Sicherheitsgurte geben nach und verlängern den Bremsweg nochmal um einige (entscheidende) Zentimeter. Weil diese Dehnung der Gurte irreversibel ist, müssen sie nach einem schweren Unfall ausgetauscht werden. Auch die Halteseile der Bergsteiger sind so gefertigt, dass sie im entscheidenden Moment etwas nachgeben.

Ohne Sicherheitsgurte fliegen die Insassen aufgrund des Trägheitsgesetzes mit Fahrtgeschwindigkeit durch den Innenraum des Autos und prallen mit voller Geschwindigkeit auf das bereits fast zum Stillstand gekommene Armaturenbrett. Hierbei werden sie in einer wesentlich kürzeren Zeit abgebremst und die auftretenden Kräfte sind entsprechend höher. Darüber hinaus halten die Sicherheitsgurte die Insassen von scharfen Kanten und Ecken des Armaturenbrettes fern.

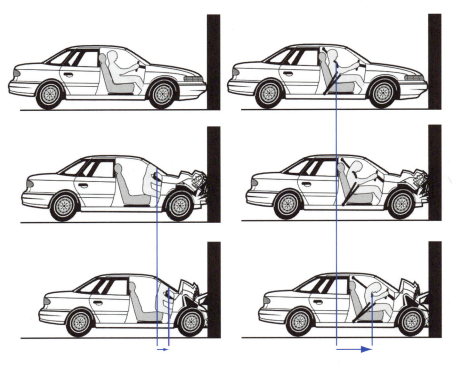

Abbildung 9: Bremsweg für den Insassen ohne Sicherheitsgurt

Abbildung 10: Bremswegverlängerung für den Insassen durch einen Sicherheitsgurt

1.4.2 Gewichtskraft

Massen unterliegen dem Gravitationsgesetz und üben eine Anziehungskraft aufeinander aus. Die größte Masse ist die Erdkugel selber, und alle auf der Erdoberfläche befindlichen Körper (in der Physik werden alle belebten oder unbelebten Gegenstände, auch Gase oder einzelne Gasmoleküle, als Körper bezeichnet) werden durch die Schwerkraft in Richtung Erdmittelpunkt gezogen. Auf Seite 16 hatten wir nach dem Gravitationsgesetz errechnet, dass ein Kilogramm Masse, welches sich auf der Erdoberfläche befindet, mit der Kraft von 9,81 kg m/s^2 in Richtung Erdmittelpunkt gezogen wird.

Das Ergebnis dieser auf Seite 16 durchgeführten Rechnung kann man durch Experimente zum **freien Fall,** d.h. zum Fall im luftleeren Raum, überprüfen. Lässt man Gegenstände im luftleeren Raum fallen, wirkt nur die Schwerkraft auf sie ein, denn der Luftwiderstand ist nicht vorhanden.

Das Ergebnis solcher Fallexperimente ist, dass alle Körper gleich schnell fallen, eine Daunenfeder ebenso schnell wie eine Bleikugel.

Durch die Messung von Fallzeit und Fallweg ist es möglich, die Fallbeschleunigung zu errechnen, die an der Erdoberfläche einen Wert von 9,81 m/s^2 aufweist. Dieser Wert variiert zwar geringfügig in Abhängigkeit von der Höhe über dem Erdboden (Abstand zum Erdmittelpunkt) und zur geographischen Breite des Experimentierortes (Abplattung der Erdkugel, also geringerer Abstand zum Erdmittelpunkt in Polnähe), aber da die Fallbeschleunigung für alle auf der Erdoberfläche befindlichen Körper gilt, ist sie eine wichtige physikalische Größe und wurde mit einem eigenen Symbol versehen: g = 9,81 m/s^2. g ist die Abkürzung von gravity = Schwerkraft.

Die Erdbeschleunigung g ist keineswegs nur im freien Fall wirksam, wenn sie einen fallenden Körper ungehindert beschleunigen kann, sondern auch bei ruhenden Körpern, denn dieselbe Kraft,

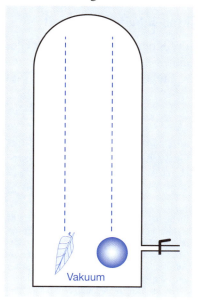

Abbildung 11: Im luftleeren Raum, beim so genannten freien Fall, fallen Feder und Bleikugel gleich schnell.

28   1.4.2 Gewichtskraft

die einen fallenden Körper beschleunigt, wirkt auf einen ruhenden Körper als Gewichtskraft: Nach dem newtonschen Grundgesetz

$$Kraft = Masse \cdot Beschleunigung$$

beziehungsweise

$$Gewichtskraft = Masse \cdot Erdbeschleunigung$$

wirkt auf 1 kg Masse die Gewichtskraft von $1\,kg \cdot 9{,}81\ m/s^2 = 9{,}81\ kg\ m/s^2$ ein; dies ist derselbe Wert, den wir auf Seite 16 nach dem Gravitationsgesetz errechnet hatten. Entscheidend sind folgende Punkte:

- Das Gewicht ist der Masse proportional.
- Das Gewicht eines Körpers hängt von der Erdbeschleunigung am jeweiligen Ort ab.

Im Gegensatz zum Gewicht ist die Masse eines Körpers überall im Universum gleich.

Maßeinheiten der Kraft

Die Kraft lässt sich nach der Gleichung Kraft = Masse · Beschleunigung auf die Grundgrößen Masse, Weg und Zeit zurückführen und weist als kohärente Einheit des SI die Einheit **Newton (N)** als

$$1\ Newton = 1\ kg\ m/s^2$$

auf. In der Technik wurde früher die Einheit **Kilopond** (kp) verwendet, als Gewichtskraft von 1 kg Masse:

$$1\ Kilopond = 1\,kg \cdot 9{,}81\ m/s^2 = 9{,}81\ N \approx 10\ N$$

Im täglichen Leben werden die Begriffe Masse und Gewicht sowie Kilogramm und Kilopond häufig durcheinander geworfen, z. B. sagt man: „Herr X wiegt 70 Kilogramm". Es müsste entweder heißen „Herr X wiegt 70 Kilopond" oder „Herr X hat die Masse von 70 Kilogramm". Weil aber jeder weiß, was gemeint ist, richtet diese Unkorrektheit keinen Schaden an. Die korrekte Ausdrucksweise nach dem SI lautet: „Herr X wiegt 700 Newton" (genaugenommen 686,7 N, aber auch die Zahl 70 ist sicherlich gerundet).

In der Akustik, wo man es mit sehr kleinen Schalldrücken zu tun hat, verwendet man **Dyn**, eine aus dem CGS-System (Zentimeter-, Gramm-, Sekunde-System) abgeleitete Einheit:

$$1\ Dyn = 1\ g\ cm/s^2 \approx 0{,}00001\ N.$$

Newton ist 100 000-mal größer als Dyn, weil Meter 100-mal größer ist als Zentimeter und Kilogramm 1 000-mal größer als Gramm.

Kraftmessung

Zur Kraftmessung werden meistens Federwaagen verwendet, die im Wesentlichen aus einer Schraubenfeder bestehen. Hierbei ist nach dem hookeschen Gesetz (vgl. 2.1.2) die Auslenkung der Feder proportional der auslenkenden Kraft.

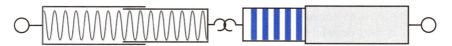

Abbildung 12: Eine Federwaage, bei der die Kraft durch die Dehnung einer Spiralfeder gemessen wird. Links eine Schnittzeichnung, rechts die seitliche Ansicht mit der Skala, die umso weiter aus der Hülse herausgezogen wird, je stärker die Kraft einwirkt.

1.4.3 Hebelgesetz

In der Technik treten Kräfte nur selten als direkt und unmittelbar einwirkende Kräfte auf, sondern sie wirken meist auf Räder und Hebel ein. Alle starren Bauteile, die in einer Achse gelagert sind, sind physikalisch gesehen ein Hebel, also auch die menschlichen Knochen, die sich in ihren Gelenken bewegen können. Der Hebel nimmt die angreifende Kraft auf und überträgt sie an anderer Stelle weiter, wobei sich Richtung und Betrag der Kraft in der Regel ändern.

Der typische Fall ist ein zweiarmiger Hebel, ein Hebelarm wird als Kraftarm, der andere als Lastarm bezeichnet. Der Hebel ist dann in Ruhelage, wenn für beide Hebelarme das Produkt aus Hebelarmlänge und *senkrecht* zum Hebelarm wirksamer Kraft gleich ist. Dies ist das bekannte Hebelgesetz:

Kraft · Kraftarm = Last · Lastarm

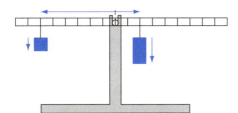

2 N · 0,06 m = 6 N · 0,02 m

Abbildung 13: Modell einer Balkenwaage. Die Skalenstriche beziehen sich auf den Abstand zum Drehpunkt und geben die Länge des Kraft- bzw. Lastarmes an.

Bei zwei verschieden langen Hebelarmen ist die am kurzen Arm wirksame Kraft größer als die am langen Arm aufgewendete.

1.4.3 Hebelgesetz

Drehmoment

Häufig setzen Last und Kraft am selben Hebelarm an, es liegt dann ein einarmiger Hebel vor. Ein wichtiges Beispiel sind die Knochen, wo auf derselben Seite vom Gelenk beugende und streckende Muskeln ansetzen. Auch hier gilt das Hebelgesetz.

Das Hebelgesetz *Kraft · Kraftarm = Last · Lastarm* beschreibt den Spezialfall, dass genau eine Last und genau eine Kraft am Hebelarm ansetzen und dass der Hebel im Gleichgewicht ist, etwa bei einer austarierten Balkenwaage.

Wie im Beispiel der am Knochen ansetzenden Muskeln sind es häufig jedoch zahlreiche Kräfte und Lasten, die an unterschiedlichen Positionen des Hebels ansetzen. Für jede Kraft (oder Last) lässt sich angeben, wie stark sie zur Drehkraft des Hebels beiträgt. Diese Größe heißt Drehmoment. Die gesamte Drehkraft des Hebels bzw. der Achse ergibt sich als Summe aller angreifenden Drehmomente, das Vorzeichen bestimmt die Drehrichtung.

Drehmoment M = Hebelarmlänge h · senkr. wirkende Kraft F'

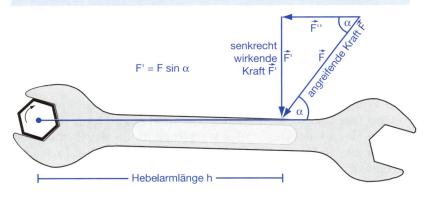

Abbildung 14: Ein Schraubenschlüssel als Beispiel für einen einarmigen Hebel. Die schräg angreifende Kraft F wird in die senkrecht zum Hebelarm wirksame Komponente F' und die für das Drehmoment uninteressante Komponente F'' zerlegt.

Das Drehmoment ist die entscheidende Größe für alle Drehbewegungen, egal, ob es sich um einen Hebel, ein Rad oder eine Schraube handelt. Das Hebelgesetz lässt sich auch folgendermaßen formulieren:

Ein Hebel ist in Ruhelage, wenn die Drehmomente beider Hebelarme gleichen Betrag, aber entgegengesetztes Vorzeichen haben.

Das Drehmoment ist ebenso wie die Kraft eine gerichtete, d.h. vektorielle Größe, es dreht die Achse entweder rechts oder links herum. Mathematisch gesehen ergibt sich das Drehmoment als Kreuzprodukt aus den ebenfalls vektoriell aufzufassenden Größen Hebelarm und angreifender Kraft. Das Kreuzprodukt wird im Abschnitt 9.3 behandelt.

1.4.3 Hebelgesetz

Drehmoment und Anatomie

Der Unterarm ist mit dem Oberarm durch ein Scharniergelenk verbunden. Mehrere Muskeln setzen am Unterarm an, um diesen gegen den Oberarm zu beugen. Die Wirkung eines Muskels hängt von folgenden Bedingungen ab:
a) von der *Muskelkraft* (physiologischer Querschnitt)
b) vom *Ansatzwinkel* des Muskels an Elle bzw. Speiche (wie groß ist die senkrecht wirksame Komponente der Kraft?)
c) von der *Hebelarmlänge* (wie weit ist die Ansatzstelle von der Gelenkachse entfernt?)

Aus diesen drei Bedingungen ergibt sich, mit welchem Drehmoment der Muskel den Unterarm gegen den Oberarm beugt.

Bestimmung des Drehmomentes

Nach den Gesetzen der Vektorrechnung können wir die vom Muskel ausgeübte Kraft F in eine senkrecht wirksame Komponente F' und eine für das Drehmoment unwichtige Komponente F'' zerlegen.

$$F = F' + F''$$

F' lässt sich nach dem Sinussatz aus F und dem Ansatzwinkel α errechnen. (α ist Wechselwinkel)

$$\sin \alpha = \frac{F'}{F}$$

$$F' = F \sin \alpha$$

Das Drehmoment ergibt sich als Produkt aus Hebelarmlänge h und senkrecht angreifender Kraft F':

$$h\,F' = h\,F \sin \alpha$$

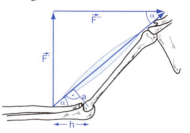

Abbildung 15: Bei gebeugtem Arm zieht die Sehne in großem Abstand vom Drehpunkt am Gelenk vorbei und erzeugt ein relativ großes Drehmoment.

Hat der Abstand, mit dem der Muskel bzw. seine Sehne an der Achse vorbeizieht, einen Einfluss auf das Drehmoment? Es gilt:

$$\sin \alpha = \frac{a}{h}$$

Wir setzen ein und erhalten:

$$h\,F' = F\,a$$

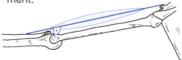

Abbildung 16: Bei gestrecktem Arm ist bei gleicher Muskelkraft das erzeugte Drehmoment kleiner, weil die Sehne wesentlich näher am Drehpunkt des Gelenkes verläuft.

Das Drehmoment ergibt sich als Kraft des Muskels mal Abstand der Sehne von der Drehachse. Der Abstand der Sehne von der Drehachse ändert sich mit der Gelenkstellung, sodass das Drehmoment, das der Muskel auf die Achse ausübt, von der Gelenkstellung abhängt.
   Diese Rechnung wird durch eine aus dem Sport bekannte Erfahrung bestätigt, dass man in bestimmten Gelenkstellungen mehr Kraft im Arm hat als in anderen, z. B. beim Klimmzug.

Allgemein lässt sich sagen, dass der Unterarm nur dann gebeugt wird, wenn die Summe der Drehmomente aller beugenden Muskeln größer ist als die Summe aller streckenden Drehmomente (streckende Muskeln, Gewicht des Unterarms und Last, die gehoben werden soll).

1.4.4 Grundbegriffe der Statik

Die Statik beschäftigt sich mit dem Zusammenwirken aller auftretenden Kräfte in Bauwerken wie Häusern, Brücken, Türmen usw., aber auch in anatomischen Strukturen.

Stabilität herrscht dann, wenn alle auftretenden Kräfte durch Gegenkräfte aufgefangen werden. Andernfalls wirkt die Differenz zwischen Kraft und Gegenkraft als beschleunigende Kraft, und das System gerät in Bewegung.

Das Zusammenwirken mehrerer Kräfte kann durch Vektoraddition beschrieben werden. Der Vektor der Gewichtskraft zeigt dabei vom Schwerpunkt eines Gegenstandes ausgehend nach unten.

Experimentelle Bestimmung des Schwerpunktes

Ein Gegenstand, der an einem Band hängt, hat seinen Schwerpunkt auf der Geraden, die vom Ansatzpunkt des Bandes senkrecht nach unten zeigt. Befestigt man das Band an einer anderen Stelle des Gegenstandes, so erhält man eine zweite Gerade. Der Schwerpunkt ergibt sich als Schnittpunkt beider Geraden.

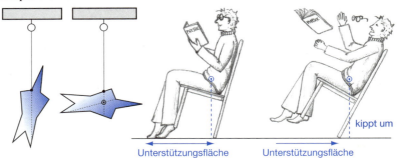

Abbildung 17: Experimentelle Bestimmung des Schwerpunktes

Abbildung 18: „Kippeln" bedeutet die Verlagerung des Schwerpunktes außerhalb der Unterstützungsfläche.

Standfestigkeit

Ein Gegenstand steht stabil, wenn sein Schwerpunkt über der Unterstützungsfläche liegt.

Die Stabilität ist umso größer, je größer die Unterstützungsfläche ist, je tiefer der Schwerpunkt liegt und je schwerer der Gegenstand ist.

Gleichgewicht

Die Abbildungen 19 bis 21 zeigen drei Kugeln, die sich im stabilen, indifferenten und labilen Gleichgewicht befinden. Der Schwerpunkt aller drei

Kugeln ist in ihrem geometrischen Mittelpunkt anzunehmen. Im Beispiel des stabilen Gleichgewichts würde der Schwerpunkt bei einer Drehung der Kugel auf ein höheres Niveau gehoben werden, im Beispiel des indifferenten Gleichgewichts würde der Schwerpunkt auf gleicher Höhe bleiben. Beim labilen Gleichgewicht hingegen würde eine Drehung der Kugel den Schwerpunkt nach unten verlagern. Die hierbei frei werdende Energie würde in Bewegungsenergie der hinabrollenden Kugel überführt werden.

An diesen drei Beispielen wird ein allgemeines Prinzip der Physik deutlich: *Jedes sich selbst überlassene System strebt stets den Zustand geringster Energie an.*

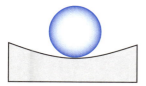
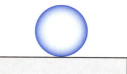
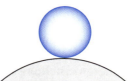

Abbildung 19: Stabiles Gleichgewicht: Bei jeder Bewegung der Kugel muss der Schwerpunkt angehoben werden, sodass eine Bewegung nur unter Energieaufwand möglich ist.

Abbildung 20: Indifferentes Gleichgewicht, denn der Schwerpunkt der Kugel wird bei einer Bewegung weder angehoben noch gesenkt, sodass weder Energie aufgewendet noch frei wird.

Abbildung 21: Labiles Gleichgewicht, denn bei einer Bewegung der Kugel sinkt ihr Schwerpunkt ab, sodass potenzielle Energie freigesetzt wird.

1.4.5 Reibungskräfte

Die Kraft tritt häufig in Form von Reibungskräften in Erscheinung. Wir unterscheiden zwischen Haft- und Gleitreibung.

Die **Gleitreibung** ist die Reibungskraft, die man beim Ziehen oder Schieben eines Gegenstandes (z. B. eines Schrankes) aufwenden muss, damit sich der Gegenstand mit konstanter Geschwindigkeit bewegt.

Die **Haftreibung** ist die Reibungskraft, die überwunden werden muss, ehe sich der Gegenstand von der Stelle bewegen kann. Die Haftreibung ist stets größer als die Gleitreibung. Haft- und Gleitreibung hängen vor allem von der Oberflächenbeschaffenheit der Unterlage ab. So sind z. B. Haft- und Gleitreibung auf Glatteis besonders klein.

Die Haftreibung entsteht dadurch, dass sich die Oberflächen im Zustand der Ruhe intensiv verzahnen. Bei Überwindung der Haftreibung löst man diese Verzahnung. Ist der Gegenstand einmal in Bewegung geraten, ist die Verzahnung zwischen den berührenden Oberflächen geringer und deshalb ist auch die Gleitreibung kleiner als die Haftreibung.

1.5 Energie

Die bisher eingeführten Größen lassen sich mittels Bandmaß, Stoppuhr, Balkenwaage und Federwaage von außen messen und dienen einer exakten Beschreibung mechanischer Vorgänge.

Wir wenden uns jetzt einem Begriff zu, der etwas über die hinter diesen mechanischen Vorgängen liegende „Triebkraft" aussagt. Es handelt sich um einen Begriff, der nicht mit einem einfachen Apparat gemessen werden kann, der jedoch für alle Naturvorgänge von fundamentaler Bedeutung ist: die Energie.

Energie ist die Fähigkeit, Arbeit zu verrichten, sei es mechanische, elektrische, chemische oder thermische Arbeit. Wir unterscheiden demgemäß auch mechanische, elektrische, chemische, thermische u. a. Energieformen.

Energieerhaltungssatz

Für alle Umwandlungen der Energie gilt der Satz von der Erhaltung der Energie: **In einem abgeschlossenen System, in dem sich beliebige mechanische, thermische, elektrische, optische oder chemische Vorgänge abspielen, bleibt die Gesamtenergie unverändert.**

Dies bedeutet, dass weder Energie verloren gehen noch aus dem Nichts entstehen kann.

Energiesatz der Mechanik

Energie kommt im Bereich der Mechanik entweder als potenzielle oder als kinetische Energie vor. Potenzielle Energie ist die Energie der Lage, z.B. die Energie, die ein Körper besitzt, weil er sich in einer bestimmten Höhe befindet und von dort herunterfallen kann, oder die Energie, die eine gespannte Feder besitzt und die beim Zurückschnellen der Feder frei wird. Kinetische Energie ist Bewegungsenergie, also die Energie, die ein Körper aufgrund seiner Geschwindigkeit besitzt und die beim Abbremsen frei wird. Der Energiesatz der Mechanik sagt aus:

Bei allen mechanischen Vorgängen bleibt die Summe aus kinetischer und potenzieller Energie konstant.

$$E_{pot} + E_{kin} = const.$$

Beim Energiesatz der Mechanik geht man davon aus, dass keine Reibungsverluste auftreten. Bei Reibungsvorgängen wird mechanische Energie in Wärmeenergie überführt. Der Energiesatz der Mechanik ist die Anwendung des allgemein gültigen Energieerhaltungssatzes auf den Bereich der Mechanik.

1.5 Energie 35

Energieübertragung

Wenn Energie übertragen wird, spricht der Physiker davon, dass Arbeit verrichtet oder geleistet wird. Mechanische Energieübertragung erfolgt, wenn eine Gegenkraft längs eines Weges überwunden wird:

Arbeit = Kraft · Weg

Die Kraft kann dazu dienen, einen Körper zu beschleunigen, dann wird die geleistete Arbeit in kinetische Energie überführt. Die Kraft kann aber auch dazu dienen, eine Feder zu spannen oder Hubarbeit zu leisten. In diesem Fall wird die aufgewandte Energie in potenzielle Energie überführt. Auf jeden Fall reicht es nicht, dass eine Kraft wirksam ist, sondern sie muss die Gegenkraft F längs des Weges s überwinden, sich also „gegen einen Widerstand voranschieben". Wenn beispielsweise ein Gummiball gegen eine Betonwand prallt, so kann er die Wand nicht wegschieben und deshalb keine Energie auf die Betonwand übertragen, sodass er mit – abgesehen von Reibungsverlusten – gleicher Energie wieder zurückprallt. Wenn der Ball aber gegen eine Fensterscheibe prallt, ist durchaus eine Energieübertragung möglich.

In der Formel *Arbeit = Kraft · Weg* wird nur die Kraftkomponente berücksichtigt, die in Richtung des zurückgelegten Weges zeigt. Mathematisch spricht man vom Skalarprodukt aus Weg $\vec{s}$ und Kraft $\vec{F}$:

$$E_{mech} = \vec{F} \cdot \vec{s} = |\vec{F}| \cdot |\vec{s}| \cos(F,s)$$

Wie im Abschnitt 9.3 näher erläutert wird, ist das Skalarprodukt eine skalare Größe und lässt sich auch als Produkt der Beträge der multiplizierten Vektoren und des Cosinus ihres Winkels errechnen.

Maßeinheiten

Die Energie hat als kohärente Einheit im SI die Einheit Newton mal Meter, abgekürzt **Newtonmeter (Nm)**. Drückt man Newton als Masse mal Beschleunigung aus, erhält man $kg\,m^2s^{-2}$ als kohärente Einheit des SI:

$$1\ kg\ m^2/s^2 = 1\ Nm = 1\ Ws = 1\ Joule$$

Die Einheiten **Wattsekunde (Ws)** und **Joule (J)** sind ebenfalls kohärente Einheiten des SI, welche hauptsächlich in der Elektrizitätslehre und Wärmelehre verwendet werden. Auch das Drehmoment hat die Einheit Nm, doch während das Drehmoment (s.S. 30) eine vektorielle Größe ist, ist die Energie eine skalare Größe.

1.5.1 Potenzielle Energie

Bei der Hubarbeit und beim Spannen einer Feder wird mechanische Energie in potenzielle Energie überführt.

Hubarbeit

Wenn eine Masse m um die Höhe h angehoben worden ist, so kann sie dieses Wegstück h mit ihrem Gewicht m g wieder herunterfallen und dabei die Arbeit

$$E_{pot} = \text{Kraft} \cdot \text{Weg} = m\ g\ h$$

verrichten.

Diese Energie ist beim Anheben als Hubarbeit aufgewendet worden und steht als potenzielle Energie E_{pot} auf Abruf zur Verfügung.

Schiefe Ebene

Eine schiefe Ebene, z.B. eine Rampe, kann dazu dienen, Gegenstände Kraft sparend in die Höhe zu transportieren.

Aus der nebenstehenden Abbildung geht hervor, dass man (abgesehen von Reibungskräften) für das Hochschieben einer Last mit dem Gewicht F die Kraft F sin α benötigt.

Eine schiefe Ebene mit dem Winkel α hat jedoch eine Länge, die um den Faktor 1/sin α länger ist als die Höhendifferenz h, die durch die schiefe Ebene überwunden wird. Dies bedeutet, dass das Produkt E_{pot} = Kraft · Weg mit oder ohne Einsatz der schiefen Ebene gleich ist.

Der Einsatz einer schiefen Ebene spart demnach keine „Arbeit" im physikalischen Sinne, er erleichtert die Arbeit jedoch im physiologischen Sinne: Möglicherweise ist die Kraft F bereits in der Nähe oder sogar jenseits der individuellen Belastungsgrenze, während die Kraft F · sin α ohne größere Anstrengung geleistet werden kann.

Dieselbe Situation liegt beim Einsatz anderer antriebsloser „Maschinen" vor, z.B. einem Flaschenzug oder einem Hebel.

$E_{pot} = h\ F = s\ F'$

denn:
s = h / sin α
F' = F sin α

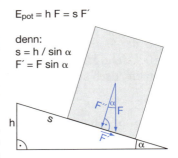

Abbildung 22: Beim Heben mittels einer schiefen Ebene ist die Kraft um den Faktor sin α kleiner, der Weg jedoch um den Faktor 1/sin α länger.

Arbeit beim Spannen einer Feder

Eine gespannte Schraubenfeder kann die bei ihrer Spannung aufgewendete Energie wieder abgeben, besitzt also potenzielle Energie.

Im folgenden Diagramm ist auf der x-Achse abgetragen, wie weit sich die Feder unter dem Einfluss der auf der y-Achse dargestellten Kraft dehnt. Die Federkraft F steigt proportional mit der Auslenkung s der Feder (*hookesches Gesetz*):

1.5.1 Potenzielle Energie

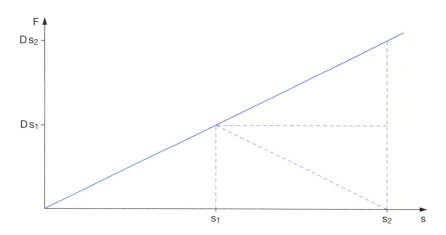

Abbildung 23: Rückstellkraft F in Abhängigkeit von der Auslenkung s einer Spiralfeder. Die Fläche unter dem Diagramm gibt die zur Auslenkung notwendige Energie an, die Steigung D heißt Federkonstante.

$$F = D\, s$$

Der Proportionalitätsfaktor D heißt *Federkonstante* und ist umso größer, je stärker die Feder ist.

Die potenzielle Energie einer um die Strecke s ausgelenkten Feder ergibt sich als Produkt ihrer Auslenkung s und der durchschnittlichen Federkraft F.

Die durchschnittliche Federkraft $F_{s_1} = D\, s_1$ ist halb so groß wie die maximale Federkraft $F_{s_2} = D\, s_2$. Dies kann man an der Zeichnung unmittelbar ablesen oder nach den Gesetzen der Integralrechnung ableiten:

Die potenzielle Energie einer um s Zentimeter ausgelenkten Feder beträgt

$$E = F\, s = (1/2\, D\, s)\, s = 1/2\, D\, s^2 = \int D\, s\, ds$$

Die Integralschreibweise ist in jedem Fall richtig, auch wenn keine Proportionalität zwischen F und s besteht, z. B. weil die Feder überdehnt ist. Allerdings steht bei einer überdehnten Feder nur ein Teil der zur Federspannung aufgewendeten Energie als potenzielle Energie zur Verfügung, der Rest geht als innere Reibung bei der Überdehnung verloren.

Geometrisch entspricht die Fläche unter der Kurve der potenziellen Energie der Feder. Die gestrichelten Linien deuten an, dass bei der Auslenkung um die doppelte Strecke die vierfache Energie benötigt wird.

1.5.2 Kinetische Energie

Die kinetische Energie eines Körpers ist seine Bewegungsenergie; diese Energie muss geleistet werden, um den Körper zu beschleunigen, und sie wird frei, wenn der Körper abgebremst wird.

Wir betrachten den Fall, dass die Masse m über die Wegstrecke s mit der Kraft F gleichmäßig beschleunigt wird. Die aufgewandte mechanische Energie E beträgt:

$$E = F \, s$$

F lässt sich nach dem newtonschen Grundgesetz auch als $F = m \, a$ schreiben und für s gilt nach dem Weg-Zeit-Gesetz (s.S. 21) $s = \frac{1}{2} \, a \, t^2$. Wir erhalten demnach:

$$E = F \, s = m \, a \, \frac{1}{2} \, a \, t^2 = \frac{1}{2} \, m \, a^2 \, t^2 = \frac{1}{2} \, m \, v^2$$

denn für a t gilt bei einer gleichförmig beschleunigten Bewegung $a \, t = v$. Das Ergebnis dieser Umrechnung ist also:

$$E_{kin} = \frac{1}{2} \, m \, v^2$$

Die Einheit im SI beträgt auch hier Newtonmeter, denn $kg \, m^2/s^2 = Nm$. Bedeutsam ist, dass die Energie mit dem Quadrat der Geschwindigkeit zunimmt.

Aus diesem Grund sind hohe Geschwindigkeiten bei Verkehrsunfällen unverhältnismäßig gefährlicher als niedrige Geschwindigkeiten: Wenn ein Fußgänger von einem 50 km/h fahrenden Auto erfasst wird, ist die beim Aufprall frei werdende Energie 100-mal so groß, als wenn der Wagen Schritttempo (5 km/h) fährt. Bei 100 km/h ist die Energie sogar $20 \cdot 20 = 400$-fach größer, bei 150 km/h 900-fach!

Tabelle 1: Kinetische Energie eines Personenwagens von m = 1 000 kg Masse bei verschiedenen Geschwindigkeiten v_1 = 5 km/h, v_2 = 50 km/h, v_3 = 100 km/h und v_4 = 150 km/h.

Geschwindigkeit v		v^2	kin. Energie E_{kin}	Fallhöhe h
km/h	m/s	m^2/s^2	$kg \, m^2/s^2 = Nm$	m
5	1,4	2,0	1 000	0,1
50	13,9	193,3	97 000	9,7
100	27,8	772,8	386 000	38,6
150	41,7	1738,9	869 450	86,9

1.5.2 Kinetische Energie

Die Geschwindigkeit in km/h wird zunächst in die SI-Einheit m/s umgerechnet (1 km/h = 1 000 m/3 600 s), damit sich die Energie direkt in der SI-Einheit Newtonmeter ergibt. Weil nur mit einer Kommastelle gerechnet wird, ergeben sich gewisse Ungenauigkeiten, die bei der überschlagsmäßigen Berechnung jedoch keine Rolle spielen. Bei Berücksichtigung von mehr Kommastellen würden die kinetischen Energien genau in der im Text erwähnten Relation von 1 : 100 : 400 : 900 stehen.

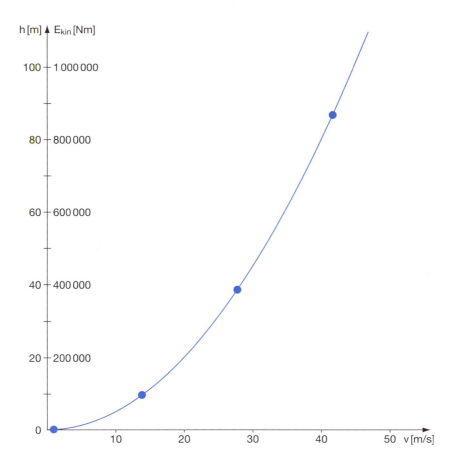

Abbildung 24: Grafische Darstellung der in Tabelle 1 berechneten Beziehung zwischen Geschwindigkeit v und kinetischer Energie E_{kin} eines Kraftfahrzeuges mit der Masse m = 1000 kg.

1.5.2 Kinetische Energie

In der letzten Spalte wurde zum Vergleich die Fallhöhe h berechnet, nach der sich im freien Fall die jeweilige Geschwindigkeit einstellt. Der Einfachheit halber wurde g = 9,81 m/s^2 als g = 10 m/s^2 gesetzt. Die Formel lautet: h m g = E_{pot} = E_{kin}, sodass h = E_{kin}/m g bzw. h = E_{kin}/10000 kg m s^{-2}, weil in unserem Beispiel die Masse m als 1000 kg angenommen worden ist. Aus diesem Vergleich ist zu entnehmen, dass ein Fahrzeug mit 150 km/h Geschwindigkeit dieselbe kinetische Energie besitzt wie nach dem freien Fall aus 87 Metern Höhe.

Das Fadenpendel

Das Fadenpendel stellt ein klassisches Beispiel für die Überführung von potenzieller in kinetische Energie und umgekehrt dar.

Im folgenden Beispiel liegt im Punkt A die gesamte Energie als potenzielle Energie und im Punkt M die gesamte Energie als kinetische Energie vor. Wir wollen aus der Höhendifferenz die Geschwindigkeit des Pendels beim Durchgang durch den Punkt M errechnen:

Die potenzielle Energie beträgt bei Auslenkung bis zum Punkt A:

$$E_{pot} = F\,s = m\,g\,h$$

$$E_{pot} = 1 \text{ kg} \cdot 10 \text{ m/s}^2 \cdot 0,1 \text{ m}$$

$$E_{pot} = 1 \text{ Nm}$$

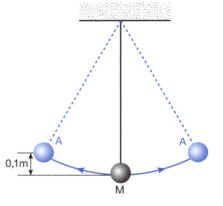

Abbildung 25: Überführung von potenzieller Energie in kinetische Energie und umgekehrt beim Fadenpendel. In der nebenstehenden Berechnung wird der Einfachheit halber der Luftwiderstand vernachlässigt und die Erdbeschleunigung g = 9,81 m/s^2 als 10 m/s^2 gesetzt.

Diese Energie verwandelt sich bei Annäherung an den Punkt M in kinetische Energie:

$$E_{kin} = E_{pot}$$
$$\frac{1 \text{ kg}}{2} v^2 = 1 \text{ kg} \cdot 10 \frac{\text{m}}{\text{s}^2} \cdot 0,1 \text{ m}$$
$$v^2 = \frac{2 \text{m}^2}{\text{s}^2}$$
$$v = \sqrt{2 \frac{\text{m}^2}{\text{s}^2}} = 1,41 \frac{\text{m}}{\text{s}}$$

Das Pendel hat beim Durchgang durch den Punkt M die Geschwindigkeit v = 1,41 m/s.

Die Geschwindigkeit ist unabhängig von der Masse des Pendels, denn diese kürzt sich aus beiden Seiten der Gleichung $E_{kin} = E_{pot}$ heraus.

Die Geschwindigkeit hängt lediglich von der Höhendifferenz h ab, die hier als h = 0,1 m gewählt worden ist. Auch in Tabelle 1 wurde berechnet, dass die Geschwindigkeit v_1 = 5 km/h = 1,4 m/s einer Fallhöhe von 0,1 m entspricht.

1.5.3 Leistung

Unter Leistung versteht man die pro Zeiteinheit verrichtete Arbeit, gleichgültig, ob es sich dabei um Hubarbeit, Beschleunigungsarbeit, elektrische Arbeit oder eine andere Form physikalischer Energieübertragung handelt.

$$\textbf{Leistung} = \frac{\textbf{Arbeit}}{\textbf{Zeit}}$$

Die Einheit im SI ist Watt (W) als 1 Newtonmeter/Sekunde. Eine in der Technik früher häufig verwendete Einheit ist das PS mit 1 PS = 735,5 W. Leistung wird in der Physik meistens mit P für Power abgekürzt.

Beispiel zur Veranschaulichung der Größenordnung der Einheiten: Ein Mann von 100 kg Masse geht in den 3. Stock eines Hauses (Höhenunterschied: 10 m).

Zuwachs an potenzieller Energie:

$$m\,g\,h = 100\,kg \cdot 10\,m/s^2 \cdot 10\,m = 10\,000\,Nm = 10\,000\,Ws$$

Beim Treppensteigen aufgebrachte Leistung:
a) Die Treppen werden in 100 Sekunden bestiegen:

$$\frac{10\,000\,Nm}{100\,s} = 100\,W$$

b) Die Treppen werden in 200 Sekunden bestiegen:

$$\frac{10\,000\,Nm}{200\,s} = 50\,W$$

Auch die bei der Fahrradergometrie zum Test auf die Leistungsfähigkeit des kardiovaskulären Systems durchgeführten Belastungen liegen im Bereich von 50 bis 200 Watt.

1.6 Stoßgesetze

Nachdem wir uns in den letzten beiden Unterkapiteln mit der Kraft und der Energie beschäftigt haben, behandelt dieses Kapitel einen Spezialfall der Kraft- und Energieübertragung, den Zusammenstoß zweier Massen.

Die Stoßgesetze besitzen deshalb eine besondere Bedeutung, weil das Verhalten der Gase sich durch diese Gesetze beschreiben lässt. Gase bestehen aus zahlreichen Molekülen, die mit hoher Geschwindigkeit kreuz und quer herumfliegen und sich beim Zusammenstoß wie Billardkugeln verhalten und damit den in diesem Abschnitt beschriebenen Stoßgesetzen folgen.

Kraftstoß

Beim Zusammenstoß zweier Massen üben sie aufeinander eine Kraft aus.

Diese Kraft führt zur Abbremsung und/oder Änderung der Bewegungsrichtung. Man spricht vom Kraftstoß, der sich als Produkt von Kraft und Einwirkungsdauer ergibt:

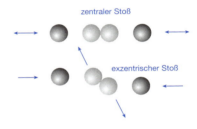

Abbildung 26: Der Unterschied zwischen einem zentralen und einem exzentrischen Stoß.

Kraftstoß = Kraft · Einwirkungsdauer

Da sich die Kraft F während der Einwirkungsdauer ändern kann, lautet der physikalisch exakte Ausdruck für den Kraftstoß $p = \int F \, dt$. Für die folgenden Überlegungen zur Übertragung eines Impulses können wir der Einfachheit halber von dem Idealfall ausgehen, dass die Kraft während der gesamten Einwirkungsdauer konstant ist.

1.6.1 Übertragung eines Impulses

Wir betrachten den Fall, dass zwei Massen m_1 und m_2 zusammenstoßen. Weil actio = reactio, wirkt auf beide Massen dieselbe Kraft F ein, allerdings mit entgegengesetzen Vorzeichen. Durch die Kraft F bzw. –F werden die Massen m_1 und m_2 der Beschleunigung a_1 und a_2 unterworfen. Wir erhalten also:

$$F = m_1 \, a_1 \quad \text{und} \quad -F = m_2 \, a_2$$

1.6.1 Übertragung eines Impulses

Kraft F und damit die Beschleunigung a_1 und a_2 wirken über die Zeit t auf die Massen m_1 und m_2 ein. Weil v = a t, erhalten wir durch Multiplikation der obigen Gleichungen mit t:

$$F t = m_1 v_1 \quad \text{und} \quad -F t = m_2 v_2$$

Das Produkt aus Masse und Geschwindigkeit eines Körpers heißt **Bewegungsgröße** oder **Impuls p**.

$$p = m v$$

Damit erlauben die obigen Gleichungen folgende Schlussfolgerungen:

1. Der übertragene Kraftstoß F t und die Änderung des Impulses m v (der Bewegungsgröße) sind gleich.
2. Der Impuls von m_1 nimmt um den gleichen Betrag zu (ab), um den der Impuls m_2 ab-(zu)nimmt. Der Gesamtimpuls von m_1 und m_2 bleibt unverändert. Dies ist der Impulserhaltungssatz:

Der Gesamtimpuls eines abgeschlossenen Systems ist konstant.

Der Impulserhaltungssatz wird experimentell durch Stoßexperimente nachgewiesen. Bei solchen Versuchen lässt man Körper bekannter Masse zusammenprallen und bestimmt ihre Geschwindigkeit vor und nach dem Stoßvorgang.
Die nebenstehende Zeichnung zeigt ein solches Stoßexperiment zwischen zwei Stahlkugeln gleicher Masse:
Die rechte Kugel wird seitlich weggezogen und in die Position A gebracht. Sie wird losgelassen und saust auf die ruhende Kugel zu. Es kommt zu einem zentralen Stoß. Die rechte Kugel gibt ihre gesamte Bewegungsgröße und ihre gesamte kinetische Energie an die zweite Kugel ab und bleibt bewegungslos in der gestrichelt gezeichneten Position zurück.

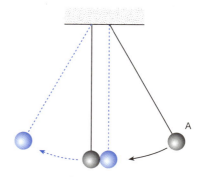

Abbildung 27: Stoßexperiment mit zwei Stahlkugeln gleicher Masse, die einen zentralen Stoß ausführen.

Elastischer Stoß – unelastischer Stoß

Der Impulserhaltungssatz gilt sowohl für den elastischen Stoß (z. B. Stahlkugeln) als auch für den unelastischen Stoß (z. B. Bleikugeln, Sandsäcke). Das zweite und dritte newtonsche Axiom, aus denen wir den Impulserhaltungssatz abgeleitet haben, sind in jedem Falle gültig.

Wie unterscheidet sich der elastische Stoß vom unelastischen Stoß? In jedem Fall tritt unter dem Einfluss des Kraftstoßes an der Kontaktstelle

44   1.6.1 Übertragung eines Impulses

zunächst eine Delle auf. Beim Fußball, der gegen eine Wand prallt, kann man diese Delle bei genauer Beobachtung sogar sehen. Die Erzeugung dieser Delle kostet Energie, beim elastischen Stoß bildet sich die Delle völlig zurück, und dabei wird die zur Dellenbildung aufgewendete Energie wieder frei. Beim unelastischen Stoß bildet sich die Delle nur teilweise zurück, die zur Dellenbildung aufgewendete Energie verwandelt sich teilweise in Wärme.

Aus diesem Grunde gilt für den elastischen Stoß der Energie- und Impulserhaltungssatz, für den unelastischen Stoß nur der Impulserhaltungssatz. Die mechanische Energie wird teilweise in Wärmeenergie verwandelt, sodass nach dem Stoß weniger mechanische Energie vorhanden ist als vorher.

1.6.2 Kraftstöße von Gasmolekülen

Der Aufprall eines Gasmoleküls auf eine Gefäßwand ist ein wichtiges Beispiel für den elastischen Stoß:

Ein Gasmolekül m_1 kann beim Aufprall auf die Gefäßwand m_2 diese wegen der Ungleichheit der Massen praktisch nicht beschleunigen.

Beim senkrechten Aufprall wird das Molekül durch den Kraftstoß $F\,t = m_1 a\,t = m_1 v_1$ auf $v = 0$ abgebremst. In diesem Moment sind sowohl die Gefäßwand als auch das Molekül bewegungslos, die kinetische Energie des Moleküls steckt in der potenziellen Energie der „Delle". Bei diesen Dimensionen kann man natürlich nicht von einer Delle sprechen, wie wir es weiter oben getan haben; es handelt sich hierbei nur um eine Modellvorstellung. Es liegt ein elastischer Stoß vor, d.h. die „Delle" beult sich wieder aus, übt erneut einen Kraftstoß auf das Molekül aus und beschleunigt es auf den Betrag der ursprünglichen Geschwindigkeit, aber in die entgegengesetzte Richtung.

Der übertragene Kraftstoß ergibt sich als Summe der beiden Kraftstöße und ist doppelt so groß wie die Bewegungsgröße von m_1, da nur so der Impulserhaltungssatz und Energieerhaltungssatz erfüllt werden können.

Gasdruck als Folge vieler Kraftstöße

Der Druck eines Gases auf eine Wand entsteht dadurch, dass ständig viele Gasmoleküle gegen die Gefäßwand prallen und hierbei kleine Kraftstöße auf die Wand übertragen. Der Gasdruck ist proportional der Summe der Kraftstöße:

1.6.2 Kraftstöße von Gasmolekülen

- Der Betrag jedes einzelnen Kraftstoßes F t = m v verhält sich proportional zur Geschwindigkeit v des Moleküls.

- Sofern das Gasvolumen konstant gehalten wird, steigt auch die Anzahl der Kraftstöße proportional zur Geschwindigkeit der Moleküle. Wenn ein Gasmolekül zwei-, drei- oder viermal schneller ist als ein anderes, so stößt es (im statistischen Mittel) zwei-, drei- oder viermal häufiger gegen die Gefäßwand, ebenso wie eine Straßenbahn doppelt so häufig die Endhaltestelle erreicht, wenn sie doppelt so schnell fährt.

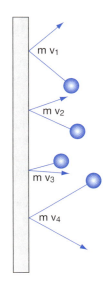

Abbildung 28: Bei der Kollision mit der Behälterwand übt jedes Molekül einen Kraftstoß aus, der sich als Produkt aus dem senkrecht zur Wand gerichteten Geschwindigkeitsvektor und der Masse des Moleküls ergibt.

Hieraus ergibt sich, dass sich sowohl die Stärke als auch die Anzahl der Kraftstöße proportional zur Geschwindigkeit verhalten, sodass das Produkt von Anzahl und durchschnittlichem Betrag aller Kraftstöße proportional zum Quadrat der Geschwindigkeit der Gasmoleküle ansteigt. Auch die kinetische Energie der Moleküle

$$E_{kin} = {}^1\!/_2 \; m \, v^2$$

steigt proportional zum Quadrat der Geschwindigkeit. Sind zwei Größen einer dritten gleich (proportional), so sind sie untereinander gleich (proportional):

$$\sum F\,t \sim v^2 \quad \text{und} \quad E_{kin} \sim v^2 \quad \text{sodass}$$

$$\sum F\,t \sim E_{kin}$$

Ergebnis: Bei konstantem Volumen steigt der Gasdruck proportional mit der kinetischen Energie der Moleküle. Wir werden bei der Besprechung der Gasgesetze auf dieses Ergebnis zurückgreifen.

1.7 Die kreisförmige Bewegung

Kreisförmige Bewegungen spielen in vielen Bereichen der Physik eine Rolle: im Makrokosmos bei der Bewegung der Gestirne, im Mikrokosmos, wenn die Elektronen den Atomkern umkreisen, und schließlich im Bereich der Technik, wo sich Räder, Zentrifugen und Jahrmarktkarusselle drehen. Im Prinzip gelten auch bei kreisförmigen Bewegungen die bei geradlinigen Bewegungen gültigen Gesetze, lediglich verkompliziert dadurch, dass bei kreisförmigen Bewegungen eine ständige Richtungsänderung vorliegt und dass wegen der kreisförmigen Geometrie eine spezielle Nomenklatur verwendet wird.

In der Physik wird der **Drehwinkel** üblicherweise nicht in Winkelgrad gemessen, sondern im Bogenmaß φ (sprich phi). Das Bogenmaß φ ist als Quotient aus Bogenlänge und Radius eine dimensionslose Zahl.

$$\text{Bogenmaß } \varphi = \frac{\text{Bogenlänge s}}{\text{Radius r}}$$

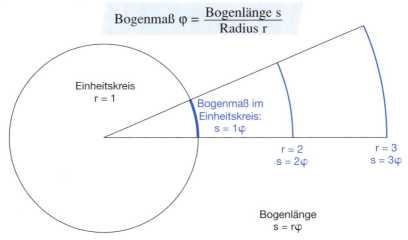

Abbildung 29: Die Nomenklatur der kreisförmigen Bewegung: Einheitskreis mit r = 1, Bogenlänge als Produkt aus Bogenmaß und Radius.

Eine anschauliche Bedeutung hat das Bogenmaß als Bogenlänge im Einheitskreis. Unter dem Einheitskreis versteht man einen Kreis mit dem Radius r = 1: Ein voller Kreisumfang hat im Einheitskreis den Wert $U = 2\pi r = 2\pi$.

360 Winkelgrad entsprechen einem vollen Kreisumfang, sodass die Umrechnung zwischen Winkelgrad α und Bogenmaß φ davon ausgeht, dass $360° = 2\pi$. Nach dem Prinzip des Dreisatzes erhält man:

$$\frac{\alpha}{\varphi} = \frac{360}{2\pi} \quad \text{sodass}$$

1.7 Die kreisförmige Bewegung   47

$$\alpha = \varphi \, 360/2\pi \quad \text{und} \quad \varphi = \alpha \, 2\pi/360$$

Beispielsweise hat ein halber Kreisumfang mit $\alpha = 180°$ im Bogenmaß den Winkel $\varphi = \pi$.

Bahngeschwindigkeit – Winkelgeschwindigkeit

Die Bahngeschwindigkeit einer Kreisbewegung ist ebenso definiert wie die Geschwindigkeit einer geradlinigen Bewegung:

$$\text{Bahngeschwindigkeit } v = \frac{\text{Bogenlänge } \Delta s}{\text{Zeit } \Delta t} = \frac{r \, \Delta \varphi}{\Delta t}$$

Die Winkelgeschwindigkeit ω (sprich omega) errechnet sich als:

$$\text{Winkelgeschwindigkeit } \omega = \frac{\text{Bogenmaß } \Delta \varphi}{\text{Zeit } \Delta t} = \frac{\Delta \varphi}{\Delta t}$$

Wie man aus der Zeichnung ablesen kann, ergibt sich die Bogenlänge als Produkt von Bogenmaß und Radius, sodass sich die Bahngeschwindigkeit ergibt als:

$$\text{Bahngeschwindigkeit } v = \text{Winkelgeschwindigkeit } \omega \cdot \text{Radius } r$$

Ein einfaches Beispiel möge die Beziehung zwischen Bahn- und Winkelgeschwindigkeit erläutern:

	Ein Punkt am Äquator	Ein Punkt in der Nähe des Pols
Winkelgeschwindigkeit ω:	2 π/Tag	2 π/Tag
Radius r:	6370 km	z. B. 160 km
Bahngeschwindigkeit v:	40 000 km/Tag	ca. 1 000 km/Tag

Die verschiedenen Punkte eines rotierenden Körpers haben je nach ihrer Entfernung von der Achse unterschiedliche Bahngeschwindigkeiten, aber alle dieselbe Winkelgeschwindigkeit. Deshalb kann der Begriff der Winkelgeschwindigkeit häufig zur Vereinfachung der Beschreibung einer kreisförmigen Bewegung beitragen.

Definition weiterer Begriffe

Der Begriff **Kreisfrequenz** ist ein Synonym für Winkelgeschwindigkeit. Der Begriff **Drehfrequenz** oder **Drehzahl** bezieht sich auf die zu einer Umdrehung benötigte Zeit. Bei einer Drehzahl von z.B. $10 \, s^{-1}$ werden 10 Umdrehungen pro Sekunde durchgeführt, d.h. pro Sekunde wird zehnmal der volle Kreiswinkel mit $\varphi = 2\pi$ überstrichen und die Winkelgeschwindigkeit beträgt $20\,\pi/s$. Zusammenfassend ergibt sich:

$$\text{Kreisfrequenz} = \text{Winkelgeschwindigkeit} = 2\pi \text{ Drehfrequenz} = 2\pi \text{ Drehzahl}$$

1.7 Die kreisförmige Bewegung

Winkelbeschleunigung

Unter der Winkelbeschleunigung $\dot{\omega}$ versteht man den Quotienten aus der Änderung der Winkelgeschwindigkeit $\Delta\omega$ und der hierzu benötigten Zeit Δt:

$$\text{Winkelbeschleunigung } \dot{\omega} = \frac{\text{Änderung der Winkelgeschwindigkeit } \Delta\omega}{\text{Zeit } \Delta t} = \frac{d\omega}{dt} \, t = \ddot{\varphi}$$

Nach der in der Differenzialrechnung üblichen Nomenklatur wird eine immer kleiner werdende, d. h. gegen Null strebende Differenz statt mit Δ mit d bezeichnet. Der Quotient $d\omega/dt = \ddot{\varphi}$ entspricht der ersten Ableitung nach der Zeit und wird durch einen Punkt über dem Symbol gekennzeichnet. Bei zwei Punkten handelt es sich um die zweite Ableitung nach der Zeit.

Drehmoment

Das Drehmoment ist ein Maß für die Drehkraft einer Drehbewegung. Das Drehmoment hängt davon ab, in welchem Abstand zur Drehachse die Kraft angreift und in welche Richtung diese Kraft zeigt. Auf Seite 30 wird genauer auf das Drehmoment eingegangen. An dieser Stelle sei nur kurz wiederholt, dass sich das Drehmoment M eines Hebelarms als Produkt von Hebelarmlänge und senkrecht zum Hebelarm angreifender Kraft ergibt.

Trägheitsmoment

Bei der Kreisbewegung gilt analog dem newtonschen Grundgesetz der Mechanik

$$\text{Kraft} = \text{Masse} \cdot \text{Beschleunigung}$$

die Beziehung:

$$\text{Drehmoment} = \text{Trägheitsmoment} \cdot \text{Winkelbeschleunigung}$$

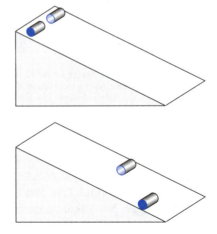

Das Trägheitsmoment gibt dabei die Trägheit an, die ein Körper einer Winkelbeschleunigung entgegensetzt. Während die Masse eines Körpers eine unveränderliche Größe ist, bezieht sich das Trägheitsmoment auf die jeweilige Rotationsachse, um die sich der Körper dreht. Für verschiedene Drehbewegungen um verschiedene Achsen gelten also unterschiedliche Trägheitsmomente. Beim Trägheitsmoment spielt die geometrische Verteilung der Massenpunkte eine Rolle. Am einfachsten ist der Fall, bei dem alle Massenpunkte denselben Abstand r zur Drehachse haben. Dies ist z. B. beim Hohlzylinder der Fall.

Das Trägheitsmoment J eines Massenpunktes im Abstand r von der Drehachse bzw. eines Hohlzylinders ergibt sich als:

$$J = m\,r^2$$

Abbildung 30: Ein Hohl- und ein Vollzylinder gleicher Masse und mit gleichen Abmessungen rollen eine schiefe Ebene herunter. Der Vollzylinder ist schneller, weil sein Trägheitsmoment geringer ist.

1.7 Die kreisförmige Bewegung   49

Das Trägheitsmoment eines Vollzylinders ergibt sich als J = m r²/2, und für einen beliebigen Körper gilt:

$$J = \int r^2 \, dm$$

Wir sehen daraus, dass das Trägheitsmoment eines Körpers umso kleiner ist, je stärker die Masse in der Nähe der Achse konzentriert ist. So hat ein Vollzylinder ein kleineres Trägheitsmoment als ein Hohlzylinder gleicher Masse.

Man kann dies leicht experimentell nachweisen, indem man einen Vollzylinder und einen Hohlzylinder gleicher Masse und gleichen Durchmessers eine schiefe Ebene hinunterrollen lässt: Der Vollzylinder kommt schneller „in Gang", weil er der Rotation nicht so viel Trägheit entgegensetzt wie der Hohlzylinder.

Biologische Bedeutung: Die Extremitäten von Tier und Mensch sind extrem leicht gebaut. indem die betreffenden Muskeln möglichst körpernah, d.h. achsennah angeordnet sind. Beispielsweise liegen Fingermuskeln am Unterarm, Unterarmmuskeln am Oberarm und Oberarmmuskeln am Körper. Auf diese Weise wird das Trägheitsmoment der Extremitäten klein gehalten, sodass eine möglichst schnelle Bewegung möglich ist, denn eine Schwenkung des Armes entspricht physikalisch einer Rotation.

Drehimpuls

Unter dem Drehimpuls versteht man die Größe:

$$\text{Drehimpuls} = \text{Trägheitsmoment} \cdot \text{Winkelgeschwindigkeit}$$

Analog zum Impulserhaltungsgesetz gilt der Satz von der Erhaltung des Drehimpulses: In einem abgeschlossenen System ist der Gesamtdrehimpuls konstant.

Anwendungsbeispiel: Beim Eiskunstlauf führt die Tänzerin eine Pirouette (sehr schnelle Drehung) durch, indem sie sich zunächst mit ausgestreckten Armen, also hohem Trägheitsmoment, in Drehung versetzt. Danach verringert sie durch das Anlegen der Arme an den Körper ihr Trägheitsmoment, wodurch sich nach dem Drehimpulserhaltungsgesetz automatisch ihre Winkelgeschwindigkeit erhöht.

Rotationsenergie:

Die Rotationsenergie der sich drehenden Masse m errechnet sich als:

$$\text{Rotationsenergie} = \frac{1}{2}\,\text{Trägheitsmoment} \cdot \text{Winkelgeschwindigkeit}^2$$

Translation – Rotation

Bei der kreisförmigen Bewegung (Rotation) gelten dieselben Beziehungen und Gesetze wie bei der geradlinigen Bewegung (Translation), wobei die bei der Rotation verwendeten Begriffe die kreisförmige Geometrie berücksichtigen. In der folgenden Tabelle werden die bei der Beschreibung kreisförmiger und geradliniger Bewegungen verwendeten Begriffe gegenübergestellt:

Translation		Rotation	
s	Länge	φ	Bogenmaß
v	Geschwindigkeit	ω	Winkelgeschwindigkeit
a	Beschleunigung	ω̇	Winkelbeschleunigung
F	Kraft	M	Drehmoment
m	Masse	J	Trägheitsmoment
p	Impuls	L	Drehimpuls
E_{kin}	kinetische Energie	E_{rot}	Rotationsenergie

1.7.1 Die Zentrifugalkraft

Eine kreisförmige Bewegung ist mit einer ständigen Änderung der Bewegungsrichtung verbunden. Zur Änderung der Bewegungsrichtung ist eine beschleunigende Kraft notwendig.

Die Kraft, welche den Körper in einer Kreisbahn hält, ist auf das Zentrum gerichtet und heißt **Zentripetalkraft** oder **Radialkraft**.

Die Gegenkraft der Zentripetalkraft, mit der der kreisende Körper von der Bewegungsachse wegstrebt, heißt **Fliehkraft** oder **Zentrifugalkraft**. Da actio = reactio, haben Zentrifugalkraft und Zentripetalkraft den gleichen Betrag, aber ein entgegengesetztes Vorzeichen.

Die Zentrifugalkraft ist von der Bahn- bzw. Winkelgeschwindigkeit, dem Radius und der Masse des rotierenden Körpers abhängig und ergibt sich als:

$$\text{Zentrifugalkraft} = m\,\omega^2\,r = m\,v^2\,r^{-1}$$

Herleitung:

Gemäß der nebenstehenden Zeichnung erhalten wir den Geschwindigkeitsvektor $\vec{v}_2$ durch Addition des Geschwindigkeitsvektors $\vec{dv}$ zu $\vec{v}_1$.

Nach den Regeln der Geometrie ergibt sich der Betrag von dv als v dφ. Diese Beziehung ist natürlich nur für sehr kleine Winkel dφ gültig. In der nebenstehenden Zeichnung ist der Winkel dφ lediglich aus zeichnerischen Gründen so groß gewählt worden. dφ soll in Wirklichkeit erheblich kleiner sein.

In der Zeit dt ändert sich die Geschwindigkeit um den Vektor dv = v dφ und damit liegt folgende Radialbeschleunigung vor

$$\text{Radialbeschleunigung } \frac{dv}{dt} = v\,\frac{d\varphi}{dt}$$

$$= v\,\omega = v^2\,r^{-1}$$

Die Radialbeschleunigung verläuft senkrecht zum jeweiligen Geschwindigkeitsvektor und in Richtung zur Drehachse. Damit bewirkt die Radialbeschleunigung eine Richtungsänderung, Bahn- und Winkelgeschwindigkeit bleiben jedoch konstant.

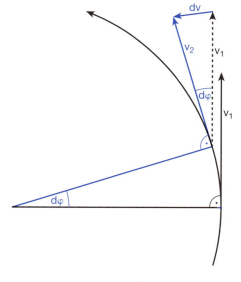

Abbildung 31: Skizze zur Bestimmung des Geschwindigkeitsvektors dv in Abhängigkeit von der Winkelgeschwindigkeit ω = dφ/dt und der Bahngeschwindigkeit v = v₁ = v₂. Weil v = ω r gilt v ω = v²/r.

1.7.1 Die Zentrifugalkraft   51

Mit der Radialkraft wird keine Energie auf den rotierenden Körper übertragen, weil der Abstand zum Drehpunkt nicht verringert wird. Deshalb wird zwar eine Kraft ausgeübt, aber keine Kraft längs eines Weges überwunden. Deshalb bleibt die kinetische Energie der rotierenden Masse und damit die Bahngeschwindigkeit konstant. Im Gegensatz dazu würden sich bei einer Winkelbeschleunigung die Bahngeschwindigkeit und kinetische Energie der rotierenden Masse ändern.

Nach dem newtonschen Grundgesetz *Kraft = Masse · Beschleunigung* wirkt auf die Masse m damit folgende Zentripetalkraft ein:

$$\text{Zentripetalkraft} = -\text{Zentrifugalkraft} = F = m\, v\, \omega = m\, v^2\, r^{-1}$$

Die Zentrifugalkraft hat große praktische Bedeutung, sowohl in der Laborzentrifuge und Wäscheschleuder als auch in der Raumfahrt und Astronomie, wo sie z.B. dafür sorgt, dass die Satelliten nicht auf die Erde fallen und die Planeten nicht in die Sonne.

Rechenbeispiel: Wie groß ist die Radialbeschleunigung in einer Zentrifuge mit 3000 Umdrehungen pro Minute und einem Radius von 10 cm?
3000 Umdrehungen pro Minute entsprechen 50 Umdrehungen pro Sekunde:

$$\text{Bahngeschwindigkeit } v = \frac{\text{Bogenlänge s}}{\text{Zeit t}} = \frac{50 \cdot 2\,\pi \cdot 0{,}1\,\text{m}}{1\,\text{s}} = 31{,}4\,\frac{\text{m}}{\text{s}}$$

$$\text{Radialbeschleunigung} = \omega^2\, r = \frac{v^2}{r} = \frac{31{,}4^2\,\text{m}^2\,\text{s}^{-2}}{0{,}1\,\text{m}} = 9860\,\text{m s}^{-2}$$

In dieser Zentrifuge herrscht eine Radialbeschleunigung von 9860 m/s^2, das ist ungefähr die tausendfache Erdbeschleunigung g.

In modernen Ultrazentrifugen lassen sich Umdrehungsgeschwindigkeiten von bis zu 100.000 pro Minute erreichen, also das Dreißigfache unserer eben durchgeführten Beispielrechnung. Weil die Radialbeschleunigung mit dem Quadrat der Bahngeschwindigkeit v bzw. Winkelgeschwindigkeit ω steigt, lassen sich hiermit Radialbeschleunigungen von bis zu 10^6 g erreichen $(1000 \cdot 30^2)$. In der Biochemie lassen sich mit Hilfe von Ultrazentrifugen Proteine trennen, in der Atomtechnik lässt sich Uran anreichern (s. 5.3.4).

Zentrifugalkraft auf der Erde?

Durch die Erddrehung sind alle an der Erdoberfläche befindlichen Körper einer Zentrifugalkraft ausgesetzt. Als Beispiel betrachten wir einen Körper in der Nähe des Äquators. Die Bahngeschwindigkeit v beträgt 40 000 km/Tag = 40 000 000 Meter pro 24 · 60 · 60 Sekunden = 463 m/s. Bei einem Radius von r = 6 370 km ergibt sich die Radialbeschleunigung als

$$\text{Radialbeschleunigung} = \frac{v^2}{r} = \frac{463^2\,\text{m}^2/\text{s}^2}{6370\,000\,\text{m}} = 0{,}03\,\text{m/s}^2$$

Ein alternativer Rechenweg würde über die Winkelgeschwindigkeit ω = 2 π / (24 · 60 · 60 s) = 0,00007 s^{-1} zum selben Ergebnis führen:

$$\text{Radialbeschleunigung} = \omega^2\, r = (0{,}00007\,\text{s}^{-1})^2 \cdot 6\,370\,000\,\text{m} = 0{,}03\,\text{m/s}^2$$

Die Radialbeschleunigung in Höhe von 0,03 m/s^2 entspricht in etwa 0,3 % der Erdbeschleunigung g = 9,81 m/s^2. Die Radialbeschleunigung durch die Erddrehung ist umso geringer, je näher man sich am Nord- oder Südpol befindet, weil der Radius dort bei gleicher Winkelgeschwindigkeit kleiner ist.

1.8 Testfragen

Lösungen siehe Seite 286

Frage Nr.	Seite	
1	15	Nennen Sie die Grundgrößen der Mechanik und ihre Einheiten im SI!
2	18	Zwei Geschwindigkeiten sind gleich, wenn sie ...
3	19	Wie liest man die Momentangeschwindigkeit im Weg-Zeit-Diagramm ab?
4	19	Ist ohne Beschleunigung eine Änderung der Bewegungsrichtung möglich?
5	21	Was ist eine gleichförmige Beschleunigung?
6	24	Nennen Sie das newtonsche Grundgesetz!
7	27	Unterscheiden Sie Masse und Gewicht!
8	28	Welche Maßeinheiten der Kraft kennen Sie?
9	29	Ein Hebelarm sei 2 cm, der andere Hebelarm sei 1 m lang (Brechstange). Am langen Hebelarm wird eine Kraft von 40 kp ≈ 400 N aufgewendet. Wie groß ist die am kurzen Hebelarm wirksame Kraft?
10	33	Vergleichen Sie die Größe der Haftreibung mit der Größe der Gleitreibung!
11	34	Was ist Energie?
12	34	Wie lautet der Energiesatz der Mechanik?
13	37	Zur Auslenkung einer Feder um 3 cm wird 0,01 Nm aufgewendet. Wieviel Energie ist zur Auslenkung um weitere 3 cm nötig?
14	38	Nennen Sie Formel und Einheit der kinetischen Energie.
15	40	An welcher Stelle ist die potenzielle Energie des Fadenpendels am kleinsten?
16	41	Welcher Unterschied besteht zwischen Kraft, Energie und Leistung?
17	42	Welcher Unterschied besteht zwischen Kraft und Kraftstoß?
18	43	Was besagt der Impulserhaltungssatz?
19	45	Wie entsteht der Gasdruck?
20	47	Die Winkelgeschwindigkeit sei 2 π pro Sekunde. Wie hoch ist die Bahngeschwindigkeit bei einem Radius von a) 1 m, b) 10 m?
21	48	Was ist Winkelbeschleunigung?
22	48	Vergleichen Sie das Trägheitsmoment eines Hohlzylinders mit dem eines Vollzylinders bei gleicher Masse und gleichem Radius!

2. Kapitel
Mechanik deformierbarer Körper
2.1 Verformung fester Körper
2.1.1 Druck

Eine spitze Nadel lässt sich unter leichtem Kraftaufwand in die Haut stechen. Wenn man jedoch versucht, mit derselben Kraft einen Finger durch die Haut zu drücken, wird dies nicht gelingen. Wo liegt der physikalische Unterschied zwischen dem Finger und der Nadel, wenn man dieselbe Kraft aufwendet?

Die Nadel ist spitz, der Finger ist stumpf, dadurch ist die Kontaktfläche Haut–Finger um ein Vielfaches größer als die Kontaktfläche Haut–Nadel. Bei der Nadel wirkt die aufgewendete Kraft nur über die kleine Fläche der Nadelspitze ein, beim Finger über die große Fläche der Fingerkuppe. Deshalb ist der von der Nadelspitze ausgeübte Druck vielfach größer als der über die Fingerkuppe erzeugte Druck. Es gilt folgende Beziehung, wobei nur die senkrecht auf die Angriffsfläche gerichtete Komponente der Kraft wirksam ist:

$$\text{Druck} = \frac{\text{Kraft}}{\text{Angriffsfläche}}$$

Pascal (Pa) ist als N/m^2 die kohärente Einheit des SI. Für den praktischen Gebrauch ist sie jedoch wenig geeignet, da sie zu klein ist. Der normale Luftdruck hat ca. 100 000 Pa. Es ist üblich, dass man die kohärenten Einheiten des SI durch Vorsilben erweitert, die jeweils drei Zehnerpotenzen umfassen. Demnach sollte man ein Kilopascal und ein Megapascal erwarten. Man hat sich jedoch darauf geeinigt, statt dessen das Bar (bar) als das 100 000-fache des Pascal zu verwenden, da diese Einheit bereits vor der Einführung des SI gebräuchlich war.

Außerdem sind eine Reihe weiterer Einheiten geläufig: Torr = mm Hg, technische Atmosphäre (at), physikalische Atmosphäre (atm) und andere mehr. Sie sind folgendermaßen definiert:

1 bar = 10^5 Pa = 750 Torr = 1,02 at = 0,987 atm
1 Torr = 1 mm Hg = 133 Pa = 0,00136 at = 0,00132 atm
1 at = 1 kp/cm^2 = 98 100 Pa = 736 Torr = 0,968 atm
1 atm = 101 325 Pa = 760 Torr = 1,033 at

Außerdem ist auch die Druckangabe in Zentimeter Wassersäule und p/cm^2 gebräuchlich. Seit 1978 sollen nur noch die SI-Einheiten Pascal und Bar verwendet werden. Ob und ggf. wann sich diese Regelung auch in der Medizin durchsetzt, bleibt abzuwarten. Ein Blutdruck von 150/100 mm Hg entspricht dann 19 950/13 300 Pa bzw. 0,1995/0,133 bar bzw. 199,5/133 mbar.

2.1.1 Druck

Druckmessung

Messgeräte für den Druck heißen Manometer.

Bei den **Membranmanometern** wird die Verbiegung einer Membran elektrisch oder mechanisch angezeigt.

Bei **Flüssigkeitsmanometern** treibt der zu messende Druck eine Flüssigkeitssäule in die Höhe.

Bei einem Luftdruck von 981 mbar würden die beiden nebenstehend gezeichneten Flüssigkeitssäulen jeweils 736 mm in die Höhe getrieben werden, wenn die Rohre mit Quecksilber gefüllt wären. Voraussetzung wäre natürlich, dass im oberen Abschnitt der Rohre Vakuum herrscht.

Ist das Rohr mit Wasser gefüllt, so wird die Wassersäule sogar 10 m in die Höhe getrieben, weil Wasser ein geringeres spezifisches Gewicht hat als Quecksilber. Aufgrund der Verdunstung der Wassermoleküle lässt sich in der Realität kaum ein absolutes Vakuum erzeugen, das Wasser steigt dann nicht ganz so weit, vielleicht nur 9 m.

Bei einer Erhöhung des Luftdruckes (Wetterbesserung) würde das Wasser noch weiter steigen, bei einer

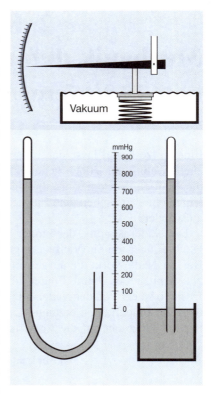

Abbildung 32: Drei Möglichkeiten, den Luftdruck zu messen: oben ein Membranmanometer, unten zwei mit Quecksilber gefüllte Flüssigkeitsmanometer. Im oberen Teil dieser Manometer herrscht Vakuum.

Verschlechterung des Wetters würde der Wasserspiegel sinken. Ein solches Wetterbarometer aus einem 10 m langen wassergefüllten Rohr hat sich Guericke (1602–1686, bekannt durch den Versuch mit den Magdeburger Halbkugeln) tatsächlich an seinem Haus befestigt. Der äußere Luftdruck drückt die Flüssigkeit so hoch in das ansonsten mit Vakuum „gefüllte", also (abgesehen vom Wasserdampf) leere Rohr, bis der Schweredruck der Flüssigkeitssäule gleich dem äußeren Luftdruck ist (s.S. 60).

Welche Kraft ist nötig, um eine Wassersäule von 1 cm^2 Querschnitt und 10 m Höhe zu halten?

$$1\,000 \text{ cm} \cdot 1 \text{ cm}^2 = 1\,000 \text{ cm}^3$$

1000 cm^3 Wasser wiegen 1 kp = 9,81 N. Die Wassersäule hat ein Gewicht von ca. 10 Newton. d. h. die Lufthülle übt auf jeden Quadratzentimeter Oberfläche eine Kraft von – je nach Wetterlage – ca. 10 Newton aus!

2.1.2 Feste Körper unter dem Einfluss äußerer Kräfte

Unter festen Körpern verstehen wir alle Körper, die im festen Aggregatzustand, d. h. in einer kristallinen Struktur vorliegen. Hierzu gehören Metalle, Salze, viele organische Verbindungen, Eis usw.

Kristalline Stoffe

Bei Eis, festem Kohlendioxyd und den meisten festen organischen Stoffen liegt eine kristalline Struktur vor, bei der die Bausteine des Raumgitters **Moleküle** sind. Die gegenseitigen Bindungskräfte sind gering. Diese Stoffe sind deshalb leicht flüchtig.

Beispiel: Wenn man bei Frostwetter Wäsche zum Trocknen aufhängt, trocknet die zunächst steinhart gefrorene Wäsche, weil das Eis verdunstet.

Bei Metallen, Grafit, Diamant usw. bestehen die Bausteine des kristallinen Raumgitters aus **Atomen.** Die Festigkeit hängt von der räumlichen Anordnung des Gitters ab. Grafit besteht ebenso wie Diamant aus reinem Kohlenstoff, im Diamantkristall sind die Kohlenstoffatome jedoch anders angeordnet als im Grafit, deshalb ist Diamant härter. Den in der Technik verwendeten Metallen sieht man nicht an, dass sie einen kristallinen Aufbau haben. Sie bestehen aus vielen mikroskopisch kleinen, unregelmäßig nebeneinander liegenden Kristallen. Bei mikroskopischer Betrachtung der Bruchfläche eines Metallstückes kann man dies erkennen.

Bei Salzen liegt ein Ionengitter vor. Die starken Bindungskräfte zwischen den positiv und negativ geladenen Ionen bedingen die große Härte und Festigkeit der meisten Salze.

Amorphe Stoffe

Für alle Festkörper mit kristallinem Aufbau gilt, dass sie bei einer bestimmter Temperatur, der Schmelztemperatur, ohne Übergang in den flüssigen Aggregatzustand übergehen. Es gibt viele Stoffe, die man im täglichen Leben ebenfalls als feste Stoffe bezeichnet, für die diese scharfe Trennung zwischen festem und flüssigem Aggregatzustand nicht möglich ist, z. B. Glas, Wachs, Teer, viele Kunststoffe. Es handelt sich hierbei streng genommen um Flüssigkeiten mit einer sehr hohen inneren Reibung (Viskosität vgl. 2.3.2), da ein kristalliner Aufbau nicht nachweisbar ist. Diese Stoffe heißen *amorphe Stoffe*.

Dehnung eines Drahtes

Wir wollen mit der skizzierten Versuchsanordnung untersuchen, wie weit sich der Draht unter dem Einfluss der seitlich angehängten Gewichte dehnt. Zunächst belasten wir den Draht nur wenig, um dann durch das Zulegen neuer Gewichte die Belastung des Drahtes kontinuierlich zu steigern.

In kurzen Abständen entfernen wir alle Gewichte, um zu überprüfen, ob die eingetretene Dehnung nach dem Ende der Krafteinwirkung reversibel ist. Das Spannungs-Dehnungs-Diagramm gibt die Ergebnisse wieder:

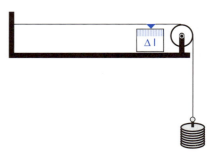

Abbildung 33: Versuchsaufbau, um das Spannungs-Dehnungs-Diagramm eines Drahtes zu messen.

Wir untersuchen die relative Längenänderung $\Delta l/l_0$, indem wir die absolute Auslenkung Δl auf die Gesamtlänge l_0 des Drahtes von seiner Befestigung bis zur Skala beziehen. Bis zum Punkt A, der Proportionalitätsgrenze, ist die Auslenkung der auslenkenden Kraft proportional, hier gilt das hookesche Gesetz (s.u.).

Nach dem Überschreiten des Punktes A setzt der Draht dem Zug einen geringeren Widerstand entgegen, zunächst ist die Verformung jedoch noch reversibel. Der Punkt B markiert die Elastizitätsgrenze, bei deren Überschreitung so starke innere Umlagerungen im Metall stattfinden, dass die Verformung nicht mehr voll reversibel ist.

Beim Punkt C beginnt der Fließbereich: Das innere Gefüge des Drahtes ist so stark in Bewegung geraten, dass eine geringe Zunahme des Zuges eine starke Längenausdehnung zur Folge hat. Kurz bevor wir die Bruch- oder Zerreißgrenze D erreichen, setzt das Metall der inneren Umlagerung noch einmal einen besonders starken Widerstand entgegen.

Ein Spannungs-Dehnungs-Diagramm für Druck- oder Scherspannung sieht ähnlich aus wie die oben beschriebene Kurve für Zugspannung.

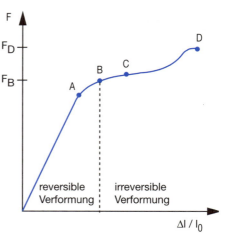

Abbildung 34: Das Spannungs-Dehnungs-Diagramm eines Drahtes. Auf der y-Achse ist die durch die seitlich herunterhängenden Gewichte ausgeübte Kraft aufgetragen, auf der x-Achse die relative Längenänderung $\Delta l/l_0$.

2.1.2 Feste Körper unter dem Einfluss äußerer Kräfte

Plastische Verformung

Der Bereich zwischen der Elastizitätsgrenze und Bruchgrenze, also zwischen B und D, bzw. das Verhältnis der Kräfte F_B und F_D, ist ein Maß für die Sprödigkeit oder Plastizität eines Materials. Bei spröden Materialien ist dieser Bereich eng, bei plastischen Materialien weit. Da die plastische Verformung mit einer inneren Umlagerung von Atomen oder Molekülen einhergeht, hängt die Plastizität von der Beweglichkeit der Moleküle bzw. Atome und damit in starkem Maße von der Temperatur ab.

Beispiel für die Temperaturabhängigkeit der elastischen Eigenschaften des Gummis: Ein elastischer Gummiball wird stark abgekühlt, indem er in flüssige Luft getaucht wird. Die Moleküle verlieren ihre Beweglichkeit, der Gummiball wird hart und spröde. Beim Wurf gegen eine Wand zerspringt er, als wäre er aus Porzellan.

Viskoelastizität

Viskoelastische Stoffe sind Stoffe, bei denen sich die elastische Verformung nicht unmittelbar mit dem Einwirken der Kraft einstellt, sondern mit einer gewissen zeitlichen Verzögerung. Beim Nachlassen der Kraft bildet sich die Verformung ebenfalls mit einer zeitlichen Verzögerung zurück. Hochpolymere Kunststoffe und auch die menschliche Haut sind Beispiele für viskoelastische Stoffe.

Hookesches Gesetz

Wir können das oben beschriebene Experiment erweitern, indem wir mehrere Drähte derselben Dicke nebeneinander spannen und unsere Messungen wiederholen. Dadurch variieren wir die wirksame Querschnittsfläche A. Als Ergebnis erhalten wir das **hookesche Gesetz: Die Dehnung $\Delta l / l$ ist proportional der Zugspannung F/A.**

$$\frac{\Delta l}{l} = \frac{1}{E} \frac{\text{Kraft F}}{\text{Querschnitt A}}$$

Der Proportionalitätsfaktor 1/E heißt Elastizitätskoeffizient. E ist eine Materialkonstante und wird als Dehnungs- oder Elastizitätsmodul bezeichnet. Die im obigen Experiment untersuchte Dehnung ist nicht die einzige Verformung, es gibt außerdem die Scherung, die Torsion (Verdrillung) und die Kompression. Auch bei diesen Verformungsarten herrscht Proportionalität zwischen der einwirkenden Kraft und dem Ausmaß der Verformung. Deshalb lautet das hookesche Gesetz in allgemeiner Form:

Die Verformung eines elastischen Körpers ist der einwirkenden Kraft proportional.

Kenngrößen einer elastischen Verformung

Entsprechend dem Dehnungsmodul gibt es ein Kompressions- und ein Torsionsmodul. Die Scherung wird ebenfalls durch das Torsionsmodul beschrieben, da sich die Torsion als eine kreisförmige Scherung auffassen lässt (siehe Abb. 36).

Flüssigkeiten – insbesondere Wasser – sind so gut wie inkompressibel. In der Physiologie spielt die Dehnung der Gefäße unter dem Einfluss des Blutdrucks eine wichtige Rolle, besonders die sog. Windkesselfunktion der Aorta. Die Physiologen verstehen unter dem Volumenelastizitätsmodul den Ausdruck $E = V_0 \Delta p / \Delta V$, also den Kehrwert der elastischen Weitbarkeit der Gefäße.

2.1.2 Feste Körper unter dem Einfluss äußerer Kräfte

Druck-, Schub- und Zugspannung

Je nach der Richtung, in der die angreifenden Kräfte einwirken, unterscheiden wir zwischen Druck-, Schub- und Zugspannung (Einheit jeweils: Kraft pro Fläche):

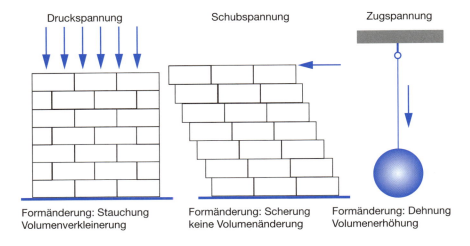

Abbildung 35: Druck-, Schub- und Zugspannung im Vergleich.

Unter der Druckspannung verstehen wir die senkrecht zur Oberfläche einwirkende, unter der Schubspannung die tangential zur Oberfläche wirkende Komponente der Kraft. Damit lässt sich jede schräg zur Oberfläche angreifende Kraft in eine Schub- und eine Druckspannung zerlegen.

Biologische Bedeutung: Die Knochenarchitektur richtet sich nach den auftretenden Druck-, Schub- und Zugspannungen. Dabei können kollagene Fasern hohe Zugspannungen und der Knochenkalk hohe Druckspannungen auffangen. Schubspannungen können nur durch das Zusammenwirken von kollagenen Fasern und Knochenkalk aufgefangen werden, wobei die räumliche Anordnung (Lamellenbauweise) eine große Rolle spielt.

Formänderungen

Neben der Stauchung, Scherung und Dehnung kennen wir die Biegung und Torsion, wie sie in Abbildung 36 dargestellt werden.

Bei der Biegung eines Stabes entstehen an der konvexen Seite Zugspannungen und an der konkaven Seite Druckspannungen. In der Mitte gibt es eine sogenannte neutrale Faser, die weder durch Druck- noch durch

2.1.2 Feste Körper unter dem Einfluss äußerer Kräfte

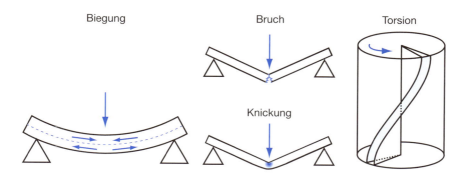

Abbildung 36: Formänderungen, bei denen das Material an verschiedenen Stellen unterschiedlichen Belastungen ausgesetzt wird. Bei der Biegung ist die sogenannte neutrale Faser gestrichelt dargestellt.

Zugspannung belastet wird und deshalb auch nicht zur Festigkeit beiträgt. Eine Knickung tritt ein, wenn das Material auf der Zug- oder Druckseite über die Elastizitätsgrenze hinaus beansprucht wird. Bei der Torsion treten Schubspannungen auf.

Biologische und technische Bedeutung: Da die neutrale Faser zur Biegefestigkeit nicht beiträgt, sind viele tragende Elemente innen hohl (Röhrenknochen, Stahlrohre).

Stahlbeton: Beton hat eine hohe Druck- aber nur eine geringe Zugfestigkeit. Die Teile einer Konstruktion, die auf Zug belastet werden, müssen deshalb mit Stahl verstärkt werden, denn Stahl besitzt eine hohe Zugfestigkeit. Will man auf Stahl verzichten, muss das Bauwerk so geplant werden, dass nur Druckspannungen auftreten, aber keine Zugspannungen. Dies ist beispielsweise bei romanischen Bögen weitgehend der Fall.

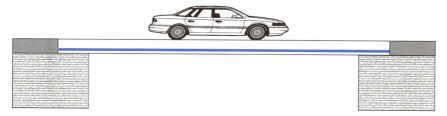

Abbildung 37: Das Konstruktionsprinzip einer Stahlbetonbrücke: Der Stahl (blaue Farbe) wird in die Unterseite des Betons eingebracht, weil dort Zugspannungen auftreten. Ohne Stahl würde der Beton dort auseinander brechen.

2.2 Fluidstatik

Fluide sind strömende, fließende Medien, also Flüssigkeiten und Gase. Um die Vorstellungskraft stärker anzusprechen, wird in diesem Abschnitt häufig von Flüssigkeiten gesprochen, wobei die besprochenen Gesetze jedoch auch für Gase gelten.

2.2.1 Innendruck

Schweredruck

Im Inneren einer Flüssigkeit herrscht ein sog. Schweredruck, der mit zunehmender Eintauchtiefe zunimmt. Der Schweredruck an der Stelle X entsteht durch das Gewicht der über der Stelle X lastenden Flüssigkeitssäule und errechnet sich als

Schweredruck = Eintauchtiefe · spezifisches Gewicht der Flüssigkeit

Beispiel: Wie hoch ist der Schweredruck am Boden der beiden Gefäße, wenn sie mit Wasser gefüllt sind?
Spez. Gew. $\gamma = 1 \text{ p/cm}^3 = 9810 \text{ N/m}^3$.
Am Boden beträgt die Eintauchtiefe 10 cm. Der Bodendruck ergibt sich damit als:

$$0,1 \text{ m} \cdot 9810 \text{ N/m}^3 = 981 \text{ Pa}$$

Die Form der Gefäße hat auf den Bodendruck keinen Einfluss. In beiden Gefäßen herrscht der gleiche Bodendruck, da sie dieselbe Flüssigkeit enthalten und bis zur selben Höhe gefüllt sind.

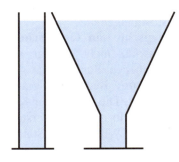

Abbildung 38: Trotz unterschiedlicher Form am Boden gleicher Schweredruck.

Spezifisches Gewicht – Dichte

Unter dem spezifischen Gewicht – auch **Wichte** genannt – wird das **Gewicht** verstanden, **das ein bestimmtes Volumenteil,** also ein Kubikzentimeter, ein Liter oder ein Kubikmeter **eines Stoffes wiegt:**

$$\text{Wichte } \gamma = \frac{\text{Gewicht}}{\text{Volumen}}$$

z.B.: Wasser bei 4 °C: $\gamma = \dfrac{1 \text{ p}}{\text{cm}^3} = \dfrac{1 \text{ kp}}{\text{Liter}} = \dfrac{9810 \text{ N}}{\text{m}^3}$
(γ sprich Gamma)

Dabei ist kp/Liter = p/cm^3 die im täglichen Leben gebräuchliche Einheit und N/m^3 die Einheit des SI.

2.2.1 Innendruck

Die **Dichte** ist der Quotient aus **Masse** und **Volumen:**

$$\text{Dichte} = \frac{\text{Masse}}{\text{Volumen}}$$

z. B. Wasser bei 4 °C: $\quad$ Dichte $\rho = \dfrac{1 \text{ g}}{\text{cm}^3} = \dfrac{1 \text{ kg}}{\text{Liter}} = \dfrac{1000 \text{ kg}}{\text{m}^3}$
(ρ sprich Rho)

Stempeldruck

Unter dem Stempeldruck verstehen wir den Druck, der in einem geschlossenen Gefäß durch einen Stempel, z.B. Kolben, Pumpe oder dergleichen, erzeugt wird. **Der Stempeldruck ist an allen Stellen der Gefäßwand gleich.** Der Gesamtdruck auf die Gefäßwand ergibt sich als Summe aus Stempeldruck und Schweredruck der im Gefäß enthaltenen Flüssigkeit. Diese Beziehung wird im folgenden Diagramm verdeutlicht:

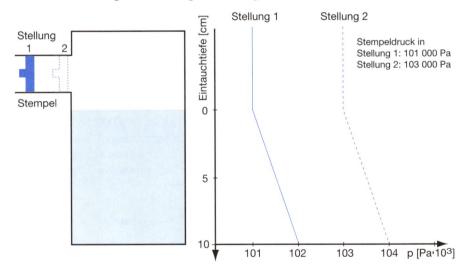

Abbildung 39: Addition von Stempel- und Schweredruck: Unabhängig von der Höhe des Stempeldrucks nimmt der Schweredruck und damit auch der Gesamtdruck linear mit der Eintauchtiefe zu.

Der Stempel erzeugt im geschlossenen Gefäß einen Stempeldruck, der an allen Stellen der Gefäßwand gleich ist. Zusätzlich übt die Flüssigkeit durch ihr Eigengewicht auf die Gefäßwand einen Schweredruck aus.

2.2.1 Innendruck

Die hydraulischen Presse

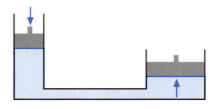

Die Wirkungsweise der hydraulischen Presse beruht darauf, dass der Stempeldruck an allen Stellen der Gefäßwand gleich ist. Zwei Kolben mit verschiedenen Querschnitten stehen über eine Flüssigkeit miteinander in Verbindung. Die auf einem Kolben ruhende Kraft ergibt sich als Produkt der Kolbenfläche mit dem Stempeldruck. Damit ist die von der Flüssigkeit auf den großkalibrigen Kolben ausgeübte Kraft größer als die am kleinkalibrigen Kolben aufgewendete Kraft.

Abbildung 40: Das Prinzip der hydraulischen Presse: Die auf die Kolben wirkende Kraft ist proportional ihrem Querschnitt.

Biologische Bedeutung: Die Lunge erzeugt durch den lungenelastischen Zug LEZ im Pleuraspalt einen Unterdruck von ca. 5 cm Wassersäule (5 p pro cm^2). Dieser Unterdruck im Pleuraspalt zieht das Zwerchfell nach oben und wirkt wie ein negativer Stempeldruck auf die Bauchhöhle. Hierdurch wird die Beckenbodenmuskulatur entlastet.

Der atmosphärische Luftdruck

Der atmosphärische Luftdruck von etwa 100.000 N/m^2 entsteht als Schweredruck der über dem Erdboden lastenden Luftsäule. Legt man die oben genannte Formel zugrunde (Eintauchtiefe · Wichte), so ergibt sich bei einer Wichte von etwa 12,68 N/m^3 eine Eintauchtiefe von (100.000 N/m^2)/12,68 N/m^3 = 7886 m.

Damit hätte die Lufthülle nur eine Dicke von etwa 8000 Metern, der Mount Everest würde bereits aus der Lufthülle herausragen! Wie bei den Gasgesetzen näher besprochen wird, ist die Luft im Gegensatz zum Wasser kompressibel. Mit zunehmender Höhe wird die Luft dünner und damit auch leichter. Die Wichte der Luft ist keine Konstante.

Der Luftdruck nimmt in Form einer e-Funktion mit zunehmender Höhe ab und halbiert sich etwa alle 5.500 Meter. Beispielweise ist der Luftdruck in 11.000 Meter Höhe auf ein Viertel, in 22.000 Meter Höhe auf ein 16tel, in 33.000 Meter auf ein 64tel des Wertes am Boden abgesunken usw. Deshalb lässt sich nicht angeben, wo die Lufthülle endet und der Weltraum beginnt.

Aufgrund der besonderen Temperaturschichtung der Lufthülle (mit zunehmender Höhe wird es in der Regel kälter, teilweise jedoch auch wieder wärmer) und aufgrund unterschiedlichen Wasserdampfgehaltes gibt es geringfügige Abweichungen von der eben skizzierten e-Funktion.

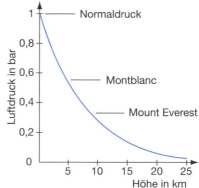

Abbildung 41: Der Luftdruck sinkt mit zunehmender Höhe in Form einer e-Funktion

2.2.1 Innendruck

Archimedisches Prinzip

Der Auftrieb eines Körpers ist so groß wie das Gewicht der von ihm verdrängten Flüssigkeit.

Der Auftrieb kommt durch die Differenz des Schweredrucks zwischen der Ober- und Unterseite des schwimmenden Körpers zustande. Die Unterseite taucht tiefer in die Flüssigkeit ein, sodass dort ein höherer Schweredruck herrscht als an der Oberseite.

Das Verhalten eines Körpers in einer Flüssigkeit hängt von seinem durchschnittlichen spezifischen Gewicht ab:
- Ist das durchschnittliche spezifische Gewicht eines Körpers genauso groß wie das der Flüssigkeit, so erhält der Körper genau soviel Auftrieb, wie sein Gewicht beträgt. Er schwebt.
- Hat der Körper ein höheres spezifisches Gewicht als die Flüssigkeit, so sinkt er.
- Hat er ein niedrigeres spezifisches Gewicht, so schwimmt er.

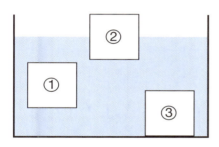

Abbildung 42: Das archimedische Prinzip am Beispiel dreier Schwimmkörper mit unterschiedlichem spezifischen Gewicht.

Flüssigkeit: Wasser mit spez Gewicht 1 p/cm^3 = 9810 N/m^3
Körper 1: spez. Gewicht: 1 p/cm^3 = 9810 N/m^3
Körper 2: spez. Gewicht: 0,5 p/cm^3 = 4905 N/m^3
Körper 3: spez. Gewicht: größer als 1 p/cm^3 bzw. 9810 N/m^3

Der Auftrieb eines Körpers in Luft liegt den Heißluft- und Gasballons zugrunde. Man macht sich das archimedische Prinzip bei der **Dichtebestimmung** mittels mohrscher Waage und Aräometer zunutze:

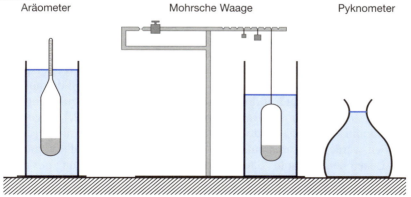

Abbildung 43: Drei Möglichkeiten, die Dichte einer Flüssigkeit zu messen

2.2.1 Innendruck

Das **Aräometer**, auch **Senkspindel** genannt, ist ein Schwimmkörper, der nach dem archimedischen Prinzip umso tiefer in eine Flüssigkeit eintaucht, je geringer das spezifische Gewicht der Flüssigkeit ist. Das bedeutet: Man kann an der Eintauchtiefe des Aräometers das spezifische Gewicht der Flüssigkeit ablesen. Zu diesem Zweck ist das Aräometer mit einer Skala versehen (medizinischer Anwendungsbereich: Dichtebestimmung des Urins).

Mit der **mohr- oder westphalschen Waage** lässt sich das spezifische Gewicht einer Flüssigkeit genauer bestimmen als mit dem Aräometer: Auch bei der mohrschen Waage ist der Auftrieb des – hier völlig in der Flüssigkeit eingetauchten – Senkkörpers umso größer, je höher das spezifische Gewicht der Flüssigkeit ist. Man kompensiert den Auftrieb, den der Senkkörper erhält, indem man an den rechten Waagebalken Gewichte hängt, bis die Waage wieder im Gleichgewicht ist. Auf diese Weise lässt sich der Auftrieb und damit das spezifische Gewicht der Flüssigkeit sehr genau bestimmen.

Bei der Dichtebestimmung mit Hilfe eines **Pyknometers** füllt man die zu untersuchende Flüssigkeit in ein kleines Glasfläschchen (Pyknometer) mit bekanntem Volumen. Man wiegt das Fläschchen vor und nach dem Einfüllen der Flüssigkeit.

Man muss bei der Bestimmung des spezifischen Gewichtes stets auf die Temperatur achten, weil sich das spezifische Gewicht mit der Temperatur ändert.

Pumpen

Pumpen dienen dem Transport von Flüssigkeiten und Gasen. Sie saugen Fluide mit einem Unterdruck an und stoßen sie unter erhöhtem Druck aus.

Der niedrigste von einer Pumpe erzeugbare Druck ist das Vakuum. Im Abschnitt 1.6.2 haben wir den Gasdruck als Summe der Kraftstöße kennen gelernt, die entstehen, wenn die Moleküle auf die Behälterwand prallen. Gleiches gilt für den Druck einer Flüssigkeit. Der niedrigste vorstellbare Druck herrscht dann, wenn keine Moleküle da sind, d. h. im Vakuum. Eine Pumpe, die z. B. aus einem Brunnen Wasser hochsaugen soll, darf prinzipiell nicht mehr als ca. 7–10 Meter über dem Wasserspiegel stehen, denn das Wasser gelangt nur deshalb zur Pumpe, weil der auf dem Wasserspiegel lastende Luftdruck das Wasser in das Pumpenzuleitungsrohr hineinpresst. Wie wir am Barometer von Guericke (vgl. 2.1.1) gesehen haben, kann das Wasser jedoch auf diese Weise höchstens um 10 Meter gehoben werden. Zusammenfassend lässt sich sagen, dass die vom täglichen Leben her bekannte „Saugwirkung" auf der Druckwirkung des atmosphärischen Luftdruckes beruht.

Der auf der Druckseite einer Pumpe erzeugte Überdruck ist in seiner

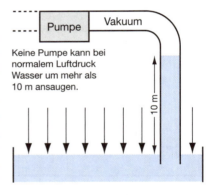

Abbildung 44: Die „Saugwirkung" einer Pumpe kann eine Flüssigkeit maximal so weit heben, wie die Flüssigkeit durch den äußeren Luftdruck gehoben wird. Bei Wasser und normalem Luftdruck sind dies ca. 10 m.

Höhe prinzipiell unbegrenzt und hängt ab von der Konstruktion der Pumpe und des sich an die Pumpe anschließenden Röhrensystems.

Die beim Pumpen verrichtete Arbeit wird als Volumenarbeit bezeichnet und ergibt sich als Produkt aus dem geförderten Volumen und dem dabei erzeugten Druck.

Volumenarbeit = Volumen · Druck

Die Einheit im SI ist $m^3\, N/m^2 = Nm$, und entspricht damit der üblichen Einheit der Energie im SI.

Technische Ausführung verschiedener Pumpen

Im Folgenden wird die Wirkungsweise der wichtigsten Pumpensysteme erläutert:

Bei **Kolben- und Membranpumpen** wird der Innenraum eines geschlossenen Gefäßes abwechselnd verkleinert und vergrößert. Bei einer Verkleinerung des Volumens strömt der Inhalt unter erhöhtem Druck aus, bei einer Vergrößerung des Volumens wird Flüssigkeit angesaugt. Zufluss und Abfluss sind jeweils durch ein Ventil gesichert, welches dafür sorgt, dass es zu einem gerichteten Flüssigkeitsstrom kommt und dass die gepumpte Flüssigkeit nicht nutzlos hin und her pendelt.

Nach diesem Prinzip arbeiten sowohl eine Fahrradpumpe als auch das menschliche Herz. Bei einer Klappeninsuffizienz (mangelhaftem Verschluss der Herzklappen) entsteht für das Herz eine erhebliche Mehrarbeit, weil eine bestimmte Blutmenge ständig hin und her pendelt.

Bei **Kreiselpumpen** wird die Flüssigkeit durch drehende Schaufelräder in Rotation versetzt. Durch die Fliehkraft (vgl. 1.7.1) strömt die Flüssigkeit vom Zentrum der Pumpe zur Peripherie. Der in der Mitte entstehende Unterdruck dient zum Ansaugen neuer Flüssigkeit. Der Abflussstutzen befindet sich stets in der Peripherie, Ventile sind nicht nötig.

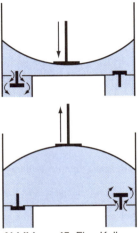

Abbildung 45: Eine Kolben- oder Membranpumpe im Querschnitt.

Bei **Rollerpumpen** fließt die Flüssigkeit durch einen dünnen Plastikschlauch, der gemäß Abbildung 47 durch kleine über ihn hinweglaufende Rollen komprimiert wird. Dadurch entsteht ein gerichteter Flüssigkeitsstrom. Rollerpumpen finden Anwendung in Herz-Kreislauf-Maschinen und Dialyseapparaten.

Schließlich sind noch die **Strahlpumpen** zu nennen, die auf der Bernoulli-Gleichung beruhen. Ihre Wirkungsweise wird im Kapitel 2.3.3 erläutert. Ein wichtiges Beispiel ist die Wasserstrahlpumpe.

Abbildung 46: Kreiselpumpe im Querschnitt.   **Abbildung 47:** Rollerpumpe im Querschnitt.

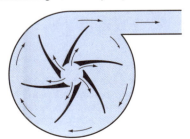
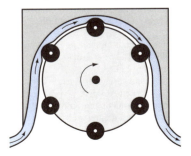

2.2.2 Oberflächenspannung

Die Moleküle einer Flüssigkeit und eines Festkörpers werden durch zwischenmolekulare Kräfte zusammengehalten.

Die zwischenmolekularen Kräfte bedingen die Festigkeit und elastischen Eigenschaften eines Festkörpers, die weitgehende Inkompressibilität einer Flüssigkeit, die Benetzung einer Oberfläche, die Abkugelung eines Tropfens und die Kapillarkräfte. Wie unterscheiden Kohäsions- und Adhäsionskräfte:

Unter **Kohäsionskräften** verstehen wir Kräfte zwischen Molekülen oder Atomen desselben Stoffes.

Die Kräfte zwischen Atomen oder Molekülen verschiedener Stoffe heißen **Adhäsionskräfte**.

Unter der **Adsorption** versteht man die Aufnahme von Gasen oder Flüssigkeiten an der Oberfläche fester Körper durch Adhäsionskräfte Beispiele sind das Färben von Stoffen und Haaren oder die Papierchromatographie.

Die Entstehung zwischenmolekularer Kräfte

Die zwischenmolekularen Kräfte sind elektrischer Natur, d.h. sie sollten im Prinzip dem coulombschen Gesetz (s.S. 112) folgen und sich umgekehrt proportional zum Quadrat des Abstandes zwischen den Molekülen verhalten. Die Verhältnisse sind jedoch komplizierter, da jedes Atom aus vielen – in gewissen Grenzen beweglichen – Ladungen besteht. Dadurch beeinflusst die Anwesenheit eines Atoms im Sinne der Influenz die Ladungsverteilung im Nachbaratom, auch wenn es mit ihm keine chemische Bindung eingeht. Die hierbei auftretenden *anziehenden Kräfte* werden *van-der-Waals-Kräfte* genannt und fallen mit zunehmendem Abstand steil ab. Sie treten auch zwischen elektrisch neutralen Atomen und Edelgasatomen auf.

Wenn sich die Atomhüllen zweier benachbarter Atome zu nahe kommen, entstehen elektrische *Abstoßungskräfte*. Diese Abstoßungskräfte nehmen in Form einer e-Funktion mit zunehmendem Abstand ab.

Abbildung 48 gibt grafisch wieder, wie die Anziehungs- und Abstoßungskräfte vom Abstand zweier Moleküle abhängen. Die durchgezogene Linie stellt die Resultierende aus den beiden Kräften dar. Beim Abstand r_0 heben sich die Anziehungs- und Abstoßungskräfte gegenseitig auf.

Ist der Abstand kleiner als r_0, überwiegen die Abstoßungskräfte, ist er größer als r_0, überwiegen die Anziehungskräfte.

Der Zustand geringster Energie liegt vor, wenn die Moleküle den Abstand r_0 voneinander haben. Die zwischenmolekularen Kräfte sind der Grund dafür, dass Flüssigkeiten weitgehend inkompressibel sind.

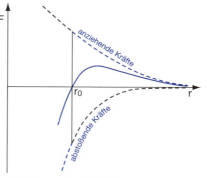

Abbildung 48: Die Kräfte zwischen zwei Molekülen in Abhängigkeit von ihrem Abstand r. Beim Abstand r_0 heben sich anziehende und abstoßende Kräfte gegenseitig auf.

Grenzflächenspannung

Die Kohäsionskräfte versuchen die Flüssigkeitsoberfläche möglichst klein zu halten. Dies geschieht auf folgende Weise:

Ein Molekül, welches sich an der Oberfläche einer Flüssigkeit befindet, wird durch die Kohäsionskräfte in das Innere der Flüssigkeit hereingezogen. Wenn es sich dann im Inneren der Flüssigkeit befindet, wirken die Kohäsionskräfte von allen Seiten gleichmäßig auf das Molekül ein und heben sich dadurch auf.

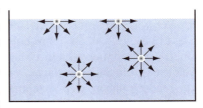

Abbildung 49: Entstehung der Grenzflächenspannung, indem die Moleküle durch Kohäsionskräfte in das Innere der Flüssigkeit gezogen werden.

Zur Vergrößerung der Oberfläche müssen zusätzlich Moleküle aus dem Innern der Flüssigkeit an die Oberfläche gelangen. Dabei muss gegen die Kohäsionskräfte Arbeit geleistet werden. Man kann die Grenzflächenspannung messen, indem man mit einem Metallplättchen oder mit einer Drahtschlinge die Oberfläche vergrößert und die hierbei verrichtete Arbeit ΔE ins Verhältnis zur erreichten Oberflächenvergrößerung ΔA setzt:

$$\text{Grenzflächenspannung} = \frac{\Delta E}{\Delta A}$$

Die verrichtete Arbeit errechnet man nach der Beziehung *Arbeit = Kraft · Weg* aus der Kraft F, mit der die Drahtschlinge nach oben gezogen werden muss.

Die Grenzflächenspannung einer Flüssigkeit kann durch Zusätze anderer Stoffe verringert werden, wie z. B. beim Zusatz von Spülmittel zum Abwaschwasser.

Medizinisch bedeutsam ist die Oberflächenspannung bei der Entfaltung der Lunge eines Neugeborenen. Wenn sich beim ersten Luftholen nach der Geburt die Lunge mit Luft füllt, müssen sich die Lungenbläschen (Alveolen) entfalten, wobei die Grenzflächenspannung des Flüssigkeitsfilms überwunden werden muss, der die Alveolen von innen auskleidet. Bei Frühgeborenen ist die Grenzflächenspannung dieses Flüssigkeitsfilms so hoch, dass sich die Lunge nur ungleichmäßig entfaltet, sodass sich insbesondere kleine Alveolen nicht mit Luft füllen können. Erst etwa ab der 35. Schwangerschaftswoche wird ein sog. *Surfactant* gebildet, ein Gemisch oberflächenaktiver Substanzen, welches die Oberflächenspannung so weit herabsetzt, dass sich die Lunge gleichmäßig entfalten kann. Wenn eine Frühgeburt vor der 35. Schwangerschaftswoche droht, kann man durch (kurzfristige) Gabe von Cortison die vorzeitige Bildung von Surfactant bewirken.

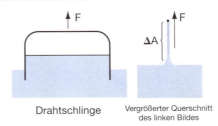

Drahtschlinge — Vergrößerter Querschnitt des linken Bildes

Abbildung 50: Versuchsaufbau, um die Grenzflächenspannung zu messen, links von vorne, rechts im vergrößerten Querschnitt.

68   2.2.2 Oberflächenspannung

Benetzung

Die Natur strebt stets den Zustand geringster potenzieller Energie an. Da zur Vergrößerung einer Oberfläche Energie aufgewendet werden muss, ist die Flüssigkeit nach dem eben genannten Grundsatz bestrebt, ihre Oberfläche möglichst klein zu halten. Die Kugel hat die im Verhältnis zum Volumen geringste Oberfläche, sodass sich selber überlassene Flüssigkeiten die Tendenz haben, sich abzukugeln.

Beim Kontakt einer Flüssigkeit mit der Oberfläche eines anderen Stoffes treten zwischen Flüssigkeit und Oberfläche Adhäsionskräfte auf. Durch die Adhäsionskräfte klebt die Flüssigkeit an der Oberfläche fest, sofern die Adhäsionskräfte größer sind als die Kohäsionskräfte.

Wenn die Kohäsionskräfte die Adhäsionskräfte überwiegen, kugelt sich die Flüssigkeit ab, wie dies z.B. bei Quecksilber auf einer Glasplatte zu beobachten ist.

Wasser hingegen benetzt im Normalfall eine reine Glasplatte, obwohl es wegen der relativ hohen Oberflächenspannung des Wassers auf die genauen Umstände ankommt, z.B. darauf, ob die Glasplatte etwas gefettet ist, und ob dem Wasser oberflächenaktive Substanzen (Spülmittel) zugesetzt worden sind. Selbst wenn sich auf einer regennassen Fensterscheibe kleine Tröpfchen bilden, also keine komplette Benetzung der Glasscheibe auftritt, weist dies auf die hohen Adhäsionskräfte zwischen Glas und Wasser hin, denn immerhin kleben die Tropfen an der Glasscheibe, statt einfach abzuperlen, wie dies bei Quecksilbertropfen geschehen würde.

Kohäsions- und Adhäsionskräfte spielen in der Technik eine große Rolle, denn Kohäsionskräfte sind für den inneren Zusammenhalt eines Stoffes verantwortlich und auf Adhäsionskräften beruht die Wirkungsweise von Klebstoffen.

Kapillarkräfte

Eine Kapillare ist eine Röhre von sehr geringem Innendurchmesser, z.B. eine technisch hergestellte Glas- oder Kunststoffröhre. Auch die feinen Poren in einem Schwamm, im Löschpapier oder zwischen den Bodenkrumen und die Kanäle, durch die die Pflanzen das Wasser aus dem Boden in die Blätter transportieren, sind Kapillaren.

Kapillarkräfte können eine Flüssigkeit entweder in die Kapillare hineinziehen oder aus der Kapillare herausdrücken. Im ersten Fall spricht man von Kapillaraszension, im zweiten von Kapillardepression.

Bei der **Kapillardepression** sind die Kohäsionskräfte zwischen den Molekülen der Flüssigkeit größer als die Adhäsionskräfte zur Oberfläche.

2.2.2 Oberflächenspannung

Die Flüssigkeit kugelt sich ab, die Oberfläche wird nicht benetzt. Aufgrund dieser „abkugelnden" Wirkung treibt sich eine Flüssigkeit aus einer Kapillare, deren Oberfläche sie nicht benetzt, sogar ein Stückchen heraus. Ein Beispiel für die Kapillardepression ist Quecksilber in einer Glaskapillare.

Wesentlich bedeutsamer ist die **Kapillaraszension**, die vorliegt, wenn die Adhäsionskräfte zu den Molekülen der Oberfläche größer sind als die Kohäsionskräfte zwischen den Molekülen der Flüssigkeit. In diesem Fall kugelt sich die Flüssigkeit nicht ab, sondern benetzt die Oberfläche. Nachdem die Oberfläche der Kapillare benetzt worden ist, versuchen die Kohäsionskräfte, die Oberfläche der Flüssigkeit so klein wie möglich zu halten. Dabei wird die Flüssigkeitssäule entgegen der Schwerkraft nach oben gezogen. Beispielsweise kann Wasser in einer Glasröhre von 1 mm Radius 15 mm nach oben gezogen werden, bei 0,5 mm Radius beträgt die Steighöhe 30 mm.

Kapillardepression   Kapillaraszension

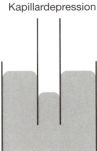
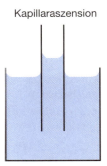

Abbildung 51: Eine Glaskapillare taucht in Quecksilber ein. Weil die Kohäsionskräfte größer als die Adhäsionskräfte zwischen Quecksilber und Glas sind, tritt Kapillardepression ein.

Abbildung 52: Eine Glaskapillare taucht in Wasser ein. Es tritt Kapillaraszension ein, weil die Adhäsionskräfte größer als die Kohäsionskräfte sind.

Auch beim Blutabnehmen für Untersuchungen, für die nur kleine Blutvolumina benötigt werden, nutzt man das Prinzip der Kapillarkräfte: Man sticht mit der Lanzette in das Ohrläppchen, wartet, bis ein Blutstropfen ausgetreten ist, hält eine Kapillare in den Blutstropfen, der sich dann durch die Kapillarkraft selbstständig in die Kapillare hineinsaugt. Die Kapillare trägt eine Markierung, bis zu der sie mit Blut gefüllt sein soll. Wenn versehentlich zu viel Blut hineingelaufen ist, hält man sie gegen einen Tupfer, der ebenfalls aufgrund der Kapillarkräfte das überschüssige Blut absaugt. Bei diesen kleinen Volumina (50 oder 100 µl) ist die Benutzung von Kapillaren wesentlich eleganter und genauer als das Hantieren mit Spritzen.

2.3 Die Strömung von Fluiden

2.3.1 Grundbegriffe

Stromstärke

Unter der Stromstärke wird das pro Zeiteinheit transportierte Volumen verstanden:

$$\text{Stromstärke I} = \frac{\text{transportiertes Volumen } \Delta V}{\text{benötigte Zeit } \Delta t}$$

Die Stromstärke I lässt sich auch dadurch berechnen, dass man den Querschnitt Q eines Rohres mit der durchschnittlichen Fließgeschwindigkeit v multipliziert:

$$I = Q \, v$$

Strömungswiderstand

Beim Transport eines Fluids durch ein Rohr hängt die Stromstärke von der Druckdifferenz zwischen Anfang und Ende des Rohres ab. Bei den meisten Fluiden herrscht Proportionalität zwischen Stromstärke I und Druckdifferenz p, diese Flüssigkeiten heißen *newtonsche Flüssigkeiten*.

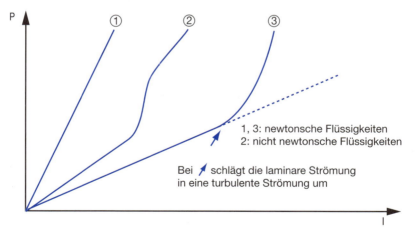

Abbildung 53: Stromstärke-Druckdifferenz-Diagramm verschiedener Flüssigkeiten. Auf der y-Achse ist die Druckdifferenz p zwischen Anfang und Ende eines Rohres aufgetragen, auf der x-Achse die Stromstärke I. Die höchste Viskosität weist Flüssigkeit 1) auf, die geringste Flüssigkeit 3).

Auch bei einer newtonschen Flüssigkeit kann bei hoher Stromstärke die im Bereich geringer Stromstärke vorhandene Proportionalität zwischen I und p verloren gehen. Das liegt daran, dass in der ursprünglich laminaren, d.h. in Lamellen fließenden Strömung Verwirbelungen auftreten. Wir werden hierauf später noch zurückkommen.

Unter dem Strömungswiderstand versteht man den Quotienten aus der Druckdifferenz und der Stromstärke:

$$\text{Strömungswiderstand } R = \frac{\text{Druckdifferenz p}}{\text{Stromstärke I}}$$

Der Kehrwert des Strömungswiderstandes wird als Leitwert bezeichnet.

Hintereinanderschaltung von Strömungskanälen

Bei der Hintereinanderschaltung von Strömungskanälen ist die Stromstärke einer inkompressiblen Flüssigkeit an allen Stellen gleich:

$$I_{ges} = I_1 = I_2 = \ldots = I_n = \frac{p}{R_{ges}}$$

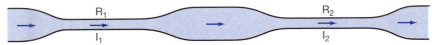

Abbildung 54: Ein unverzweigter Strömungskanal mit den Einzelwiderständen R_1 und R_2.

Der Gesamtwiderstand bei der Hintereinanderschaltung von Strömungskanälen ergibt sich als Summe der Einzelwiderstände.

$$\text{Gesamtwiderstand } R_{ges} = R_1 + R_2 + \ldots R_n$$

Parallelschaltung von Strömungskanälen

Die Verhältnisse bei parallel geschalteten Strömungskanälen werden durch das 1. und 2. kirchhoffsche Gesetz beschrieben:

1. **kirchhoffsches Gesetz:** In jedem Punkt eines Leitersystems ist die Summe aller ankommenden Stromstärken gleich der Summe aller abfließenden Stromstärken. In unserem Beispiel erhalten wir:

$$I_{ges} = I_1 + I_2$$

2. kirchhoffsches Gesetz: In parallel geschalteten Leitern verhalten sich die Stromstärken umgekehrt wie die Widerstände.

$$\frac{I_1}{I_2} = \frac{R_2}{R_1}, \quad \text{sodass} \quad I_1 R_1 = I_2 R_2 = p$$

Aus dem 2. kirchhoffschen Gesetz folgt, dass die Druckdifferenz zwischen Anfang und Ende des ersten Strömungskanals gleich der Druckdifferenz zwischen Anfang und Ende des zweiten Strömungskanals ist. Diese Schlussfolgerung ist im Grunde selbstverständlich, denn die beiden Strömungskanäle verbinden dieselben Punkte.

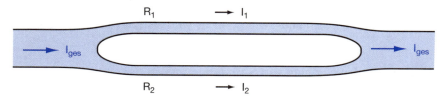

Abbildung 55: Ein verzweigter Strömungskanal mit den Einzelwiderständen R_1 und R_2, durch die jeweils die Stromstärken I_1 und I_2 fließen.

Bei der Parallelschaltung ergibt sich der Kehrwert des Gesamtwiderstandes als Summe der Kehrwerte der Einzelwiderstände:

$$\frac{1}{R_{ges}} = \frac{1}{R_1} + \frac{1}{R_2} + \ldots + \frac{1}{R_n}$$

Die besprochenen Gesetze über die Hintereinander- und Parallelschaltung gelten in analoger Form auch für elektrische Stromkreise.

2.3.2 Innere Reibung

Viskosität

Eine Flüssigkeit kann nur dann fließen, wenn sich im Inneren ihre Moleküle gegeneinander verschieben. Die Moleküle „reiben gegeneinander", es wird mechanische Energie in Wärmeenergie umgesetzt.

Wir verdeutlichen uns die Bedeutung der Viskosität oder Zähigkeit durch folgenden Versuch:

Zwischen zwei parallelen Platten befindet sich ein dünner Flüssigkeitsfilm von der Dicke d. Wenn wir die obere Platte mit konstanter Geschwindigkeit v gegen die untere Platte verschieben, müssen wir eine

2.3.2 Innere Reibung

Kraft F aufwenden, um die im Flüssigkeitsfilm herrschende Reibung zu überwinden. Wir führen diesen Versuch mit verschiedenen Plattengrößen A, verschiedenen Geschwindigkeiten v und verschiedenen – aber immer sehr kleinen – Schichtdicken d durch. Als Ergebnis erhalten wir:

$$F \sim A \frac{v}{d}$$

oder

$$\frac{F}{A} \sim \frac{v}{d}$$

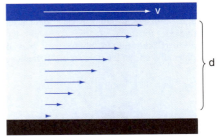

Abbildung 56: Vergrößerter Ausschnitt eines dünnen Flüssigkeitsfilms zwischen zwei parallelen Platten. Die obere Platte wird mit der Geschwindigkeit v verschoben. Der Flüssigkeitsfilm bewegt sich in parallelen Lamellen mit unterschiedlichen Geschwindigkeiten.

Die Schubspannung F/A (vgl. 2.1.2) ist proportional dem Geschwindigkeitsgefälle v/d. Der Proportionalitätsfaktor heißt Viskosität η (sprich eta).

$$\frac{F}{A} = \eta \frac{v}{d} \quad \text{sodass} \quad \eta = \frac{F\,d}{A\,v}$$

Einheit im SI: Ns/m²
1 Poise = 0,1 Ns/m²

Was geschieht bei der Verschiebung der Platte im Flüssigkeitsfilm zwischen den Platten?

Wie in der Abbildung angedeutet, denken wir uns den Flüssigkeitsfilm in viele dünne Lamellen von der Dicke Δd unterteilt, die parallel zu den Platten liegen. Die unterste Lamelle haftet an der unteren Platte, die oberste Lamelle an der oberen Platte, und die übrigen Lamellen gleiten gegeneinander. Das Geschwindigkeitsgefälle v/d gibt an, mit welcher Geschwindigkeit Δv zwei Lamellen im Abstand Δd aneinander vorbeigleiten.

Die Viskosität gibt an, welche Schubspannung F/A aufgewendet werden muss, damit zwischen den aneinander vorbeigleitenden Lamellen das Geschwindigkeitsgefälle v/d herrscht.

Die Viskosität ist eine stark temperaturabhängige Größe. Bei Flüssigkeiten sinkt sie mit zunehmender Temperatur, weil die Moleküle dann besser beweglich sind. Bei Gasen steigt die Zähigkeit mit zunehmender Temperatur, weil die Moleküle aufgrund ihrer höheren Geschwindigkeit stärker aneinander „reiben", d.h. öfter zusammenstoßen.

2.3.2 Innere Reibung

Sedimentation

Auch die Sinkgeschwindigkeit einer kleinen Kugel in einer Flüssigkeit ist von der Viskosität der Flüssigkeit abhängig, da die dicht an die Kugel grenzende Flüssigkeitsschicht an der Kugeloberfläche haften bleibt und sich die Sinkgeschwindigkeit der Kugel aus dem Geschwindigkeitsgefälle quer zu den Lamellen ergibt.

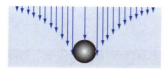

hohe Viskosität

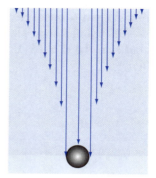

niedrige Viskosität

Abbildung 57 und 58: Zwei Kugeln sinken in Flüssigkeiten verschiedener Viskosität zu Boden. Die Länge der Pfeile deutet die Geschwindigkeit der von der Kugel mitgerissenen Flüssigkeitslamellen an. Links hohe Viskosität, rechts niedrige Viskosität

Im Gleichgewichtszustand sinkt die Kugel mit konstanter Geschwindigkeit. Die nach unten gerichtete Gewichtskraft der Kugel steht im Gleichgewicht mit dem nach oben gerichteten Auftrieb und der Reibungskraft F der Lamellen: F = Gewicht - Auftrieb

Nach der stokesschen Formel lässt sich aus der Sinkgeschwindigkeit v der Kugel die Viskosität η der umgebenden Flüssigkeit errechnen:

$$\eta = \frac{F}{6\pi r v}$$

r = Radius der Kugel
F = Gewicht abzüglich des Auftriebes der Kugel

Laminare Strömung

Bei der Strömung einer Flüssigkeit durch ein Rohr spielt die Reibung eine große Rolle. Die äußerste Schicht oder Lamelle der Flüssigkeit bleibt an der Rohrwand haften. Die zweitäußerste Lamelle schiebt sich mit geringer Geschwindigkeit gegenüber der äußeren Lamelle voran. Die drittäußerste Lamelle fließt etwas schneller usw. Wir erhalten das in Abb. 59 dargestellte Geschwindigkeitsprofil:

Die Länge der Pfeile deutet die Höhe der Geschwindigkeit an. Die

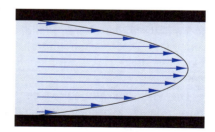

Abbildung 59: Geschwindigkeitsprofil einer laminaren Strömung. Die Länge der Pfeile entspricht der Geschwindigkeit der jeweiligen Lamellen. Das Geschwindigkeitsprofil einer laminaren Strömung durch ein Rohr ist parabelförmig.

2.3.2 Innere Reibung

höchsten Geschwindigkeiten haben die im Zentrum des Rohres fließenden Lamellen. Die Geschwindigkeitsdifferenz zwischen zwei Lamellen hängt bei gegebener Schubspannung bzw. Druckdifferenz zwischen Anfang und Ende des Rohres von der Viskosität der Flüssigkeit ab. Deshalb richtet sich die durchschnittliche Strömungsgeschwindigkeit im Rohr nach der Zähigkeit der Flüssigkeit.

Hagen-poiseuillesches Gesetz

Das hagen-poiseuillesche Gesetz gibt an, wie der Widerstand R einer Röhre von ihrer Länge l, ihrem Radius r und von der Zähigkeit η des Fluids abhängt:

$$R = \frac{8 \, \eta \, l}{\pi \, r^4}$$

Der Widerstand verhält sich umgekehrt proportional zur vierten Potenz des Radius.

Das hagen-poiseuillsche Gesetz hat große biologische Bedeutung, denn wegen der starken Abhängigkeit des Widerstands vom Radius kann die Durchblutung eines Organs durch geringfügige Verengung oder Erweiterung der Blutgefäße gesteuert werden:
Wenn der Radius z.B. um 10% zunimmt, ergibt sich für den Widerstand eine Veränderung um:

$$1/1{,}1^4 = 1/1{,}46 = 0{,}68$$

Der Widerstand sinkt auf 68% des Ausgangswertes. Damit steigt die Durchblutung um ca. 46%, denn bei gleichem Druck p verhalten sich Stomstärke I und Widerstand R umgekehrt proportional zueinander: $R = p/I$.
Blut hat nur in Gefäßen mit großem Radius einen konstanten Strömungswiderstand, in engen Gefäßen (Kapillaren) strömt das Blut aufgrund seines korpuskulären Anteils nicht laminar, sodass das hagen-poiseuillesche Gesetz dort nur in Annäherung gilt.

Viskosimeter

Die Viskosität eines Fluids lässt sich nach dem hagen-poiseuilleschen Gesetz in einem Strömungs-(Kapillar-)Viskosimeter bestimmen, bei dem die Geschwindigkeit ermittelt wird, mit der das Fluid durch eine kleine Kapillare fließt.

2.3.2 Innere Reibung

Druckabfall in einer reibungsbehafteten Strömung

Nach dem hagen-poiseuilleschen Gesetz verhält sich der Strömungswiderstand R bei konstantem Radius r proportional zur Rohrlänge l.

$$R \sim l$$

Der Strömungswiderstand R ist definiert als

$$R = \frac{p}{I}$$

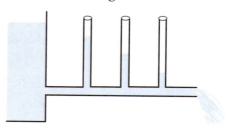

Abbildung 60: Druckabfall längs eines Rohres. Die senkrechten Röhren sind entsprechend dem an der jeweiligen Stelle herrschenden Druck mit Flüssigkeit gefüllt.

Bei konstanter Stromstärke I ist die Druckdifferenz p proportional zum Widerstand R. Aus $R \sim l$ und $R \sim p$ folgt, dass

$$l \sim p.$$

Als Ergebnis erhalten wir also: In einem Rohr mit konstantem Durchmesser verhält sich der Druckabfall p proportional zur Länge des Rohres l.

Turbulente Strömung

Die laminare Strömung entsteht aufgrund von Reibungskräften: Die Viskosität lässt die äußerste Lamelle an der Rohrwand haften, die zweitäußerste Lamelle gleitet langsam an der äußersten entlang usw.

Neben Reibungskräften spielen Beschleunigungskräfte eine wichtige Rolle für die Vorgänge im Inneren eines durchströmten Rohres:

Wenn die Lamellen Unebenheiten der Rohrwand umströmen, müssen sie von ihrem geradlinigen Weg abweichen. Sie müssen ihre Richtung ändern, es treten Beschleunigungskräfte auf. Die Größe dieser Beschleunigungs- oder Trägheitskräfte hängt von der Dichte des Fluids und von der Strömungsgeschwindigkeit ab. Wenn die Beschleunigungskräfte zu stark werden, vermischen sich die beschleunigten Lamellen mit den benachbarten Lamellen, es treten Wirbel auf. Der Strömungswiderstand wird stark erhöht, das Geschwindigkeitsprofil hat nicht mehr die Form einer Parabel, und deshalb gilt auch das hagen-poiseuillesche Gesetz nicht mehr.

Das Blut fließt in den großen Gefäßen des Körpers laminar. Dadurch ist der Strömungswiderstand und damit die notwendige Herzarbeit relativ

2.3.2 Innere Reibung

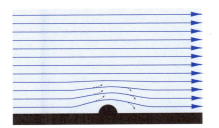

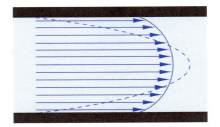

Abbildung 61: Störung des laminaren Geschwindigkeitsprofils durch Randunebenheiten. Die gestrichelten Pfeile deuten die Wirkung der Trägheitskräfte an. Ob es zur Verwirbelung kommt, hängt von der Fließgeschwindigkeit, der Dichte und der Viskosität des Fluids ab.

Abbildung 62: Geschwindigkeitsprofil einer turbulenten Strömung im Vergleich zu einer laminaren Strömung. Das Geschwindigkeitsprofil einer turbulenten Strömung ist unregelmäßig, die obige Darstellung verdeutlicht lediglich das Prinzip, dass die Geschwindigkeiten am Rand fast ebenso hoch sind wie in der Mitte.

gering. Bei arteriosklerotischen Veränderungen der Gefäße wird der Gefäßquerschnitt eingeengt, das Blut muss im Engpass schneller strömen und die laminare Strömung schlägt in eine turbulente Strömung um. Da der Strömungswiderstand einer turbulenten Strömung viel größer als der einer laminaren Strömung ist, kommt es zu einem starken Druckabfall hinter dem stenosierten Gefäßabschnitt, und die dort liegenden Organe werden schlecht mit Blut versorgt.

Die an den verengten Gefäßabschnitten auftretenden Turbulenzen sind hörbar. Der Arzt setzt deshalb bei einer Gefäßuntersuchung das Stethoskop auf die großen Schlagadern.

Blutdruckmessung

Die Blutdruckmessung nach Riva-Rocci beruht auf dem Strömungsgeräusch einer turbulenten Strömung. Die Blutdruckmanschette wird am Oberarm angelegt und danach so stark aufgepumpt, dass die Arterie vollständig abgedrückt wird. Dann lässt man langsam etwas Druck ab. Ist der Manschettendruck geringer als der systolische Blutdruck, so kann die Pulswelle die verschlossene Arterie zumindest teilweise öffnen und sich unter einem hörbaren Strömungsgeräusch ausbreiten. Bei weiterer Verringerung des Manschettendruckes wird die Arterie immer weniger komprimiert bis ein Punkt erreicht ist, bei dem das Strömungsgeräusch verschwindet. An diesem Punkt ist der Manschettendruck gleich dem diastolischen Blutdruck, d.h. dem Blutdruck zwischen zwei Herzschlägen. Der Querschnitt der Arterie wird hier nicht mehr eingeengt.

Die reynoldssche Zahl

Wir haben gesehen, dass die Reibungskräfte auf eine laminare und die Beschleunigungskräfte auf eine turbulente Strömung hinwirken. Welche Strömungsform vorliegt, hängt ab vom Verhältnis zwischen der in der Strömung steckenden kinetischen Energie und der Reibungsarbeit an der Rohrwand. Ein Maß hierfür ist die reynoldssche Zahl:

$$\text{reynoldssche Zahl} = \frac{l\,v\,\rho}{\eta}$$

2.3.2 Innere Reibung

Für *l* müssen wir bei einem Rohr den Radius einsetzen, *l* steht deshalb im Zähler, weil die Reibung eine umso geringere Rolle spielt, je kleiner die Wandfläche im Verhältnis zum Querschnitt ist, also je größer der Radius ist. Im übrigen repräsentiert der Zähler mit der Dichte ρ und der Strömungsgeschwindigkeit v die Bewegungsenergie und der Nenner mit der Zähigkeit η die Reibungsarbeit. Genau genommen müsste im Zähler der Ausdruck $\rho \, v^2$ (analog zu $m/2 \, v^2$) und im Nenner der Ausdruck $v \, \eta$ (analog zu $F/A = \eta \, v/d$) stehen, aber v kürzt sich aus Nenner und Zähler.

Bei reynoldsschen Zahlen von etwa 1100–1200 schlägt in einem Rohr die laminare in eine turbulente Strömung um. Es kann der erstaunliche Fall eintreten, dass eine Flüssigkeit mit großer Viskosität η einen kleineren Strömungswiderstand als eine weniger zähe Flüssigkeit hat. Dies ist dann möglich, wenn die weniger viskose Flüssigkeit aufgrund der reynoldsschen Zahl turbulent strömt, während die stärker viskose Flüssigkeit gerade noch laminar strömt.

2.3.3 Gleichung von Bernoulli

Wir betrachten jetzt den Modellfall einer idealen, d.h. reibungsfreien und inkompressiblen Flüssigkeit. Da die Reibung keine Rolle spielt, strömt eine ideale Flüssigkeit in einem Rohr konstanten Durchmessers, ohne dass eine Druckdifferenz zwischen Anfang und Ende des Rohres feststellbar ist. Die Flüssigkeit strömt lediglich aufgrund ihrer beim Eintritt in das Rohr mitgebrachten kinetischen Energie.

Eine ideale Flüssigkeit strömt durch ein horizontales Rohr mit einer Verengung:

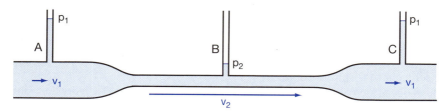

Abbildung 63: Modell einer reibungsfreien Strömung, um die Gleichung von Bernoulli abzuleiten. In Punkt B besitzt das Fluid im Vergleich zu den Punkten A und C eine erhöhte kinetische Energie, aber einen geringeren Druck.

An der Verengung fließt die Flüssigkeit mit einer erhöhten Geschwindigkeit v_2, sie hat dort eine erhöhte kinetische Energie. Nachdem die Flüssigkeit die Verengung passiert hat, nimmt sie wieder ihre bisherige Geschwindigkeit v_1 an, und damit wird die kinetische Energie der Flüssigkeit auf den Betrag reduziert, der ihr vor der Verengung innewohnte. Die eben geschilderte Situation ergibt sich aus rein geometrischen Überlegungen: Bei konstanter Stromstärke bedeutet ein verringerter Querschnitt eine erhöhte Strömungsgeschwindigkeit und damit eine erhöhte kinetische Energie.

Wir untersuchen den Druck an den Stellen A, B und C und stellen fest, dass der Druck von A nach B abnimmt und bis zur Stelle C wieder auf seinen ursprünglichen Wert ansteigt. Die Flüssigkeit wird auf dem Weg von A nach B beschleunigt, weil der Druck bei A höher ist als bei B. Dabei nimmt die Flüssigkeit Energie auf, die Volumenarbeit (vgl. 2.2.1).

$$\text{Volumenarbeit} = \text{Druck} \cdot \text{Volumen}$$

In unserem Fall:
$$E_{vol} = (p_1 - p_2) \, V$$

Mit dieser Volumenarbeit wird die Flüssigkeit von der Geschwindigkeit v_1 auf die Geschwindigkeit v_2 beschleunigt. Die kinetische Energie erhöht sich dabei um:

2.3.3 Gleichung von Bernoulli

$$\frac{\rho V}{2} v_2^2 - \frac{\rho V}{2} v_1^2 \quad (E_{kin} = \frac{m}{2} v^2, \quad m = \rho V, \quad \rho = \text{Dichte})$$

Nach dem Satz von der Erhaltung der Energie können wir die Volumenarbeit dem Zuwachs der kinetischen Energie gleichsetzen:

$$\frac{\rho V}{2} v_2^2 - \frac{\rho V}{2} v_1^2 = (p_1 - p_2) V$$

$$\frac{\rho}{2} v_2^2 + p_2 = \frac{\rho}{2} v_1^2 + p_1$$

$(\rho/2)v^2$ heißt dynamischer Druck oder Staudruck, p heißt statischer Druck. Die linke Seite der Gleichung beschreibt die Situation an der Stelle B, die rechte Seite an der Stelle A. Man könnte nach demselben Verfahren den statischen Druck und den Staudruck an der Stelle A mit beliebigen anderer Stellen vergleichen und würde dabei zum Ergebnis kommen, dass die Summe aus dynamischem Druck und statischem Druck überall konstant ist. Dies ist die **Gleichung von Bernoulli**:

dynamischer Druck + statischer Druck = const.

Zusammenfassend lässt sich sagen: Flüssigkeiten werden auf dem Weg von einem Ort mit hohem statischen Druck zu einem Ort mit niedrigem statischen Druck beschleunigt und haben deshalb am Ort eines niedrigen statischen Druckes eine höhere Geschwindigkeit. Nach dem Gesetz von Bernoulli ergibt sich daher an Orten hohen dynamischen Druckes (hoher Geschwindigkeit) ein niedriger statischer Druck.

Die bernoullische Gleichung findet viele **technische Anwendungen**, z.B. bei der Wasserstrahlpumpe, beim Bunsenbrenner oder bei der Flugzeugtragfläche.

Flugzeugtragflächen sind so konstruiert, dass die Luft an der Oberseite mit einer höheren Geschwindigkeit vorbeistreicht als an der Unterseite. Nach der bernoullischen Gleichung ist der statische Druck an der Oberseite geringer als an der Unterseite. Die Auftriebskraft ergibt sich als Druckdifferenz zwischen der Ober- und Unterseite der Tragfläche.

Bei der **Wasserstrahlpumpe** fließt Wasser mit einer hohen Geschwindigkeit durch eine Verengung. Im Bereich der Verengung herrscht ein hoher dynamischer Druck und damit ein niedriger statischer Druck. Der statische Druck ist geringer als der atmosphärische Luftdruck. Deshalb wird an dieser Stelle Luft aus der Umgebung angesogen. Nach demselben Prinzip saugt der **Bunsenbrenner** die Luft an.

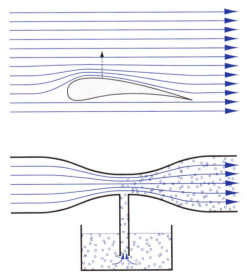

Abbildung 64 und 65: Flugzeugtragfläche und Wasserstrahlpumpe als technische Anwendungen der bernoullischen Gleichung.

2.4 Testfragen

Lösungen siehe Seite 286

Frage Nr.	Seite	
23	53	Unterscheiden Sie die Größen Kraft, Druck, Energie!
24	53	Wie ist die Einheit Pascal definiert?
25	57	Was besagt das hookesche Gesetz?
26	59	Warum sind Knochen und Stahlrohre innen hohl?
27	61	Unterscheiden Sie: Wichte – Dichte.
28	63	Wie lautet das archimedische Prinzip?
29	66	Unterscheiden Sie Adhäsions- und Kohäsionskräfte!
30	68	Unter welcher Bedingung wird eine Oberfläche benetzt?
31	71	Wie errechnet sich der Gesamtwiderstand bei der Hintereinanderschaltung von Strömungskanälen?
32	75	In welcher Beziehung steht der Strömungswiderstand einer laminaren Strömung nach dem hagen-poiseuilleschen Gesetz zum Rohrradius?
33	77	Wie unterscheidet sich das Geschwindigkeitsprofil einer laminaren Strömung vom Geschwindigkeitsprofil einer turbulenten Strömung?

3. Kapitel
Wärmelehre

Die Temperatur ist eine wichtige Größe in der Natur. Insbesondere chemische Reaktionen sind stark temperaturabhängig. Das Leben eines Säugetieres ist gefährdet, wenn seine Körpertemperatur nur geringfügig von ihrem Sollwert abweicht. Auch die physikalischen Eigenschaften der Materie wie Aggregatzustand, Volumen, elektrische Leitfähigkeit usw. hängen von der Temperatur ab. Die Wärmelehre beschäftigt sich mit der Beschreibung und Deutung der Abhängigkeit physikalischer Eigenschaften von der Temperatur.

Die Wärmelehre wird auch als Thermodynamik bezeichnet, weil die Wärme eines Stoffes auf der ungeordneten Bewegung seiner Moleküle beruht. In festen Körpern führen die Moleküle Schwingungen um ihre jeweilige Position aus, im flüssigen und gasförmigen Aggregatzustand bewegen sich die Moleküle ungeordnet durcheinander.

3.1.1 Temperaturskalen

Celsiusskala: Als Fixpunkte der Celsiusskala dienen der Schmelz- und Siedepunkt reinen Wassers bei 760 Torr: 0 °C und 100 °C. Diese Fixpunkte lassen sich leicht reproduzieren: 100 °C, indem man Wasser bei 760 Torr = 1,013 bar sieden lässt und 0 °C, indem man bei diesem Druck eine Mischung aus kleinen Eiswürfeln und Wasser herstellt.

Thermodynamische Temperaturskala: Die thermodynamische Skala in Kelvin hat als Nullwert den absoluten Nullpunkt $-273,15$ °C $= 0$ Kelvin. Eine Temperaturänderung um ein Kelvin entspricht stets einer Temperaturänderung um ein Grad Celsius:

$0\,K = -273,15\,°C$ und $0\,°C = 273,15\,K$ sodass z. B. 37 °C $= 310,15\,K$

Die Temperaturskala in Kelvin hat den Vorteil, dass der Nullpunkt nicht nach Maßgabe der Eichmöglichkeit gewählt worden ist, sondern nach seiner physikalischen Bedeutung. *Null Kelvin ist die tiefste mögliche Temperatur, hier hat die kinetische Energie aller Moleküle den Wert Null.* Für die meisten Stoffe gilt eine Proportionalität zwischen der Temperatur in Kelvin und der kinetischen Energie der Moleküle. Deshalb lassen sich viele Probleme der Thermodynamik (z. B. Gasgesetz) mit der Kelvinskala einfacher lösen als mit der Celsiusskala. *Kelvin ist eine Basiseinheit im SI.*

3.1.1 Temperaturskalen

Fahrenheitskala: In Amerika wird die Fahrenheitskala benutzt. Hierbei gilt: 0 °C = 32 °Fahrenheit und 100 °C = 212 °Fahrenheit, sodass 1 Grad Celsius 1,8 Grad Fahrenheit entspricht.

Die Umrechnung der Temperatur von Grad Celsius (t °C) in Grad Fahrenheit (t °F) und umgekehrt erfolgt mit folgenden Formeln:

$$t\ °C = (t\ °F - 32)/1{,}8 \qquad t\ °F = 1{,}8\ t\ °C + 32$$

Die Körpertemperatur von 37 °C entspricht demnach 98,6 °F, also ungefähr 100 °F.

Abbildung 66: Celsius-, Kelvin- und Fahrenheitskala im Vergleich.

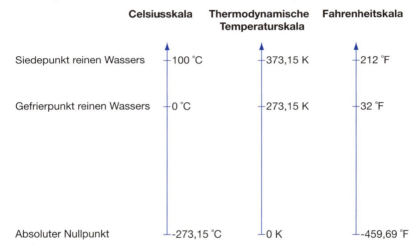

3.1.2 Temperaturmessung

Grundsätzlich kann man zur Temperaturmessung alle Eigenschaften der Materie benutzen, die sich in Abhängigkeit von der Temperatur ändern. Hierzu gehören: Länge, Volumen, elektrischer Widerstand von Metallen, Viskosität von Gasen, Viskosität von Flüssigkeiten, elektrischer Widerstand von Elektrolytlösungen und die Dichte; wobei die ersten vier Größen bei einer Temperaturzunahme in der Regel steigen und die letzten drei Größen abnehmen.

Die Längen- bzw. die Volumenzunahme eines Körpers verhält sich in der Regel proportional zur Temperatur, wobei man diese Beziehung ähnlich wie beim Spannungs-Dehnungs-Diagramm (vgl. 2.1.2) grafisch darstellen kann. Jedes Material hat dabei seinen eigenen Volumen- bzw. Längenausdehnungskoeffizienten.

3.1.2 Temperaturmessung

Beim Wasser gibt es eine biologisch sehr bedeutsame Ausnahme: Wie andere Flüssigkeiten zieht sich Wasser bei Abkühlung zusammen, wenn man es jedoch tiefer als 4 °C abkühlt, dehnt es sich wieder aus. Daraus folgt, dass Wasser von 4° C die größte Dichte hat und in einem Gewässer an den Grund zu sinken trachtet. Deshalb herrscht am Grund eines zugefrorenen Gewässers meistens noch eine Temperatur von 4 °C.

Wenn es diese Ausnahme beim Wasser nicht gäbe, würden die Gewässer von unten her zufrieren und dann möglicherweise im Sommer gar nicht mehr auftauen, was natürlich weitreichende Folgen für die Flora und Fauna hätte, besonders, wenn man bedenkt, dass sich das Leben auf der Erde zunächst im Wasser entwickelt hat.

Flüssigkeitsthermometer

Flüssigkeitsthermometer nutzen die Ausdehnung von Flüssigkeiten (z. B. Alkohol oder Quecksilber) zur Temperaturmessung aus. In einer kleinen Auftreibung am unteren Ende des Thermometers befindet sich eine Flüssigkeit, die sich im Idealfall proportional mit zunehmender Temperatur ausdehnt und in einer dünnen, mit einer Skala versehenen Kapillare emporsteigt. Der Messbereich eines Flüssigkeitsthermometers ist durch den Siede- und Gefrierpunkt der Flüssigkeit begrenzt.

Die Besonderheit eines **Fieberthermometers** liegt darin, dass die „Temperaturmarke" nicht wieder fällt, nachdem der Patient das Thermometer herausgenommen hat, die Temperatur also wieder gesunken ist. Dieser Effekt beruht auf einer Verengung der Kapillare am Beginn der Skala, die bewirkt, dass der Quecksilberfaden bei fallender Temperatur abreißt.

Thermoelement

An der Übergangsstelle zwischen zwei verschiedenen Metallen entsteht eine elektrische Spannungsdifferenz, deren Höhe von der Temperatur abhängig ist. Durch Messung dieser Spannungsdifferenz kann man die Temperatur sehr genau bestimmen.

Die Messfühler derartiger Thermoelemente sind meist klein und haben eine geringe Wärmekapazität. Aufgrund dieser Vorzüge finden Thermoelemente in der Medizin und Technik eine weite Anwendung.

Weitere Methoden der Temperaturmessung

Außerdem lässt sich die Temperatur durch die Bestimmung des **elektrischen Widerstandes** in Metall- oder Halbleiterfühlern oder durch die Verbiegung eines Bimetallstreifens messen.

Bei einem **Bimetallthermometer** sind zwei Metallstreifen aufeinandergeklebt, die einen stark unterschiedlichen Längenausdehnungskoeffizienten haben: Bei einer Temperaturerhöhung dehnen sich die Vorder- und Rückseite des Bimetallstreifens in unterschiedlichem Maße, wodurch sich der gesamte Streifen verbiegt.

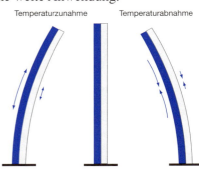

Abbildung 67: Verbiegung eines Bimetallthermometers bei Temperaturänderung.

3.2 Wärme als Energie

Früher glaubte man, die Temperatur eines Körpers beruhe auf seinem Gehalt an einem sogenannten „Wärmestoff", der z.B. bei der Verbrennung freigesetzt würde. Heute weiß man, dass ein solcher „Wärmestoff" nicht existiert und dass die Temperatur eines Körpers auf der ungeordneten Wärmebewegung seiner Moleküle beruht, z.B. auf den Schwingungen der Moleküle um ihre jeweilige Position im Festkörper. Deshalb steht die Temperatur in Beziehung zur kinetischen Energie der Moleküle.

Neben den bereits in der Mechanik kennen gelernten Formen der potenziellen und kinetischen Energie handelt es sich bei der Wärmemenge um eine dritte Form der Energie.

Die traditionell übliche Einheit der Wärmemenge ist die Kalorie; sie ist definiert als die Wärmemenge, die benötigt wird, um 1 g Wasser von 14,5 °C auf 15,5 °C zu erwärmen (Abkürzung für Kalorie: cal).

Der erste Hauptsatz der Wärmelehre sagt aus, dass mechanische Arbeit und Wärme zwei ineinander umwandelbare Formen der Energie sind. So ergibt sich folgende Umrechnung:

> **1 Newtonmeter = 1 Joule ≈ 0,24 Kalorien**
> **1 Kalorie ≈ 4,2 Joule = 4,2 Newtonmeter**

Nach dem Gesetz über die Einheiten im Messwesen soll seit 1979 die Einheit Kalorie nicht mehr verwendet und durch die Einheit Joule oder Newtonmeter ersetzt werden. Joule ist die kohärente Einheit der Wärmemenge im SI und ist identisch mit Newtonmeter und Wattsekunde.

Im Bereich der Wärmelehre spricht man von Joule, während Wattsekunde die in der Elektrizitätslehre und Newtonmeter die in der Mechanik übliche Bezeichnung ist.

J.P. Joule hat mit dem nebenstehend skizzierten Apparat mechanische Hubarbeit in Wärme umgewandelt. Im Inneren des Apparates befinden sich Schaufelräder S, die sich in einer zähen Flüssigkeit, z.B. Quecksilber, drehen, wobei mechanische Energie durch Reibung in Wärme überführt wird. Durch Gegenüberstellung der verbrauchten mechanischen Energie und der eingetretenen Erwärmung errechnet sich das mechani-

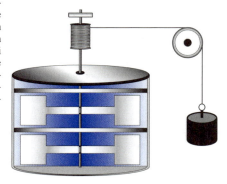

Abbildung 68: Umwandlung von mechanischer Energie in Wärmeenergie. Während das Gewicht langsam zu Boden sinkt, werden die Schaufelräder gedreht und erzeugen Reibungswärme.

3.2 Wärme als Energie 85

sche Wärmeäquivalent als 0,24 cal/Nm. Das mechanische Wärmeäquivalent ist unabhängig von der Art und Weise, wie mechanische Energie in Wärme verwandelt wird. Man kommt mit vielen unterschiedlich aufgebauten Apparaturen im Rahmen der Messgenauigkeit stets zum selben Ergebnis.

Wenn man umgekehrt verfährt und Wärmeenergie in mechanische Energie verwandelt (etwa mit einer Dampfmaschine), erhält man pro umgewandelte Kalorie Wärmemenge die mechanische Energie von 4,2 Joule. Leider ist es jedoch nicht möglich, die – etwa bei der Verbrennung der Kohle entstehende – Wärmeenergie vollständig in mechanische oder elektrische Energie zu verwandeln. Aus physikalischen Gründen muss ein Teil der Wärmeenergie als Abwärme zurückbleiben und durch Kühlung entfernt werden. Die Begründung hierfür liefert der zweite Hauptsatz der Wärmelehre.

Zweiter Hauptsatz der Wärmelehre

Die ungeordnete Wärmebewegung der Moleküle führt bei Flüssigkeiten und Gasen dazu, dass sich die Moleküle gleichmäßig verteilen. Auf dieser Erscheinung beruht die Diffusion. Das Streben nach Gleichverteilung ist die Triebkraft vieler physikalischer und chemischer Vorgänge. Zum Beispiel wird die Wärme niemals von einem kälteren auf einen wärmeren Körper übergehen. Die Wärmeübertragung erfolgt im Sinne der Gleichverteilung spontan vom wärmeren zum kälteren Körper.

Der zweite Hauptsatz der Wärmelehre sagt aus, dass **die Entropie in einem abgeschlossenen System niemals abnehmen, sondern nur in reversiblen Prozessen konstant bleiben und in irreversiblen Prozessen größer werden kann**. Entropie bedeutet soviel wie Gleichverteilung.

Reversibel – irreversibel

Reversible Prozesse sind Vorgänge, die in beide Richtungen verlaufen können, während irreversible Prozesse nur in einer Richtung ablaufen. In der Technik haben wir es immer mit irreversiblen Prozessen zu tun, denn reversible Prozesse verlaufen so langsam, dass die technische Anwendung uninteressant ist.

Wenn die Entropie bei einem irreversiblen Vorgang zunimmt, bedeutet das, dass zumindest ein Teil der in den Vorgang gesteckten Energie zur Vergrößerung der Entropie verwendet werden muss. Zum Beispiel ergibt sich daraus, dass bei der irreversiblen Überführung von Wärmeenergie in elektrische Energie im Kraftwerk ein Teil der aufgewendeten Wärmemenge zur Vergrößerung der Entropie verwendet werden muss und dann nicht mehr zur Erzeugung elektrischer Energie zur Verfügung steht. Vergrößerung der Entropie heißt in diesem Fall Aufheizung der Umgebung.

Diese Konsequenz aus dem zweiten Hauptsatz der Wärmelehre ist für den Bau von Kraftwerken aller Art (Kohlekraftwerke genauso wie Atomkraftwerke) bedeutsam: die Wärme, welche nicht in mechanische

86   3.2 Wärme als Energie

Energie überführt werden kann, muss durch Kühlung entfernt werden. Technisch löst man dieses Problem, indem man Kühlwasser aus Flüssen entnimmt und dann erwärmt wieder in diese zurückleitet, oder indem man mittels riesiger Kühltürme die Luft aufheizt. Beide Methoden bedeuten eine erhebliche Umweltbelastung: Erwärmtes Wasser hat einen geringeren Sauerstoffgehalt, wodurch das biologische Gleichgewicht der Flüsse in Gefahr gerät; eine Erwärmung der Luft kann zu örtlichen Klimaveränderungen, z.b. zur Nebelbildung, führen.

Eine wichtige Konsequenz aus dem zweiten Hauptsatz der Wärmelehre ist auch die **Unmöglichkeit der Konstruktion eines Perpetuum mobile zweiter Art,** mit dem durch Abkühlung der Umgebung, z.B. der Luft, mechanische oder elektrische Energie gewonnen werden könnte.

Wärmekapazität

Die Wärmekapazität eines Stoffes **sagt aus, welche Wärmemenge einem Stoff zugeführt werden muss, um ihn um ein Grad zu erwärmen.** Man unterscheidet:

- Wärmekapazität eines Gegenstandes

$$c = \frac{\text{zugeführte Wärmemenge}}{\text{Temperaturerhöhung}}$$

- spezifische Wärmekapazität eines Stoffes

$$c = \frac{\text{zugeführte Wärmemenge}}{\text{Temperaturerhöhung} \cdot \text{Masse}}$$

- molare Wärmekapazität einer chemischen Verbindung

$$c = \frac{\text{zugeführte Wärmemenge}}{\text{Temperaturerhöhung} \cdot \text{Mol des Stoffes}}$$

Die dulong-petitsche Regel besagt, dass die Wärmekapazität aller chemisch einfachen, kristallinen Stoffe ca. 25 Joule pro Kelvin und Mol beträgt.

Rechenbeispiel:

Einem Liter Wasser müssen ca. 420 kJ zugeführt werden, um es von 0 °C auf 100 °C zu erwärmen:

spezifische Wärmekapazität

$$c = \frac{420\,\text{kJ}}{1\,\text{kg} \cdot 100\,\text{K}} = 4{,}2 \ \frac{\text{kJ}}{\text{kg K}}$$

molare Wärmekapazität

$$c = \frac{420\,\text{kJ}}{55\,\text{mol} \cdot 100\,\text{K}} = 76{,}4 \ \frac{\text{J}}{\text{mol K}}$$

1 Liter $H_2O \triangleq 55$ Mol H_2O

Wärmekapazität bei Gasen

Bei Gasen hängt die Wärmekapazität davon ab, ob bei der Erwärmung das Volumen oder der Druck konstant gehalten wird, es gibt demnach für Gase zwei Wärmekapazitäten: c_v bei konstantem Volumen und c_p bei konstantem äußeren Druck. Die Begründung für diese Differenz wird sich bei der Besprechung der Gasgesetze ergeben.

3.3 Wärmetransport

Eine Wärmeübertragung kann erfolgen durch

- **Wärmeleitung:**   direkter Kontakt
- **Konvektion:**   z.B. Wind, Meeresströmung
- **Wärmestrahlung:**   z.B. Sonne

Die Wärmeübertragung gleicht eine bestehende Temperaturdifferenz aus. Zwei Körper, die längere Zeit über die eben genannten Transportmechanismen der Wärmeleitung in Kontakt stehen, haben dieselbe Temperatur, sofern nicht durch eine von innen oder außen kommende Erwärmung oder Abkühlung für eine Aufrechterhaltung der Temperaturdifferenz gesorgt wird.

Wärmeleitung

Die Wärmeleitung im Inneren eines Gegenstandes wird durch die Wärmeleitfähigkeit des Stoffes bestimmt. Die Wärmeleitfähigkeit ist eine Materialkonstante und gibt an, wie viel Joule pro Sekunde durch einen Würfel mit der Kantenlänge 1 m hindurchtransportiert werden, wenn die Temperaturdifferenz zwischen Vorder- und Rückseite 1 Kelvin beträgt.

Wärmeübergangszahl

Die Wärmeübertragung von einer Oberfläche eines Gegenstandes auf ein Gas oder eine Flüssigkeit (z.B. Luft oder Wasser) hängt stark von den Strömungsverhältnissen im angrenzenden Medium und von der Struktur der Oberfläche ab. Man spricht von der Wärmeübergangszahl, die sich ergibt als:

$$\text{Wärmeübergangszahl} = \frac{\text{übertragene Wärmemenge}}{\text{Oberfläche} \cdot \text{Temperaturdiff.} \cdot \text{Zeit}}$$

Einheit im SI:
$J/m^2Ks =$
$Nm/m^2Ks =$
N/mKs

Wärmestrahlung

Jeder Gegenstand strahlt eine elektromagnetische Wärmestrahlung aus. Die mit der Wärmestrahlung ausgestrahlte Leistung steigt im Idealfall proportional zur vierten Potenz der absoluten Temperatur. Bei einer Verdoppelung der absoluten Temperatur steigt die vom Gegenstand ausgesendete Strahlungsleistung demnach um den Faktor $2^4 = 16$.

Die Frequenz der elektromagnetischen Wärmestrahlung hängt von der Oberflächentemperatur des strahlenden Gegenstandes ab. Je höher die

Oberflächentemperatur ist, desto kürzer ist die Wellenlänge, bei der die Wärmestrahlung ihr Maximum hat. Die Sonne mit einer Oberflächentemperatur von ca. 6000 Kelvin sendet eine Wärmestrahlung aus, die im sichtbaren Bereich des Lichtes ihr Maximum hat. Kältere Oberflächen haben ihr Maximum im infraroten, also für das Auge nicht sichtbaren Spektralbereich. Man kann Infrarotstrahlung jedoch durch Spezialfilme sichtbar machen.

Die Änderung der Wellenlänge der Wärmestrahlung in Abhängigkeit von der Temperatur wird deutlich, wenn Eisen erhitzt wird: Bei ca. 1000 K wird es rot glühend, bei höherer Temperatur weiß glühend, weil bei 1000 K überwiegend der rote Anteil, später auch vermehrt andere Anteile des Spektrums des sichtbaren Lichtes ausgesendet werden.

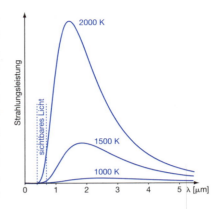

Abbildung 69: Spektrale Verteilung der Wärmestrahlung bei verschiedenen Temperaturen.

3.4 Änderung des Aggregatzustandes

„Aggregare" heißt im Lateinischen soviel wie „sich zur Herde scharen", „sich ansammeln", „sich zusammenballen". Der Aggregatzustand gibt an, in welcher Form die Moleküle eines Stoffes vorliegen: *fest, flüssig,* oder *gasförmig*. Neben diesen drei klassischen Aggregatzuständen existiert als vierter Aggregatzustand das *Plasma,* ein gasförmiger Zustand bei hohen Temperaturen, bei dem mindestens ein Teil der Moleküle und Atome ionisiert ist.

In diesem Buch gehen wir auf das Plasma nicht näher ein, sondern beschäftigen uns mit den drei klassischen Aggregatzuständen, die im Folgenden kurz charakterisiert werden:

Die Aggregatzustände

- Im festen Zustand sind die Atome im Makromolekül bzw. im Kristallgitter fest an ihre Plätze gebunden und können nur Schwingungen um ihre jeweilige Position ausführen.

3.4 Änderung des Aggregatzustandes

- Im flüssigen Aggregatzustand können sich die einzelnen Moleküle innerhalb der Flüssigkeit frei bewegen. Aber der Austritt aus der Flüssigkeit (Verdampfung) wird durch zwischenmolekulare Kräfte erschwert.
- Im gasförmigen Aggregatzustand spielen die zwischenmolekularen Kräfte keine Rolle. Die Moleküle können sich frei bewegen.

In welchem Aggregatzustand ein Stoff vorliegt, hängt von Druck und Temperatur ab; das nachfolgende Schema veranschaulicht den Übergang zwischen den Aggregatzuständen:

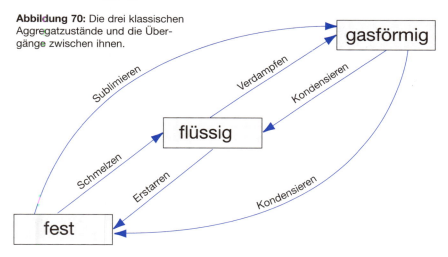

Abbildung 70: Die drei klassischen Aggregatzustände und die Übergänge zwischen ihnen.

Schmelzen – Erstarren

Im festen Aggregatzustand sind die Moleküle an ihre Plätze gebunden. Beim Schmelzen wird den Molekülen Wärmeenergie zugeführt, sie führen starke Eigenschwingungen aus und reißen sich von ihren Plätzen los. Die dazu benötigte Energie heißt Schmelzwärme und wird beim Erstarren wieder freigesetzt. Die Flüssigkeit kann erst dann wieder erstarren, wenn sie die Schmelzwärme abgegeben hat.

Man unterscheidet:

$$\text{spezifische Schmelzwärme} = \frac{\text{Schmelzwärme}}{\text{Masse}}$$

$$\text{molare Schmelzwärme} = \frac{\text{Schmelzwärme}}{\text{Mol}}$$

3.4 Änderung des Aggregatzustandes

Verdampfen – Kondensieren

Die entsprechende Umwandlungswärme für die Verdampfung bzw. Kondensation heißt Verdampfungswärme:

$$\text{spezifische Verdampfungswärme} = \frac{\text{Verdampfungswärme}}{\text{Masse}}$$

$$\text{molare Verdampfungswärme} = \frac{\text{Verdampfungswärme}}{\text{Mol}}$$

Schwitzen als Beispiel für die Verdampfungswärme: Beim Schwitzen wird die Hautoberfläche befeuchtet, damit Wasser verdunsten kann. Pro Gramm verdampftes Wasser werden der Hautoberfläche fast 2500 Joule entzogen. (Die Verdampfungswärme hängt von der Temperatur ab, bei der die Verdunstung stattfindet. Bei 100 °C hat das Wasser eine Verdampfungswärme von 2260 J/g, bei 0 °C von 2530 J/g).

Wir veranschaulichen uns die Bedeutung der Schmelz- und Verdampfungswärme, indem wir am Beispiel des Wassers die Änderung der Temperatur in Abhängigkeit der zugeführten oder abgeführten Wärmemenge betrachten:

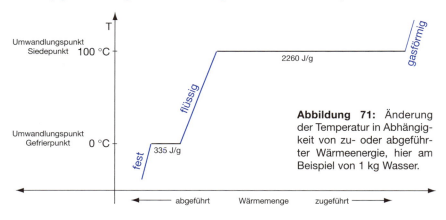

Abbildung 71: Änderung der Temperatur in Abhängigkeit von zu- oder abgeführter Wärmeenergie, hier am Beispiel von 1 kg Wasser.

Der Sättigungsdampfdruck

Die verschiedenen Moleküle einer Flüssigkeit haben unterschiedliche Geschwindigkeiten. Ständig haben einige Moleküle der Flüssigkeit die notwendige Energie, um sich aus dem Flüssigkeitsverband loszureißen und zu verdampfen. Sie schwirren dann als Dampfmoleküle über der Flüssigkeit umher, wobei es durch Zusammenstöße mit anderen Dampf- oder Luftmolekülen zu häufigen Richtungsänderungen kommt. Wenn die verdampften Moleküle bei ihrer zickzackförmigen Bewegung wieder auf die Flüssigkeitsoberfläche stoßen, geben sie ihre kinetische Energie an die Flüssigkeit ab und tauchen wieder in die Flüssigkeit ein: sie kondensieren. An der Flüssigkeitsoberfläche herrscht deshalb ein ständiges Kommen und

3.4 Änderung des Aggregatzustandes

Gehen, einige Moleküle kondensieren, andere verdampfen. Die Zahl der verdampfenden Moleküle hängt von der Temperatur ab, die Zahl der kondensierenden Moleküle von der Konzentration der verdampften Moleküle, dem so genannten *Dampfdruck* oder *Partialdruck*.

Bei einem bestimmten Partialdruck der verdampften Flüssigkeitsmoleküle stellt sich ein dynamisches Gleichgewicht zwischen der Verdampfung neuer Moleküle und der Kondensation bereits verdampfter Moleküle ein. Dieser Partialdruck, bei dem pro Zeiteinheit gleichviele Moleküle verdampfen wie kondensieren, heißt **Sättigungsdampfdruck** und gibt die **höchste Konzentration** an, **die Gasmoleküle bei der gegebenen Temperatur haben können.** Der Sättigungsdampfdruck steigt mit zunehmender Temperatur.

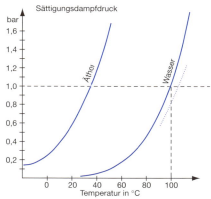

Abbildung 72: Der Sättigungsdampfdruck von Äther und Wasser in Abhängigkeit von der Temperatur. Die gepunktete Linie gibt die Siedepunktserhöhung nach dem raoultschen Gesetz an (s.S. 92).

Der Siedepunkt

Wenn der Sättigungsdampfdruck gleich oder größer dem äußeren Luftdruck ist, siedet die Flüssigkeit: Die verdampften Flüssigkeitsmoleküle brauchen nicht mehr zwischen den Luftmolekülen hindurch wegzudiffundieren, sie drücken die Luftmoleküle einfach weg. Bereits innerhalb der Flüssigkeit bilden sich Gasblasen mit verdampften Flüssigkeitsmolekülen.

Der Siedepunkt liegt genau bei der Temperatur, bei der der Sättigungsdampfdruck gleich dem äußeren Luftdruck ist. Aus der oben dargestellten Sättigungsdampfdruckkurve ergibt sich, dass bei einem erhöhten äußeren Druck eine höhere Siedetemperatur gilt. Dieser Effekt wird in den Schnellkochtöpfen ausgenutzt: Durch einen dicht schließenden Deckel und ein Ventil, das erst bei erhöhtem Innendruck Wasserdampf entweichen lässt, wird erreicht, dass im Inneren des Schnellkochtopfes ein erhöhter Druck herrscht. Damit liegt der Siedepunkt bei einer höheren Temperatur und der Topfinhalt kann sich bis auf diese höhere Temperatur erhitzen. Wegen der höheren Temperatur sind die Garzeiten kürzer als im normalen Topf.

Umgekehrt siedet eine Flüssigkeit bei einem erniedrigten Druck bei einer niedrigeren Temperatur. Wie man größenordnungsmäßig aus der

Dampfdruckkurve des Wassers entnehmen kann, siedet reines Wasser von Körpertemperatur bei einem Druck von ca. 0,06 bar. Dies entspricht dem Luftdruck in einer Höhe von 22 km.

Raoultsches Gesetz

Bisher waren wir bei unseren Betrachtungen von einem reinen Lösungsmittel ausgegangen. Jetzt wollen wir den Fall besprechen, dass im Lösungsmittel, z. B. Wasser, ein nicht flüchtiger Stoff gelöst ist, z. B. Kochsalz oder Zucker. Der gelöste Stoff verteilt sich gleichmäßig und verdrängt an der Flüssigkeitsoberfläche einige Wassermoleküle. Dadurch können bei gleicher Temperatur weniger Wassermoleküle verdampfen. Die Kondensation bereits verdampfter Wassermoleküle wird durch die Salz- oder Zuckermoleküle nicht behindert, sodass sich bei gleicher Temperatur ein niedrigerer Sättigungsdruck einstellt. Will man denselben Dampfdruck erhalten wie beim reinen Lösungsmittel, muss man die Temperatur erhöhen, denn die höhere Temperatur erleichtert die Verdampfung, während die gelösten Moleküle die Verdampfung behindern. In Abbildung 72 ist die Sättigungsdampfdruckkurve einer wässrigen Salzlösung mit gepunkteten Linien dargestellt. Es ergibt sich eine erhöhte Siedetemperatur.

Weil die Dampfdruckerniedrigung unabhängig von der Art des gelösten Stoffes ist und nur von der Konzentration der gelösten Teilchen abhängt, kann man durch die Siedepunkterhöhung die molare Konzentration und damit das Molekulargewicht des gelösten Stoffes bestimmen. Im einzelnen lautet das raoultsche Gesetz:

$$\frac{p_0 - p_1}{p_0} = \frac{n_1}{n_1 + n_0} \approx \frac{n_1}{n_0}$$

wobei p_0 Dampfdruck des reinen Lösungsmittels
p_1 Dampfdruck des Lösungsmittels mit dem gelösten Stoff
n_0 Anzahl der Mole des Lösungsmittels
n_1 Anzahl der Mole des gelösten Stoffes

Der Tripelpunkt

In der nebenstehenden Zeichnung sind die Schmelz- und Siedetemperaturen in Abhängigkeit vom äußeren Druck eingezeichnet. Wir sehen, dass sich die Kurven der Siede- und Schmelzpunkte an einer Stelle, dem sog. Tripelpunkt, treffen. Am Tripelpunkt liegen alle drei Aggregatzustände im Gleichgewicht vor (z. B.: Tripelpunkt des Wasser: 0,01 °C und 609 Pa). Der Tripelpunkt läßt sich noch genauer reproduzieren als der Phasenübergang zwischen Eis und Wasser bei normalem Luftdruck als 0,0 °C und dient deshalb seit 1967 als Eichpunkt für die Definition des Kelvin.

Bei Drücken und Temperaturen oberhalb des kritischen Punktes lassen sich Flüssigkeiten nicht mehr verdampfen bzw. Gase nicht mehr verflüssigen. Die Gase sind durch den hohen Druck stark komprimiert und die Flüssigkeiten durch die hohen Temperaturen sehr ausgedehnt (geringes spezifisches Gewicht), sodass eine Unterscheidung zwischen dem flüssigen und dem gasförmigen Aggregatzustand nicht mehr möglich ist.

Der kritische Punkt des Wassers liegt bei 647,4 K = 374,2 °C und 220,3 bar.

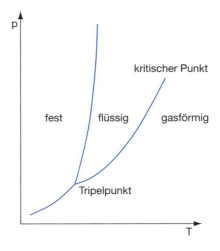

Abbildung 73: Der Tripelpunkt als Temperatur und Druck, bei dem alle drei Aggregatzustände im Gleichgewicht nebeneinander existieren.

Luftfeuchte

Die absolute Luftfeuchte wird in g Wasserdampf pro m^3 Luft gemessen.

$$\text{absolute Luftfeuchtigkeit} = \frac{\text{g Wasserdampf}}{\text{m}^3 \text{ Luft}}$$

Wie auf Seite 91 bereits erläutert kann die Luftfeuchte bei einer gegebenen Temperatur einen bestimmten Wert nicht überschreiten, bei dem die Luft mit Wasserdampf gesättigt ist und in jedem Moment die gleiche Anzahl von Wassermolekülen kondensiert wie verdampft.

Wenn die Luft mit Wasserdampf gesättigt ist, der Dampfdruck also dem Sättigungsdampfdruck entspricht, dann beträgt die relative Luftfeuchtigkeit 100%. Bei einer Erwärmung der Luft ohne die Verdunstung neuen Wassers bleibt der Dampfdruck konstant, aber der Sättigungsdampfdruck steigt, sodass die relative Luftfeuchte sinkt.

$$\text{relative Luftfeuchte in \%} = \frac{\text{vorhandener Dampfdruck} \cdot 100\%}{\text{Sättigungsdampfdruck bei gegebener Temperatur}}$$

Wenn bei einer Abkühlung der Luft der Sättigungsdampfdruck kleiner wird als der Dampfdruck, dann steigt die relative Luftfeuchte auf über 100% und das Wasser kondensiert (z.B. Nebelbildung, Wolkenbildung). Bei einer relativen Luftfeuchte von über 100% sprechen wir von Übersättigung des Dampfes.

3.5 Stoffgemische

Im vorigen Abschnitt hatten wir besprochen, wie ein und derselbe Stoff in Abhängigkeit von Druck und Temperatur verschiedene Aggregatzustände annimmt. Am raoultschen Gesetz hatte sich bereits gezeigt, dass die Anwesenheit von gelösten Molekülen die Verdampfung des Lösungsmittels behindert und zu einer Erhöhung des Siedepunktes führt. Der umgekehrte Fall, dass die Anwesenheit von Salzen in einer wässrigen Lösung zur Gefrierpunkterniedrigung führt, ist vom Gebrauch des Streusalzes im Winter her allgemein bekannt, d.h. Lösungen verhalten sich in vielerlei Hinsicht anders als das reine Lösungsmittel.

Alle in der Natur vorkommenden Flüssigkeiten sind Gemische verschiedener Substanzen: Meerwasser, Blut, Zellsäfte, Grundwasser – immer ist eine Vielzahl von Gasen, Salzen, organischen Verbindungen, festen und flüssigen Partikeln im Wasser gelöst. Selbst das Regenwasser, von seiner Entstehung her eigentlich destilliertes Wasser, ist mit Schwefel- und Salpetersäure angereichert.

Lösung von Gasen

Nach dem **henry-daltonschen Gesetz** ist die Konzentration eines Gases in einer Flüssigkeit proportional dem Partialdruck des Gases über der Flüssigkeit. Der Proportionalitätsfaktor hängt von der chemischen Löslichkeit des Gases und von der Temperatur ab.

94   3.5 Stoffgemische

In 10 Meter Wassertiefe beträgt der O_2-Partialdruck 0,4 bar und der N_2-Partialdruck 1,6 bar. Wenn sich ein Taucher dort längere Zeit aufhält und Pressluft atmet, so lösen sich im seinem Blut und Körpergewebe große Mengen Stickstoffgas. Beim Auftauchen reduziert sich der Druck wieder auf 0,8 bar N_2-Partialdruck. Der Stickstoff ist jetzt nicht mehr löslich und wird in Form von Gasblasen frei, ähnlich wie die Kohlensäure bei einer frisch entkorkten Sektflasche. Die Gasbläschen verstopfen die kleinen Blutgefäße und führen zur gefürchteten Taucherkrankheit. Zur Vermeidung der Taucherkrankheit muss man sehr langsam auftauchen, damit der zu viel gelöste Stickstoff über die Lunge abgeatmet werden kann.

Befinden sich mehrere Gase über einer Flüssigkeit, so lösen sich alle Gase gemäß ihrem Partialdruck und ihrer Löslichkeit, ohne sich gegenseitig zu beeinflussen. Wenn sich Gifte wie Kohlenmonoxid oder Schwefeldioxid in der Atemluft befinden, kann auch ein erhöhter Sauerstoffgehalt der Luft die Resorption der giftigen Gase nicht verhindern.

Lösung von Salzen

Bei der Auflösung eines Salzes in Wasser müssen die Ionen unter Aufwand der sog. **Gitterenergie** aus ihrem Kristallgitter herausgebrochen werden. Im Wasser umgeben sich die Ionen mit einer Hülle von Wassermolekülen, die sich mit ihren ungleichnamigen Dipolenden locker an die Ionen anlagern. Bei diesem **Hydratation** genannten Vorgang wird Energie, die sog. Hydratationsenergie, frei.

Die Differenz aus der Hydratationsenergie und der Gitterenergie tritt als Lösungswärme in Erscheinung. Ist die Hydratationsenergie größer als die Gitterenergie, tritt beim Auflösen des Salzes Erwärmung auf, andernfalls Abkühlung.

Wenn sich die Lösungswärme auf die Masse des gelösten Salzes bezieht, spricht man von *spezifischer* Lösungswärme. Wenn sich die Lösungswärme auf ein Mol des gelösten Salzes bezieht, spricht man von *molarer* Lösungswärme.

Bei der Auflösung eines Salzes in einem anderen Lösungsmittel als Wasser wird der als Hydratation beschriebene Vorgang **Solvatation** genannt.

Kolloidale Lösungen

Bei Makromolekülen mit einem Molekulargewicht von über 10 000 bzw. Durchmessern von deutlich mehr als 10 Ångström spricht man von kolloidalen Lösungen. Die Makromoleküle sind so groß, dass durch die Lösung hindurchfallendes Licht an den einzelnen Molekülen gebeugt und damit zu den Seiten gestreut wird (Tyndall-Phänomen). Die Lösung erscheint inhomogen, obwohl die Makromoleküle einzeln gelöst und gleichmäßig verteilt sind. Beispiele sind Leim (Kollos = Leim), Eiweiße, DNS und RNS.

Suspension – Emulsion

Eine Suspension ist eine Aufschwemmung fester Partikel, während bei einer Emulsion kleine Flüssigkeitströpfchen in der Lösung verteilt sind. Blut mit den roten und weißen Blutkörperchen ist ein Beispiel für eine Suspension, Milch mit zahlreichen Fetttröpfchen ein Beispiel für eine Emulsion. Emulsionen und Suspensionen erscheinen oft wie kolloidale Lösungen und werden gelegentlich auch als solche bezeichnet. Durch Zentrifugieren kann man die in der Lösung verteilten Partikel bzw. Flüssigkeitströpfchen abtrennen, was bei echten Lösungen, bei denen Ionen oder Moleküle einzeln gelöst sind, nicht möglich ist.

3.6 Osmose

Die Moleküle eines Gases oder einer Flüssigkeit sind aufgrund ihrer Wärmeenergie in ständiger Bewegung. Dabei stoßen sie laufend mit anderen Molekülen zusammen, wobei es zu einem Wechsel der Bewegungsrichtung kommt. In einer ungeordneten Zickzackbewegung schwirren die Moleküle ziellos hin und her. Dabei kommt es zu einer gleichmäßigen Vermischung aller Moleküle. Dieser Vorgang wird **Diffusion** genannt, ein Ausdruck, der aus dem Lateinischen stammt: diffundere = ausbreiten, zerstreuen.

Um sich die Diffusion bildlich vorzustellen, kann man als Gedankenexperiment oder auch in Wirklichkeit eine Schachtel nehmen, am rechten Rand 10 weiße und am linken Rand 10 rote Kugeln aufreihen und dann durch leichtes Schütteln Bewegung in die Kugeln bringen. Nach kurzer Zeit sind rote und weiße Kugeln miteinander vermischt, und durch noch so intensives und noch so langes Schütteln wird man die Kugeln niemals wieder entmischen können.

Das Experiment mit den roten und weißen Kugeln zeigt, dass die zielloser Zickzackbewegungen der Kugeln eine Wirkung haben: Die Diffusion gleicht bestehende Konzentrationsunterschiede aus. Wenn man zwischen einem Gebiet mit niedriger und einem Gebiet mit hoher Konzentration eine gedankliche Grenze zieht, so wechseln ständig Moleküle von einer Seite

96 3.6 Osmose

der Grenze auf die andere. In der Summe wechseln mehr Moleküle vom Gebiet hoher Konzentration in das Gebiet niedriger Konzentration. Die Nettobewegung (nach Abzug der in umgekehrter Richtung wandernden Moleküle) findet vom Gebiet hoher Konzentration in das Gebiet niedriger Konzentration statt.

Das **1. ficksche Gesetz** besagt, dass die auf diese Weise pro Zeiteinheit Δt transportierte Stoffmenge Δn proportional dem Querschnitt q und dem Konzentrationsgradienten dc/dx ist:

$$\frac{\Delta n}{\Delta t} = -D q \frac{dc}{dx}$$

Der Konzentrationsgradient dc/dx ist die Änderung der Konzentration dc pro Wegstück dx. Die Diffusionskonstante D ist von der Temperatur, der Art und Größe der diffundierenden Teilchen und bei Gasen auch vom Druck abhängig.

Die Diffusion ist ein biologisch äußerst wichtiger Vorgang, denn der Transport der Stoffwechselprodukte vom Blut in die Zelle und von der Zelle ins Blut geschieht auf dem Weg der Diffusion. An der Zellmembran selber werden einige Substanzen auch aktiv, d.h. auch gegen ein vorhandenes Konzentrationsgefälle transportiert.

Osmose

Osmose ist die **Diffusion an einer semipermeablen Membran.** Semipermeabel heißt halb durchlässig, d.h. das Lösungsmittel, z.B. Wasser, kann die Membran durchdringen, während zumindest einige der gelösten Moleküle oder Ionen aufgrund ihrer Größe und/oder Ladung die Membran nicht durchdringen können.

Die meisten tierischen und pflanzlichen Membranen sind semipermeabel, d.h. sie sind durchlässig für Wasser, kleine Moleküle und Ionen, während größere Teilchen in den Poren hängen bleiben, wobei oft auch die elektrische Ladung und die Hydrathülle von angelagerten Wassermolekülen für die Durchlässigkeit entscheidend sein können.

Für die osmotische Wirkung ist nur die Frage entscheidend, ob die betreffenden Teilchen die Membran durchdringen können oder nicht. Wenn diese Frage entschieden ist, spielt ihre Größe oder ihre Ladung keine Rolle mehr. Ionen und Moleküle, die die Membran durchdringen können, entfalten keine osmotische Wirkung. Die osmotisch wirksamen Teilchen hingegen behindern das Herausdiffundieren von Wassermolekülen, setzen dem Hereindiffundieren von Wassermolekülen jedoch keinen Widerstand entgegen. Sie verhalten sich ähnlich wie die Kugel in einem Blitzventil vom Fahrrad.

3.6 Osmose

Die Folge ist, dass mehr Wasser in das Kompartiment (so heißt der von der Membran abgegrenzte Flüssigkeitsraum) mit den osmotisch wirksamen Teilchen hineindiffundiert als herausdiffundiert. Die osmotisch wirksamen Teilchen **„ziehen Wasser an"**, wie man vereinfachend sagt.

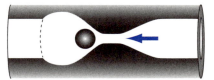

Abbildung 74: Blitzventil im Querschnitt als Funktionsbeispiel für die osmotische Wirkung von Molekülen, die eine Membran nicht durchdringen können. Der Pfeil deutet den Luftstrom in Durchlassrichtung an.

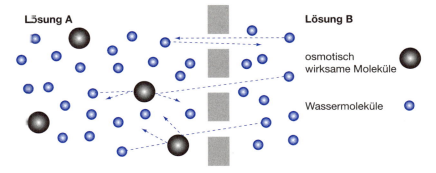

Abbildung 75: Schematische Darstellung der Bewegung von Wassermolekülen an einer semipermeablen Membran. Die osmotisch wirksamen Moleküle behindern den Ausstrom von Wassermolekülen, während der Einstrom ungestört bleibt.

Der Wassereinstrom kann nur gestoppt werden, indem im Kompartiment mit den osmotisch wirksamen Teilchen ein höherer Druck herrscht als auf der anderen Seite der Membran. Dies ist der *osmotische Druck*.

Dieser Druck würde sich nach einiger Zeit einstellen, wenn man den linken Teil der Abbildung 75 druckfest verschließen würde. Wenn im linken Kompartiment der osmotische Druck erreicht wäre, würde ein Gleichgewicht herrschen und es würde gleich viel Wasser von links nach rechts diffundieren wie von rechts nach links. Der osmotische Druck gibt also den *Maximaldruck* an, der sich aufgrund der Osmose einstellen könnte.

Im biologischen System stellt sich dieses Gleichgewicht in der Regel nicht ein, zumal die biologischen Strukturen (Zellwände) üblicherweise nicht in der Lage sind, diesen mechanischen Belastungen standzuhalten, denn der Druck kann mehrere bar betragen. Immerhin werden die osmotischen Kräfte sichtbar, wenn zarte Pflanzenwurzeln Felsspalten auseinandersprengen. Der osmotisch bedingte Druck (Turgor) ist bei vielen Pflanzen Voraussetzung für ihren aufrechten Stand.

Nach dem **van't hoffschen Gesetz** errechnet sich für verdünnte Lösungen der osmotische Druck als:

3.6 Osmose

$$P_{osm} = \frac{n}{V} R T$$

Hierbei ist n die Anzahl der osmotisch wirksamen Teilchen in Mol (siehe unten) und V das Volumen in Kubikmeter. Der Ausdruck n/V entspricht also der Konzentration. T ist die Temperatur in Kelvin und R = 8,31 Nm/molK ist die allgemeine Gaskonstante (s.S. 103).

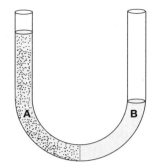

Es besteht eine Analogie zum Gasgesetz, das wir im nächsten Abschnitt kennen lernen werden, die besagt, dass der osmotische Druck ebenso groß wäre, wenn das Lösungsmittel nicht vorhanden wäre und nur die osmotisch wirksamen Teilchen als Gasmoleküle gegen die Membran drücken würden.

Abbildung 76: U-förmiges Reagenzglas mit einer semipermeablen Membran einige Tage nach Zugabe von osmotisch wirksamen Molekülen in Kompartiment A. Im Gleichgewichtszustand diffundieren gleich viele Moleküle von A nach B wie umgekehrt, weil sich der osmotische Druck in A als hydrostatischer Druck aufgebaut hat, wodurch die Diffusion von A nach B erleichtert wird.

Diese Analogie ist nachzuvollziehen, denn im Zustand des Gleichgewichts diffundiert gleich viel Lösungsmittel von links nach rechts wie von rechts nach links durch die Membran. Deshalb üben die Moleküle des Lösungsmittels auf beide Seiten der Membran denselben Druck aus, der Druckunterschied kann also nicht vom Lösungsmittel stammen.

Der Druckunterschied kommt dadurch zustande, dass zusätzlich die osmotisch wirksamen Teilchen gegen die Membran prallen. Die Größe bzw. Masse der osmotisch wirksamen Teilchen spielt keine Rolle, denn ebenso wie bei Gasmolekülen haben große (massenreiche) Teilchen eine geringere Durchschnittsgeschwindigkeit als kleine, sodass der Druck auf die Membran nur von der Konzentration der osmotisch wirksamen Teilchen und von der Temperatur abhängt.

Zusammenfassung: Bei osmotischen Vorgängen sind zwei Situationen zu unterscheiden:
- **Im Ausgangszustand** liegt kein mechanischer Druck vor, dafür eine gerichtete Diffusion des Lösungsmittels in das Kompartiment mit den osmotisch wirksamen Molekülen.
- **Im Gleichgewichtszustand** liegt ein mechanischer Druck vor, der sich nach dem van't hoffschen Gesetz berechnet. Es findet aber keine (Netto-) Lösungsmittelverschiebung statt.

Biologische Systeme befinden sich meist in einer Zwischenstellung.

Osmolarität

Weil R eine feststehende Naturkonstante ist und die Temperatur T in biologischen Systemen in engen Grenzen festgelegt ist, ist die Konzentration der osmotisch wirksamen Teilchen n/V die entscheidende Größe. Man spricht

3.6 Osmose   99

von der **Osmolarität** einer Lösung und bezieht zunächst alle gelösten Teilchen in die Rechnung ein, ohne zu fragen, welche dieser Teilchen eine bestimmte semipermeable Membran durchdringen können oder nicht und deshalb an dieser Membran osmotisch wirksam sind.

Bei der Berechnung der Osmolarität muss deshalb nur die Frage beantwortet werden, ob sich eine Substanz in Form einzelner Moleküle löst oder ob die Substanz bei ihrer Auflösung in Ionen zerfällt, denn dann sind mehr osmotisch wirksame Teilchen vorhanden. Es wird deshalb zwischen Molarität und Osmolarität unterschieden:

Die **Molarität** gibt an, wie viele *Mole einer Verbindung* in einem Liter Lösung gelöst sind.

Die **Osmolarität** gibt an, wie viele *Mole gelöste Teilchen* in einem Liter Lösung vorhanden sind.

Anmerkung zur Nomenklatur: 1 Mol sind $6,02 \cdot 10^{23}$ Moleküle, Atome oder Ionen. Ein Mol einer Substanz hat soviel Gramm Masse, wie die relative Molekülmasse beträgt.

Beispielsweise hat NaCl die relative Molekülmasse $23 + 35 = 58$. Demnach sind 58 g NaCl ein Mol Kochsalz. 5,8 g NaCl auf ein Liter Wasser ergeben eine 0,1-molare Lösung. Weil Kochsalz bei Lösung im Wasser vollständig dissoziiert, ist die Zahl der Ionen doppelt so hoch wie die Zahl der „NaCl-Moleküle", die Lösung ist 0,2-osmolar.

Osmolarität des Blutes

Addiert man die Zahl der im Blut gelösten positiven und negativen Ionen und die Zahl der als Moleküle gelösten Substanzen, ergibt sich eine Osmolarität von etwa 0,33 osmol/l = 330 mosmol/l (Milliosmol). Allerdings lagern sich einige der im Prinzip einzeln gelösten Ionen und Moleküle zu Komplexen zusammen, sodass die Zahl der einzeln gelösten Teilchen niedriger ist und eine Osmolarität von etwa 290 mosmol/l = 290 mol/m^3 angenommen werden kann. Nach dem van't hoffschen Gesetz ergibt sich ein osmotischer Druck P_{osm} von:

$$P_{osm} = 290 \text{ mol/m}^3 \cdot R \cdot T = 290 \text{ mol/m}^3 \cdot 8,31 \text{ Nm/mol K} \cdot (273 + 37) \text{ K}$$

$$P_{osm} = 747\,069 \text{ N/m}^2 = 747\,069 \text{ Pa} = 7,47 \text{ bar} = 76 \text{ m Wassersäule}$$

(Maßeinheiten des Druckes siehe Seite 53)

Dieser Wert entspricht dem Druck einer 76 m hohen Wassersäule und erscheint unrealistisch hoch. Dennoch ist die Rechnung richtig, denn dieser Druck würde sich ja nur an einer semipermeablen Membran einstellen, an der auf einer Seite eine Osmolarität von 290 mosmol/l und auf der anderen Seite eine Osmolarität von 0 mosmol/l herrschen würde.

Auch wenn der oben errechnete osmotische Druck niemals als mechanischer Druck in Erscheinung tritt, so ist die Osmolarität des Blutes für den Arzt eine wichtige Größe, denn alle intravenös verabreichten Medikamente, besonders Infusionslösungen, müssen in etwa die Osmolarität des Blutes aufweisen: Ist eine infundierte Lösung zu konzentriert (hyperosmolar), so entzieht sie den Blutzellen und den die Blutgefäße auskleidenden Zellen Wasser, die dadurch schrumpfen können. Ist die infundierte Lösung zu wenig konzentriert (hypoosmolar), so dringt das „freie" Wasser in die Zellen ein und kann sie zum Platzen bringen.

100   3.6 Osmose

Kolloidosmotischer Druck

Eine besondere Bedeutung hat der sog. *kolloidosmotische Druck,* der von den im Blut vorhandenen Eiweißmolekülen (etwa 70 g/l) ausgeht.

Im arteriellen Schenkel der Kapillaren herrscht ein mechanischer Druck von etwa 43 cm Wassersäule, dort wird laufend Wasser in den Extrazellularraum abgepresst.

Dieses Wasser wird im venösen Schenkel der Kapillare, wo ein Blutdruck von etwa 16 cm Wassersäule herrscht, durch den kolloidosmotischen Druck zurückgeholt. Der kolloidosmotische Druck ist mit etwa 30–40 cm Wassersäule zu veranschlagen und deshalb in der Lage, das Wasser entgegen dem mechanischen Druckgefälle zurückzuholen. Dies funktioniert jedoch nicht mehr, wenn wegen akuter Mangelernährung der Eiweißgehalt des Blutes abgesunken ist. Es treten Hungerödeme auf, Beine und Bauch sind von eingelagertem Wasser aufgedunsen, wie man es früher bei Kriegsgefangenen und heute gelegentlich bei Kindern in der Dritten Welt beobachten kann.

3.7 Gasgesetz

3.7.1 Herleitung des Gasgesetzes

Ein Gas ist Materie im gasförmigen Aggregatzustand; hierbei haben die zwischenmolekularen Kräfte, die bei Flüssigkeiten für die Volumenbeständigkeit und bei festen Körpern für die Formbeständigkeit sorgen, keine nennenswerte Bedeutung. Die gasförmige Materie besteht aus isolierten Molekülen, die außer im Augenblick ihres Zusammenstoßes keine Kräfte aufeinander ausüben und mit hoher Geschwindigkeit ziellos kreuz und quer durch den Raum sausen. Aufgrund dieser Diffusionsbewegung füllen sie den zur Verfügung stehenden Raum vollständig aus, es gibt weder eine Form- noch eine Volumenbeständigkeit.

Druck, Temperatur und Volumen eines Gases sind eng miteinander verknüpft, wobei sich alle Gase – unabhängig von ihrer chemischen Zusammensetzung – gleich verhalten. Beispielsweise nehmen bei allen Gasen $6,02 \cdot 10^{23}$ Moleküle (1 Mol) unter Normalbedingungen, d.h. bei 0 °C = 273,15 K und 760 Torr = 101 325 Pa das Volumen von 22,4 Litern ein. Das allgemeine Gasgesetz beschreibt den Zusammenhang zwischen Druck, Temperatur und Volumen. Es lässt sich aus den Gesetzen der Mechanik ableiten, wenn man davon ausgeht, dass

- die Moleküle als Massenpunkte betrachtet werden können und ihr Volumen im Verhältnis zu ihrem Abstand verschwindend klein ist;

- die Moleküle außer im Augenblick des Zusammenstoßes weder anziehende noch abstoßende Kräfte aufeinander ausüben;

- beim Zusammenstoß zweier Moleküle die kinetische Energie und der Gesamtimpuls erhalten bleiben, also ein elastischer Stoß vorliegt.

3.7.1 Herleitung des Gasgesetzes

Ein Gas, das diese Voraussetzungen erfüllt, heißt **ideales Gas**. Für die meisten Gase sind diese Bedingungen in guter Näherung erfüllt, jedenfalls wenn Druck und Temperatur so gewählt sind, dass das Gas weit entfernt ist von den Bedingungen, unter denen es kondensiert. Beispielsweise beschreibt das Gasgesetz das Verhalten von Luft bei Zimmertemperatur recht gut, während das Verhalten von Wasserdampf nur unzureichend beschrieben wird.

Gase in der Nähe ihres Kondensationspunktes werden als **Dämpfe** bezeichnet. Für das Verhalten von Dämpfen spielen auch die chemischen Eigenschaften eine Rolle, weil die Moleküle nicht nur im Moment ihres Zusammenstoßes Kräfte aufeinander ausüben. Die Moleküle von Dämpfen sind wesentlich dichter gepackt als die Moleküle von idealen Gasen.

Geschwindigkeit der Gasmoleküle

Die Wärmeenergie eines Gases steckt in der kinetischen Energie seiner Moleküle. Durch die ständigen Zusammenstöße mit anderen Molekülen ändert jedes Molekül laufend seine Bewegungsrichtung und Geschwindigkeit. Die Moleküle haben deshalb nicht alle dieselbe Geschwindigkeit, sondern die vorhandenen Geschwindigkeiten streuen über einen größeren Bereich. Das folgende Diagramm stellt die Geschwindigkeit der Luftmoleküle bei Zimmertemperatur dar. Es gibt an, wie viel Prozent der Moleküle welche Geschwindigkeit haben. Es ist erstaunlich, wie hoch die Ge-

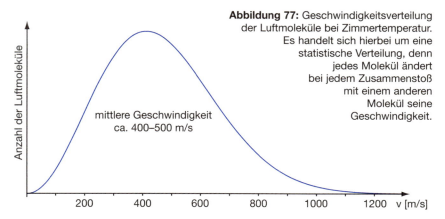

Abbildung 77: Geschwindigkeitsverteilung der Luftmoleküle bei Zimmertemperatur. Es handelt sich hierbei um eine statistische Verteilung, denn jedes Molekül ändert bei jedem Zusammenstoß mit einem anderen Molekül seine Geschwindigkeit.

schwindigkeiten sind und dass es trotzdem relativ lange dauert, bis sich z. B. der Geruch eines Parfums gleichmäßig im Zimmer verteilt. Die Moleküle stoßen laufend mit anderen Molekülen zusammen und werden dabei von ihrem geradlinigen Weg abgelenkt. Die mittlere freie Wegstrecke als

102   3.7.1 Herleitung des Gasgesetzes

Abstand von einem Zusammenstoß bis zum nächsten liegt in der Größenordnung von Mikrometern.

Gasdruck proportional zur Temperatur

Die durchschnittliche kinetische Energie der Moleküle ist proportional zur absoluten Temperatur. Auf Seite 45 wurde erläutert, dass der Gasdruck als Summe der Kraftstöße entsteht, die die Gasmoleküle beim Aufprall auf die Gefäßwand erzeugen. Dort wurde auch hergeleitet, dass sich der Gasdruck proportional zur kinetischen Energie der Moleküle verhält.

Damit ist die kinetische Energie der Moleküle einerseits proportional zur Temperatur und andererseits proportional zum Gasdruck. Sind zwei Größen einer dritten gleich (proportional), so sind sie untereinander gleich (proportional): $E_{kin} \sim T$ sowie $E_{kin} \sim p$ sodass $T \sim p$

Temperatur und Druck verhalten sich proportional zueinander.

Gasdruck reziprok dem Volumen

Wir untersuchen jetzt den Fall, dass man die Temperatur konstant hält und das Volumen verändert. Bei einer Verdoppelung des Volumens halbiert sich die Zahl der Gasmoleküle pro Raumeinheit, dadurch halbiert sich auch die Zahl der Kraftstöße pro Flächeneinheit. Dieselben Überlegungen gelten für den Fall, dass das Volumen verdreifacht, verzehnfacht oder verhundertfacht wird. Der Gasdruck sinkt auf ein Drittel, auf ein Zehntel oder ein Hundertstel des ursprünglichen Betrages, sofern die Temperatur und damit die kinetische Energie der einzelnen Gasmoleküle und damit die Größe der einzelnen Kraftstöße konstant bleiben. Als Ergebnis können wir festhalten: Der Gasdruck verhält sich reziprok zum Volumen:

$$p \sim \frac{1}{V}$$

Bei der Zusammenfassung der Ergebnisse $p \sim T$ und $p \sim 1/V$ ergibt sich $p \sim T/V$ bzw.

$$p V \sim T$$

Die allgemeine Zustandsgleichung für ideale Gase

Der Proportionalitätsfaktor hängt natürlich von der Gasmenge ab, beispielsweise nimmt die doppelte Gasmenge bei gleicher Temperatur und gleichem Druck das doppelte Volumen ein. Wenn man Druck p, Temperatur T und Volumen V verschiedener Gase misst und auch die Gasmenge n berücksichtigt, erhält man stets denselben Proportionalitätsfaktor, die **all-**

3.7.2 Verschiedene Zustandsänderungen   103

gemeine Gaskonstante R = 8,31 Jmol^{-1}K^{-1}. Als Ergebnis erhält man die allgemeine Zustandsgleichung für ideale Gase:

$$pV = nRT$$

Hierbei gibt n als Zahl der Mole die Gasmenge an. Ein Mol besteht aus $6,02 \cdot 10^{23}$ Molekülen und hat die Masse des Molekulargewichtes in Gramm.

Beispielsweise hat ein Mol O_2 die Masse 8 + 8 = 16 g, während ein Mol H_2 die Masse 1 + 1 = 2 g besitzt. Bei gleichem Druck und gleicher Temperatur nehmen nach obiger Gleichung beide Gase dasselbe Volumen ein. Wir erhalten z.B. für n = 1 Mol und die sog. Normalbedingungen (s. S. 100) p = 760 Torr = 101 325 J/m^3 und T = 273,15 K = 0 °C nach der Gleichung V = nRT/p

$$V = 1 \text{ mol} \cdot 8,31 \text{ J mol}^{-1} \cdot K^{-1} \cdot 273,15 \text{ K}/101\,325 \text{ J m}^{-3} = 0,0224 \text{ m}^3$$

Ergebnis: Unter Normalbedingungen nimmt ein Mol eines Gases das Volumen von 22,4 Litern ein.

In gleicher Weise kann man Druck, Temperatur oder Menge eines Gases errechnen, wenn die übrigen drei der insgesamt vier in dieser Gleichung verknüpften Größen bekannt sind.

3.7.2 Verschiedene Zustandsänderungen

Sind Druck, Volumen und Temperatur eines Gases bekannt, so lässt sich mittels der universellen Gasgleichung errechnen, wie viele Mole bzw. Moleküle das Gas enthält. Dabei ist die chemische Zusammensetzung des Gases gleichgültig.

Wir veranschaulichen uns die Bedeutung des allgemeinen Gasgesetzes, indem wir verschiedene Zustandsänderungen betrachten. Alle Vorgänge lassen sich nach der allgemeinen Zustandsgleichung für ideale Gase berechnen. Die folgenden drei Diagramme beziehen sich auf dasselbe Gas und stellen jeweils die Beziehung zwischen zwei Zustandsgrößen dar, wenn die dritte Zustandsgröße einmal auf dem mit Index 1 und einmal auf dem mit Index 2 bezeichneten Wert konstant gehalten wird.

Isobare Zustandsänderung

Wird der Druck konstant gehalten, so spricht man von einer isobaren Zustandsänderung. In der Wetterkunde versteht man unter Isobaren Linien gleichen Luftdruckes.

$$pV = nRT$$

$$V = \frac{nR}{p} T$$

3.7.2 Verschiedene Zustandsänderungen

Bei konstantem Druck sind Volumen und Temperatur proportional zueinander. Dies ist das **gay-lussacsche Gesetz**.

Bei Temperaturerhöhung um 1 K bzw. 1 °C dehnt sich das Gas um 1/273 des Volumens V_0 aus, das es bei 0 °C einnimmt.

$$V = V_0 \left(1 + \frac{t}{273}\right) \quad \text{oder} \quad V = V_0 \frac{T}{273}$$

(t = Temperatur in °C, T = Temperatur in K)

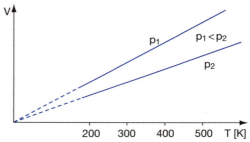

Abbildung 78: Isobare Zustandsänderung, einmal beim Druck p_1 und einmal beim Druck p_2. Im Bereich der gestrichelten Linien liegt kein ideales Gas vor, sodass die Gasgesetze dort nicht gelten.

Die folgenden beiden Beispiele sollen die Anwendung des gay-lussacschen Gesetzes demonstrieren:

a) 1 m³ Luft wird von 0 °C auf 273 °C erwärmt:

$$V_{273} = V_0 \left(1 + \frac{273}{273}\right) = 2\,V_0 = \underline{\underline{2\ m^3}}$$

b) 1 m³ Luft wird von 400 K auf 300 K abgekühlt:
Zunächst errechnen wir V_0:

$$V_{400\,K} = V_0 \frac{400}{273}, \quad V_0 = 1 \frac{273}{400}\ m^3, \quad \text{da}\ V_{400\,K} = 1\,m^3$$

$$V_{300\,K} = V_0 \frac{300}{273} = \frac{273}{400} m^3\ \frac{300}{273} = \underline{\underline{0{,}75\ m^3}}$$

Isochore Zustandsänderung

Bei einer isochoren Zustandsänderung wird das Volumen konstant gehalten.

$$pV = nRT$$

$$p = \frac{nR}{V} T$$

Druck und Temperatur sind einander proportional. Wenn zum Beispiel eine geschlos-

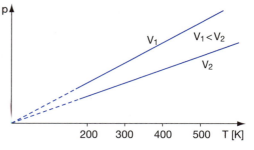

Abbildung 79: Isochore Zustandsänderung bei den Volumina V_1 bzw. V_2.

3.7.2 Verschiedene Zustandsänderungen

sene Gasflasche (Spraydose) von 0 °C auf 273 °C, also von 273 auf 546 Kelvin, erwärmt wird, verdoppelt sich der Innendruck.

Isotherme Zustandsänderung

Bei einer isothermen Zustandsänderung wird die Temperatur konstant gehalten.

$$pV = nRT$$

$$p = nRT \frac{1}{V}$$

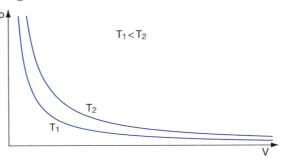

Abbildung 80: Isotherme Zustandsänderung bei den Temperaturen T_1 bzw. T_2.

Nach dem **boyle-mariotteschen Gesetz** ist das Produkt aus Volumen und Druck konstant, d. h. Druck und Volumen sind umgekehrt proportional zueinander.

Unter Normalbedingungen nimmt ein Mol eines Gases das Volumen 22,4 Liter ein. Bei der Kompression auf einen Liter steigt der Druck bei konstanter Temperatur auf 22,4 Atmosphären.

Adiabatische Zustandsänderung

Bei der isothermen Zustandsänderung werden Druck und Volumen des Gases variiert, während ein gleichzeitig mit der Umgebung stattfindender Wärmeaustausch die Gastemperatur konstant hält. Wenn kein Wärmeaustausch mit der Umgebung möglich ist, sprechen wir von einer adiabatischen Zustandsänderung. Hierbei ändern sich gleichzeitig alle drei Zustandsgrößen Druck, Volumen und Temperatur.

Ein Beispiel für die adiabatische Zustandsänderung sind die über einem Gebiet starker Sonneneinstrahlung aufsteigenden Luftmassen. Mit zunehmender Höhe fällt der Luftdruck. Die Luftmassen dehnen sich beim Aufstieg unter gleichzeitiger Abkühlung aus.

Normalbedingungen

Wir haben die enge Wechselbeziehung zwischen den Zustandsgrößen Druck, Temperatur und Volumen kennen gelernt und wissen, dass z. B. die Angabe „1 Liter Luft" völlig unvollständig ist, wenn nicht gleichzeitig

106   3.7.2 Verschiedene Zustandsänderungen

Druck und Temperatur genannt werden. Außerdem muss angegeben werden, ob es sich um trockene Luft handelt bzw. wie hoch der Volumengehalt (Volumenprozent) oder der Partialdruck des in der Luft enthaltenen Wasserdampfes ist.

Man benutzt bei der Angabe von Gasvolumina gerne den Normzustand eines Gases, der bei den **Normalbedingungen**

$$T = 273{,}15 \text{ K} \qquad und \qquad p = 760 \text{ Torr} \qquad = 1013{,}25 \text{ mbar} = 101\,325 \text{ J/m}^3$$

vorliegt.

In der Physiologie sind die Standardbedingungen **STPD** (Standard Temperature Pressure Dry = Normzustand eines trockenen Gases) und **BTPS** (Body Temperature Pressure Saturated) gebräuchlich. BTPS beschreibt den Zustand der in den Lungenalveolen befindlichen Luft (Körpertemperatur, normaler Luftdruck = äußerer Barometerstand, Wasserdampfsättigung).

3.8 Wärmekraftmaschinen

Wärmekraftmaschinen dienen der Umwandlung von Wärmeenergie in mechanische Energie. Hierzu gehören die Dampfmaschine, Kolbenmotoren wie der Otto- und Dieselmotor und Turbinen. Wärmekraftmaschinen sind jedoch nicht in der Lage, die überall in der Umwelt vorhandene Wärmeenergie zu nutzen und in mechanische Energie zu überführen, obwohl dies nach dem Satz von der Erhaltung der Energie möglich wäre. Es wäre beispielsweise denkbar, dass ein Apparat die Umgebungsluft abkühlt und mit der auf diese Weise gewonnenen Energie mechanische Arbeit verrichtet. Ein solcher, *Perpetuum mobile 2. Art* genannter Apparat ist physikalisch unmöglich, weil die Natur stets den *„Zustand größter Unordnung"* anstrebt und weil nur solche Vorgänge spontan ablaufen, bei denen Energie frei wird oder bei denen das Maß der Unordnung vergrößert wird. Die ungeordnete Bewegungsenergie der Moleküle kann nur dann in mechanische Energie verwandelt werden, wenn ein Temperaturgefälle besteht. Die Natur ist bestrebt, dieses Temperaturgefälle auszugleichen, die Wärmeenergie vom Ort hoher Temperatur zum Ort niedriger Temperatur zu transportieren. Auf dem Weg dorthin kann man einen Teil der Wärmeenergie in mechanische Energie umwandeln.

Volumenarbeit

Ein klappernder Kochtopfdeckel oder ein pfeifender Teekessel veranschaulichen das Urprinzip aller Wärmekraftmaschinen: Erhitzte Gase, z. B. Wasserdampf, dehnen sich aus, dabei entsteht Überdruck und mit der Kraft dieses Überdrucks bahnt sich das Gas seinen Weg nach draußen. Dabei muss das erhitzte Gas entweder eine Turbine antreiben oder einen Kolben vorschieben und so einen Teil seiner Energie abgeben.

Die chemische Energie der Brennstoffe wird zunächst in die kinetische Energie der ungeordnet hin und her fliegenden Gasmoleküle überführt. Wegen der hohen Temperatur prallen die Gasmoleküle mit hoher Geschwindigkeit gegen die Turbinenschaufel oder gegen den Kolben. Wenn Turbinenschaufel oder Kolben dem Gasdruck nachgeben und sich vorwärts bewegen, geben die aufprallenden Gasmoleküle einen Teil ihrer kinetischen Energie ab, denn nach dem Kraftstoß werden sie mit langsamerer Geschwindigkeit zurückgeworfen als sie aufgeprallt sind. Wenn beispielsweise ein Tennisball (Gasmolekül) gegen einen Tennisschläger (Kolben oder Turbinenschaufel) prallt, der nur locker in der Hand gehalten wird und unter der Wucht des Aufpralls zurückweicht, so wird der Ball langsamer zurückgeworfen, als er aufgeprallt ist, denn ein Teil der kinetischen Energie des Balls ist auf den Schläger übertragen worden.

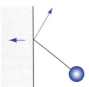

Abbildung 81: Energieübertragung bei beweglicher Wand. Ein Teil des Impulses und ein Teil der kinetischen Energie des Gasmoleküls wird auf die Wand übertragen.

Umgekehrt wird der Tennisball beim Aufprall auf einen sich aktiv auf den Ball bewegenden Schläger mit größerer Geschwindigkeit zurückgeworfen als er aufgeprallt ist. Die Bewegung des Schlägers wird durch den Zusammenstoß abgebremst, die kinetische Energie des Schlägers geht in die kinetische Energie des Balls über. In gleicher Weise erhöht das Zusammenschieben eines Kolbens die Geschwindigkeit der Gasmoleküle, dadurch steigen Temperatur und Druck. Dieses ist bei der Fahrradluftpumpe zu beobachten, die nicht nur Luftdruck erzeugt, sondern auch heiß wird.

Bei der Umwandlung von kinetischer Energie der Gasmoleküle in mechanische Energie und umgekehrt spricht man von Volumenarbeit, die sich analog der Beziehung Energie = Kraft · Weg als:

$$\text{Volumenarbeit} = \text{Druck} \cdot \text{Volumen}$$

berechnet, denn es gilt: Druck = Kraft/Fläche sowie
Volumen = Weg · Fläche, sodass Druck · Volumen = Kraft · Weg.

3.8 Wärmekraftmaschinen

Carnotscher Kreisprozess

Weil sich diese Vorgänge einerseits von einfachen mechanischen Gesetzmäßigkeiten ableiten lassen und sie andererseits für die Konstruktion von Dampfmaschinen von großer technischer Bedeutung waren, ist die Überführung von Wärmeenergie in mechanische Energie bereits Anfang des 19. Jahrhunderts von dem Franzosen *Carnot* durchdacht worden. Aus diesen unter dem Namen carnotscher Kreisprozess bekannten Überlegungen ergibt sich, dass der theoretisch mögliche maximale Wirkungsgrad η (sprich eta) bei der Umwandlung von Wärmeenergie in mechanische Energie

$$\eta = \frac{T_2 - T_1}{T_2}$$

beträgt, wobei T_2 die Anfangstemperatur ist, bei der die Wärmeenergie zur Verfügung gestellt wird, und T_1 die Endtemperatur, z. B. die Temperatur des Kühlwassers.

Wenn man als Beispiel eine Dampfmaschine mit einer Dampftemperatur von T_2 = 400 °C = 673 K und einer Kühltemperatur von T_1 = 50 °C = 323 K nimmt, ergibt sich ein theoretisch möglicher Wirkungsgrad η von

$$\eta = \frac{673 - 323}{673} = \frac{350}{673} = 0{,}52$$

Die restlichen 48 % der eingesetzten Wärmeenergie gehen mit dem Kühlwasser verloren. Der berechnete Wirkungsgrad von 52 % ist lediglich das theoretisch mögliche Maximum. Der praktisch erreichbare Wirkungsgrad liegt bei Dampfmaschinen in der Größenordnung von 10–20 %, bei Dampfturbinen 25–35 %, bei Ottomotoren 20–30 %, bei Dieselmotoren 30–40 %, bei Elektromotoren 70–95 % und bei Wasserturbinen 90–95 %. Der wesentlich höhere Wirkungsgrad von Elektromotoren und Wasserturbinen ist dadurch bedingt, dass hier nicht die ungeordnete Wärmebewegung der Moleküle Energielieferant ist, sondern dass zwei geordnete Energieformen ineinander überführt werden: elektrische Energie und mechanische Energie.

Wärmepumpen

Wärmepumpen transportieren Wärmeenergie vom Ort niedriger Temperatur zum Ort höherer Temperatur. Sie pumpen unter dem Einsatz mechanischer Energie Wärme entgegen dem Temperaturgradienten von kalt nach warm. Wärmepumpen sind Bestandteil eines Kühlschrankes, sie pumpen die Wärme aus dem Kühlschrank heraus. Sie können jedoch auch zu Heizzwecken ein-

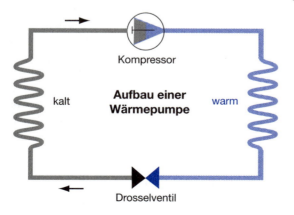

Abbildung 82: Das Prinzip einer Wärmepumpe. Die in der rechten Wärmeschlange abgegebene Wärmeenergie stammt zum Teil aus der mechanischen Energie des Kompressors, zum Teil aber auch aus der Energie, die aus der Umgebung in den linken (kalten) Teil der Wärmepumpe übergeht.
Auch die Kühlwirkung von Kühl- und Gefrierschränken beruht auf Wärmepumpen.

3.8 Wärmekraftmaschinen   109

gesetzt werden. Dann pumpen sie die vorhandene Umgebungswärme auf ein höheres Temperaturniveau.

Eine Wärmepumpe besteht aus einem geschlossenen Rohrleitungssystem, in dem ein sog. Kältemittel, eine bei niedriger Temperatur siedende Flüssigkeit wie beispielsweise Äthylchlorid, Frigen oder Ammoniak, zwischen dem kalten und dem warmen Teil der Anlage zirkuliert. Das im kalten Teil verdampfende Kältemittel wird von einer Pumpe, dem sog. Kompressor, in den warmen Teil gedrückt, wo es wegen des hohen dort herrschenden Druckes kondensiert. Durch die Kompression erwärmt sich der Dampf und bei der Kondensation wird zusätzlich die Kondensationswärme abgegeben.

Durch ein Druckdrosselventil, z.B. eine enge Kapillare, wird das zur Flüssigkeit kondensierte Kältemittel in den kalten Teil der Anlage gedrückt. Die Pumpe sorgt dafür, dass dort ein sehr niedriger Druck herrscht, sodass das Kältemittel verdampft, wozu Verdampfungswärme benötigt wird, sodass starke Abkühlung auftritt. Diese Kälte kühlt den Kühlschrank oder sorgt dafür, dass bei einer zum Heizen gedachten Wärmepumpe der Umgebungsluft oder dem Grundwasser Wärmeenergie entzogen werden kann. Der Kompressor drückt das verdampfte Kühlmittel dann wieder in den unter hohem Druck stehenden warmen Teil der Anlage, womit sich der Kreis schließt.

Wirkungsgrad

Benutzt man die Wärmepumpe als Heizung, ist es üblich, den Wirkungsgrad der Anlage anzugeben, der sich als Quotient aus der auf der warmen Seite abgegebenen Wärmeenergie zur vom Kompressor eingesetzten mechanischen Energie errechnet. Die auf der kalten Seite von der Luft oder dem Grundwasser aufgenommene Wärmeenergie ist kostenlos und wird in der Berechnung des Wirkungsgrades deshalb nicht berücksichtigt. Deshalb ist der Wirkungsgrad einer Wärmepumpe stets größer als 1.

Der theoretisch mögliche Wirkungsgrad errechnet sich ebenfalls nach dem Gesetz des carnotschen Kreisprozesses als $\eta = T_2/(T_2-T_1)$, d.h. der Wirkungsgrad ist umso höher, je geringer die Temperaturdifferenz ist. Deshalb sind Wärmepumpen besonders dann sinnvoll, wenn die gewünschten Temperaturen relativ niedrig sind, z.B. in Schwimmbädern, wenn auf der kalten Seite Grundwasser oder Seewasser zur Verfügung steht. Wenn auf der kalten Seite mit Umgebungsluft gearbeitet wird, hat die Anlage gerade dann, wenn sie am dringendsten gebraucht wird, nämlich im kalten Winter, den schlechtesten Wirkungsgrad.

Strombetriebene Wärmepumpen, die besonders von den Elektrizitätsgesellschaften propagiert werden, sind energie- und umweltpolitisch wenig sinnvoll, denn bei der Elektrizitätserzeugung im Kraftwerk liegt ein Wirkungsgrad von höchstens 0,35 vor. Wenn die Wärmepumpe mit einem Wirkungsgrad von 2,0 arbeitet, beträgt der Gesamtwirkungsgrad 0,7, der deutlich niedriger ist als bei modernen Kesselfeuerungen.

110   3.9 Testfragen

3.9 Testfragen

Lösungen siehe Seite 287

Frage Nr.	Seite	
34	82	Wie viel Kelvin und Grad Fahrenheit entspricht 100 °C?
35	84	Wie viele Kalorien werden benötigt, um 1 000 g Wasser von 14,5 °C auf 15,5 °C zu erwärmen?
36	84	Wie rechnen Sie Kalorie in Joule um?
37	86	Ein 2 kp schwerer Gegenstand wird mit 40 000 Joule um 10 K erwärmt. Wärmekapazität des Gegenstandes und spez. Wärmekapazität des Materials?
38	87	Auf welche Weise kann Wärme übertragen werden?
39	91	Wie hoch ist der Sättigungsdampfdruck bei Siedetemperatur?
40	93	Was besagt das henry-daltonsche Gesetz?
41	94	Unter welchen Bedingungen tritt bei der Auflösung eines Salzes in Wasser Erwärmung ein?
42	97	Wovon hängt der osmotische Druck ab?
43	103	Wie lautet die allgemeine Zustandsgleichung für ideale Gase?
44	103	Ein Gas nimmt bei 0 °C = 273 K genau 1 m³ Volumen ein. Wie stark muss es abgekühlt werden, damit es bei gleichem Druck nur 0,9 m³ einnimmt?
45	104	Eine geschlossene Gasflasche mit einem Innendruck von 100 bar wird von 0 °C auf 27 °C erwärmt. Innendruck?
46	107	Wie berechnet sich die Volumenarbeit?

4. Kapitel
Elektrizitätslehre
4.1 Die elektrische Ladung

Das coulombsche Gesetz

Das Wort „Elektron" kommt aus dem Griechischen und heißt Bernstein. Die Griechen haben bereits 300 Jahre v. Chr. die Erfahrung gemacht, dass von geriebenem Bernstein elektrostatische Kräfte ausgehen, mit denen man leichte Teilchen wie Weizenspreu, Haare etc. anziehen kann, ohne sie direkt zu berühren.

Man kann sich diese Erscheinung leicht vor Augen führen, indem man die Anziehungskraft beobachtet, die von einem kräftig geriebenen Plastikkugelschreiber auf Papierschnipsel ausgeht.

Hartgummi, Siegellack und Glas sind Materialien, die sich durch Reiben sehr stark elektrisch aufladen lassen und an denen man die ersten Erkenntnisse über elektrostatische, d.h. von ruhenden elektrischen Ladungen ausgehende Kräfte gesammelt hat. Nachfolgend wird ein aussagekräftiges Experiment erläutert:

Ein geriebener Hartgummistab hängt an einem Faden. Nähert man dem Hartgummistab einen geriebenen Glasstab, so wird er angezogen; nähert man ihm einen geriebenen Hartgummistab, so wird er abgestoßen.

Hieraus schließen wir, dass der Hartgummistab in einer anderen Weise elektrisch aufgeladen ist als der Glasstab. Weiter folgern wir, dass zwischen gleichsinnig aufgeladenen Körpern Abstoßungskräfte und zwischen verschiedenartig aufgeladenen Körpern Anziehungskräfte auftreten. Da sich die Anziehungs- und Abstoßungskräfte nur in unmittelbarer Umgebung der Stäbe bemerkbar machen, schließen wir aus diesem Versuch auf eine Entfernungsabhängigkeit der elektrostatischen Kräfte.

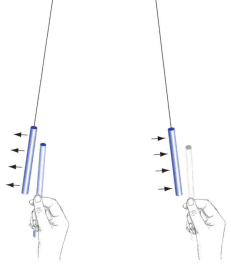

Abbildung 83 und 84: Elektrostatische Kräfte zwischen gleich- und ungleichnamigen Ladungen.
Links Abstoßung zwischen zwei geriebenen Hartgummistäben, rechts Anziehung zwischen einem geriebenen Hartgummi- und Glasstab.

Das **coulombsche Gesetz** spricht die im eben beschriebenen Versuch gemachten Erfahrungen in quantitativer Form aus: **Die zwischen zwei Punktladungen Q_1 und Q_2 herrschende Anziehungs- oder Absto-**

112 4.1 Die elektrische Ladung

ßungskraft ist proportional dem Produkt der Ladungen und umgekehrt proportional dem Quadrat des Abstandes r:

$$\text{coulombsche Kraft } F = \frac{Q_1 Q_2}{4 \pi \varepsilon \varepsilon_0 r^2}$$

Der Proportionalitätsfaktor beträgt $1/4 \pi \varepsilon \varepsilon_0$. Auf Seite 154 wird auf die Bedeutung der relativen und absoluten Dielektrizitätskonstanten ε und ε_0 eingegangen.

Das oben beschriebene Experiment hat gezeigt, dass ein Glasstab beim Reiben anders aufgeladen wird als ein Hartgummistab, d.h. dass es mindestens zwei verschiedene Arten der elektrischen Ladung gibt. Ob es noch eine dritte oder vierte Art der Ladung gibt, kann man mit diesem einfachen Experiment nicht ausschließen. Die Erfahrung hat jedoch ergeben, dass nur zwei Arten der elektrischen Ladung existieren: negative Ladung (Hartgummistab) und positive Ladung (Glasstab).

Träger der negativen Ladung sind *Elektronen*. Ein Elektron hat die so genannte Elementarladung e von $1,6 \cdot 10^{-19}$ Coulomb (Abkürzung für Coulomb: C). Träger der positiven Ladung sind *Protonen*. Ein Proton hat ebenso wie ein Elektron die Ladung von $1,6 \cdot 10^{-19}$ C.

Die Ladung ein Coulomb entspricht damit der elektrischen Ladung von $6,25 \cdot 10^{18}$ Elektronen oder der elektrischen Ladung von $6,25 \cdot 10^{18}$ Protonen.

Die Ladung eines Körpers beruht darauf, dass die Zahl der im Körper insgesamt vorhandenen Elektronen von der Zahl der vorhandenen Protonen abweicht. Beim Überwiegen von Elektronen ist der Körper negativ geladen, beim Überwiegen von Protonen ist er positiv geladen.

Viele Erscheinungen der Elektrizitätslehre lassen sich auf die Kräfte zwischen positiven und negativen Ladungen zurückführen: **Gleichnamige Ladungen stoßen sich ab, ungleichnamige Ladungen ziehen sich an.**

4.1.1 Das elektrische Feld

Das **elektrische Feld** einer Ladung ist der **Raum, in dem die von der Ladung ausgehenden coulombschen Kräfte wirksam sind.** Nachfolgend ist das elektrische Feld in der Umgebung einer positiven und einer negativen Ladung dargestellt. Der Verlauf der Feldlinien ist erheblich komplizierter, wenn das elektrische Feld von zwei oder mehr Ladungen ausgeht. Dieser Fall wird in Abbildung 85 bis 89 am Beispiel von zwei positiven, zwei negativen und zwei ungleichnamigen Ladungen demonstriert.

Die elektrischen Feldlinien veranschaulichen den Feldverlauf. Sie geben an, in welcher Richtung die coulombsche Kraft auf eine positive Ladung wirkt. Weil eine positive Ladung von einer positiven Ladung abgestoßen und von einer negativen Ladung angezogen wird, **verlaufen die elektrischen Feldlinien stets von der positiven zur negativen Ladung.** Die Stärke

4.1.1 Das elektrische Feld

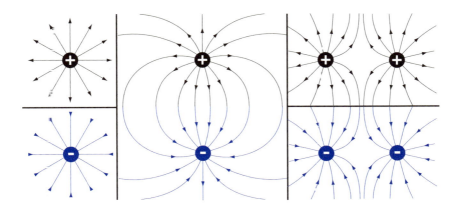

Abbildung 85–89: Das elektrische Feld in der Umgebung elektrisch geladener Körper: Abb. 85 links oben: isolierte positive Ladung; Abb. 86 links unten: isolierte negative Ladung; Abb. 87 Mitte: zwei gleichstarke gegennamige Ladungen stehen sich in geringem Abstand gegenüber; Abb. 88 rechts oben: zwei gleichstarke positive Ladungen; Abb. 89 rechts unten: zwei gleichstarke negative Ladungen.

des elektrischen Feldes wird zeichnerisch durch die Dichte der Feldlinien dargestellt. Je enger die Feldlinien beieinander liegen, desto stärker ist das elektrische Feld an der jeweiligen Stelle.

Die auf eine Probeladung Q ausgeübte Kraft F hängt nicht nur von der Feldstärke ab, sondern auch von dem Betrag der Probeladung Q. Die elektrische Feldstärke E wird deshalb als Quotient aus coulombscher Kraft F und Probeladung Q definiert:

$$\text{elektrische Feldstärke } E = \frac{F}{Q}$$

Die Einheit der Feldstärke ergibt sich ohne Proportionalitäts- oder Umrechnungsfaktor als Newton/Coulomb. Diese Einheit ist identisch mit Volt/Meter, denn wie auf Seite 117 erläutert wird, gilt Newtonmeter = Volt · Coulomb, sodass: Newton = Volt · Coulomb/Meter. Daraus ergibt sich: Newton/Coulomb = Volt/Meter.

Influenz

Die Influenz (lat: Einfluss) beschreibt die Wirkungen, die ein elektrisches Feld auf die in seinem Bereich liegenden Stoffe ausübt. Handelt es sich um elektrische Leiter, also um Stoffe mit frei beweglichen Ladungsträgern, tritt eine Polarisation ein. Im folgenden Beispiel treibt die negative Ladung Q die Elektronen des Metallstabes an das Stabende, das von Q am weitesten entfernt ist. Dadurch wird der Metallstab polarisiert:

4.1.1 Das elektrische Feld

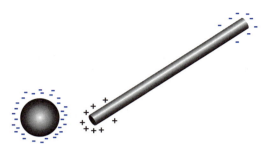

Abbildung 90:
Von der Probeladung Q ausgehende Influenz. Die Elektronen im Metallstab wandern nach schräg oben.

Isolatoren sind Substanzen, die keine frei beweglichen Ladungen enthalten. Eine Ladungsverschiebung von einem Ende des Körpers zum anderen kann nicht stattfinden. Allerdings kann sich im elektrischen Feld die Ladungsverteilung innerhalb der einzelnen Moleküle verändern. Die Moleküle können polarisiert und im elektrischen Feld ausgerichtet werden. Auf diese Weise kann der gesamte Körper polarisiert werden, ohne dass es zu einer Ladungstrennung kommt.

Ein gutes Beispiel für die Influenzwirkung auf Isolatoren ist die Anziehungskraft eines geriebenen Hartgummistabes auf Papierschnipsel. Das starke elektrische Feld in der Umgebung des Hartgummistabes polarisiert die Papierschnipsel, sodass die dem negativen Hartgummistab zugekehrten Seiten der Schnipsel positiv werden und nach dem coulombschen Gesetz angezogen werden.

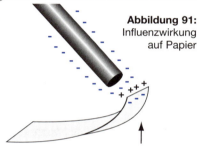

Abbildung 91:
Influenzwirkung auf Papier

Faraday-Käfig als Beispiel für die Influenz

Jeder geschlossene Drahtkorb (z. B. Vogelkäfig) wirkt als Faraday-Käfig. Wirkt von außen ein elektrisches Feld auf den Faraday-Käfig ein, so werden aufgrund der Influenz seine Gitterstäbe in der Weise polarisiert, dass das von außen einwirkende elektrische Feld kompensiert wird.

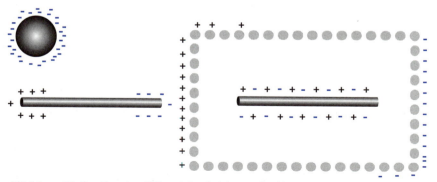

Abbildung 92: Der Faraday-Käfig wird polarisiert und schirmt dadurch das äußere elektrische Feld ab, welches von der negativ geladenen Kugel ausgeht. Der außerhalb des Käfigs liegende Stab ist der Influenz unterworfen, der im Käfig liegende nicht.

In unserem Beispiel wird aufgrund der Influenz die linke obere Ecke des Faraday-Käfigs positiv geladen und die rechte untere Ecke negativ geladen. Die positive Ladung in der linken oberen Ecke schwächt das von der Kugel ausgehende Feld so weit ab, dass es von der Ladung in der rechten unteren Ecke kompensiert wird. **Im Inneren des Faraday-Käfigs tritt keine Influenz auf.**

4.1.1 Das elektrische Feld

Elektrokardiogramm

Ein medizinisch wichtiges Beispiel für die Influenz stellt das EKG dar, denn die zwischen den Ableitelektroden gemessene Spannungsdifferenz entsteht durch Influenz.

Bei einem Herzschlag kontrahieren sich zunächst die Vorhöfe und dann die Herzkammern. Voraussetzung zur Kontraktion der Muskulatur ist die elektrische Erregung der Muskelfasern. Die Muskelfasern sind im erregten Zustand außen negativ und im nicht erregten Zustand außen positiv geladen.

Wenn ein Teil der Herzmuskulatur elektrisch erregt ist und ein Teil nicht, so ist das Herz ein Körper mit zwei elektrischen Polen, es **wirkt als Dipol und erzeugt in seiner Umgebung ein elektrisches Feld**. Durch dieses Feld werden die am Körper befestigten Ableitelektroden auf dem Wege der Influenz aufgeladen, genauso wie im obigen Beispiel die negativ geladene Kugel den Faraday-Käfig polarisiert.

Die elektrische Erregung breitet sich in Form einer mehr oder weniger breiten Front, einer sog. Erregungsfront, über die Herzmuskulatur aus und bildet sich dann wieder zurück. Das vom Herzen ausgehende elektrische Feld ist variabel, weshalb auch die Ableitelektroden ständig anders aufgeladen werden. **Der im EKG aufgezeichnete Spannungsverlauf spiegelt** die Änderung des vom Herzen ausgehenden elektrischen Feldes und damit **die Bewegung der Erregungsfront wieder**.

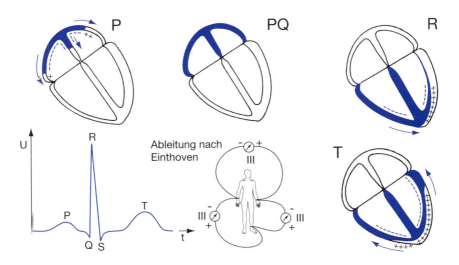

Abbildung 93: Verlauf der elektrischen Erregungsfront in den verschiedenen Phasen eines Herzschlages und die Registrierung der durch Influenz entstehenden Spannungsschwankungen als EKG-Ableitung nach Einthoven. Die elektrisch erregten Teile der Herzmuskulatur sind blau dargestellt. Die EKG-Kurve spiegelt *nicht den Stand*, sondern die *Bewegung* der Erregungsfront wider. Deshalb ist in der PQ-Phase in der Ableitung fast kein Ausschlag zu erkennen, denn aufgrund der Verzögerung im AV-Knoten kommt die Erregungsfront kurzfristig zum Stillstand.

Da die Erregungsfront dreidimensional ist, benötigt man zur exakten Erfassung der Erregungsausbreitung verschiedene EKG-Ableitungen in verschiedenen Ebenen, also Extremitätsableitungen in der Frontalebene und Brustwandableitungen in der Horizontalebene. Man kann im EKG eine gestörte Erregungsausbreitung, z.B. nach Gewebsuntergang beim Herzinfarkt, erkennen.

4.2 Der elektrische Stromfluss

Unter dem Stromfluss versteht man den *Fluss von elektrischen Ladungsträgern*. In Metallen sind diese Ladungsträger Elektronen; in Elektrolytlösungen sind positive und negative Ionen die beweglichen Träger der elektrischen Ladung.

Die **Stromstärke I gibt an, welche Ladungsmenge ΔQ in der Zeit Δt** verschoben wird:

$$\text{Stromstärke } I = \frac{\Delta Q}{\Delta t}$$

Die Einheit im SI ist das **Ampere:** Ein Strom hat die Stärke von 1 Ampere, wenn pro Sekunde die Ladung von 1 Coulomb, also die Ladung von $6{,}25 \cdot 10^{18}$ Elektronen, verschoben wird. Natürlich kann man die Elektronen nicht einzeln zählen. Zur Messung verwendet man Drehspulmessinstrumente, wie auf Seite 127 näher erläutert wird. Sehr genaue Messungen kann man erhalten, indem man den Strom durch eine Elektrolytlösung schickt, z. B. durch eine Silbernitratlösung ($AgNO_3$). Die Kationen, bei einer Silbernitratlösung also die Ag^+-Ionen, schlagen sich an der negativen Elektrode nieder. Früher war die Einheit der Stromstärke auf diesem Weg definiert worden: *1 Ampere* ist die Stromstärke, bei der pro Sekunde in einer wässrigen Silbernitratlösung 1,11800 mg Silber abgeschieden wird. Auf dieselbe Weise war das *Coulomb* als Einheit der Ladung definiert: 1 Coulomb ist die Ladung, die in einer wässrigen Silbernitratlösung 1,11800 mg Silber abscheidet.

Seit 1948 ist das Ampere über die elektromagnetische Kraft definiert, also im Prinzip auf dieselbe Art und Weise, wie die Stromstärke in Drehspulmessgeräten gemessen wird. Im SI ist Ampere Basiseinheit und Coulomb als *Amperesekunde* eine von Ampere abgeleitete Einheit: Ein Coulomb ist die Ladungsmenge, die einem Stromfluss von einem Ampere Stärke und einer Sekunde Dauer entspricht. Deshalb wird statt Coulomb (C) auch häufig die Bezeichnung Amperesekunde (As) verwendet:

$$1 \text{ Coulomb} = 1 \text{ Amperesekunde}$$

Spannung

Man kann viele Erscheinungen der Elektrizitätslehre mit dem in einem Röhrensystem fließenden Wasser vergleichen: die Elektronen sind das Wasser, die Fließgeschwindigkeit des Wassers ist die Stromstärke, und der Wasserdruck ist die Spannung.

4.2 Der elektrische Stromfluss   117

Die elektrische Spannung ist die Triebkraft des elektrischen Stromflusses. Die Spannung U gibt an, mit welchem Energiegewinn pro Coulomb der Stromfluss stattfindet:

$$\text{Spannung} = \frac{\text{Energie}}{\text{transportierte Ladung}}$$

Für den Stromfluss von Punkt A zum Punkt B ist die Spannungs*differenz* zwischen A und B maßgeblich; die Absolutwerte der Spannung im Punkt A oder B sind uninteressant, lediglich die sich aus den Absolutwerten ergebende Differenz ist für den Stromfluss von A nach B entscheidend.

Zwischen den Punkten A und B besteht eine Spannungsdifferenz von einem Volt, wenn beim Stromfluss je Coulomb verschobener Ladung die Energie ein Newtonmeter frei wird:

$$1\,\text{Volt} = \frac{1\,\text{Newtonmeter}}{1\,\text{Coulomb}} = \frac{1\,\text{Joule}}{1\,\text{Coulomb}} = \frac{1\,\text{Wattsekunde}}{1\,\text{Coulomb}}$$

Die elektrische Spannung wird auch als Potenzial oder als Potenzialdifferenz bezeichnet, weil sie angibt, mit welchem Energiepotenzial, d.h. mit welchem Energiegewinn, der Stromfluss stattfinden kann.

Die elektrische Arbeit

Coulomb ist das Produkt von Ampere und Sekunde. Deshalb lässt sich die Beziehung 1 Volt = 1 Wattsekunde/1 Coulomb umformen in:

$$1\,\text{Wattsekunde} = 1\,\text{Volt} \cdot 1\,\text{Ampere} \cdot 1\,\text{Sekunde}$$

Die elektrische Arbeit des Gleichstroms ergibt sich als Produkt aus Spannung, Stromstärke und Zeit. Newtonmeter, Joule und Wattsekunde sind die drei kohärenten Energieeinheiten des SI, die denselben Betrag haben und häufig nebeneinander verwendet werden. Im Bereich der Elektrizitätslehre ist Wattsekunde (Ws) die am häufigsten benutzte Bezeichnung.

Im täglichen Leben, etwa bei der Abrechnung des Elektrizitätswerkes, ist Kilowattstunde die gebräuchliche Einheit der elektrischen Energie:

3 600 Ws = 1 Wh (Wattstunde)   3 600 000 Ws = 1 KWh (Kilowattstunde)

1 KWh Netzstrom kostet ca. 15 Cent. Eine 100-W-Glühlampe verbraucht pro Stunde 0,1 KWh Energie und kostet damit etwa 1,5 Cent pro Stunde.

Um uns mit den Größenordnungen der hier besprochenen Einheiten vertraut zu machen, errechnen wir, welche mechanischen oder thermischen Wirkungen sich mit der elektrischen Energie von einer Kilowattstunde gleich 3 600 000 Wattsekunden erzielen lassen:

118   4.2 Der elektrische Stromfluss

a) Wie viele Säcke von je 100 kg Masse, also etwa 1000 N Gewicht, können mit einer elektrischen Winde auf einen 100 m hohen Turm gezogen werden?
Pro Sack benötigt man mindestens 100 m · 1000 N = 100000 Nm Energie. Es können 36 Säcke = 72 Zentner = 3,6 Tonnen auf den 100 m hohen Turm transportiert werden, wenn keine Reibungsverluste auftreten.

b) Wie viel Liter Wasser können von 0 °C auf 100 °C erwärmt werden? Pro Gramm Wasser werden etwa 420 Ws benötigt. Es ergibt sich: 3 600 000 Ws / 420 Ws/g = 8 571 g. Demnach können ca. 8,6 Liter Wasser um 100 °C erhitzt werden.

Die elektrische Leistung

Generell versteht man unter Leistung die pro Zeiteinheit verrichtete Arbeit. Entsprechend ergibt sich die elektrische Leistung als:

$$1 \text{ Watt} = 1 \text{ Volt} \cdot 1 \text{ Ampere}$$

Gleichspannung – Wechselspannung

Man unterscheidet zwischen Gleich- und Wechselspannung. Bei der Gleichspannung ist ein Pol der Spannungsquelle stets positiv und der andere Pol negativ, d. h. an einem Pol der Spannungsquelle herrscht ein relativer Elektronenmangel (positiver Pol) und am anderen Pol herrscht ein Überschuss an Elektronen (negativer Pol). Die Elektronen wandern langsam vom negativen zum positiven Pol. Die sogenannte **konventionelle Stromrichtung** ist jedoch zu einer Zeit definiert worden, als man den Stromfluss noch nicht als Fluss der Elektronen gedeutet hat, und zeigt vom positiven zum negativen Pol, also – wie wir heute wissen – **entgegengesetzt der Bewegung der Elektronen.**

Wie schnell sich die Elektronen fortbewegen, hängt von der Stromstärke und dem Querschnitt des Leiters, also z. B. des Kabels ab. *Die Elektronen bewegen sich nur relativ langsam. Der Spannungsimpuls jedoch wird mit Lichtgeschwindigkeit fortgeleitet.* Deshalb brennt eine Glühlampe augenblicklich, nachdem man den Lichtschalter betätigt hat. Der Unterschied zwischen der Bewegung der Elektronen und der Fortleitung des Spannungsimpulses wird deutlich, wenn man sich vorstellt, dass im Wasserwerk die Pumpen ausgefallen sind. Die Wasserrohre sind noch gefüllt, aber aus den Wasserhähnen fließt kein Wasser mehr. Wenige Sekunden, nachdem die Pumpen wieder arbeiten, fließt aus allen Wasserhähnen wieder Wasser, denn der Druck in der Wasserleitung baut sich sofort auf. Hingegen kann es Tage dauern, bis *das* Wasser aus dem Wasserhahn läuft, das das Wasserwerk in dem Moment verlassen hat, als die Pumpen wieder eingeschaltet wurden.

Bei der **Wechselspannung** ändern sich die Vorzeichen der beiden Pole der Spannungsquelle ständig. Der Strom ändert seine Richtung laufend, die Elektronen wandern nicht durch den Leiter hindurch, sondern pendeln hin und her.

Das wichtigste Beispiel für die Wechselspannung ist die **Netzspannung mit 230 Volt und 50 Hertz.** 50 Hertz bedeutet, dass die spannungsführende Phase fünfzigmal in der Sekunde positiv und fünfzigmal negativ ist. Der Strom ändert seine Richtung hundertmal in der Sekunde. Näheres wird auf Seite 146ff. erläutert. Der Vorteil des Wechselstroms gegenüber dem Gleichstrom besteht darin, dass sich die Spannung durch Transformatoren einfach und fast ohne Energieverluste herauf- und heruntertransformieren lässt. Durch sog. Gleichrichter kann man Wechselstrom in Gleichstrom überführen. – Gleichstrom wird ansonsten in Batterien, Akkumulatoren und Solarzellen erzeugt.

4.3 Der elektrische Stromkreis

Im vorigen Abschnitt wurde deutlich, dass Stromstärke I und Spannung U die Größen sind, die darüber entscheiden, mit welchem Energiegewinn der Stromfluss stattfindet. Die Höhe der Spannung wird durch die Stromquelle bestimmt. Die Höhe der Stromstärke hängt von zwei Größen ab, einmal von der Spannung und zum anderen vom Widerstand:

Widerstand

Die Elektronen fließen vom negativen Pol der Stromquelle zum positiven Pol. Zusammen mit der Stromquelle ergibt sich ein geschlossener Kreis, der sog. *Stromkreis*. Neben der Stromquelle besteht der Stromkreis aus elektrischen Schaltelementen wie Glühlampen, Heizspiralen, Elektromotoren oder Schaltern und aus den Verbindungen, den elektrischen Kabeln. Bei gegebener Spannung hängt die Stromstärke nur vom Gesamtwiderstand aller Schaltelemente, also aller Glühlampen usw. sowie aller Verbindungskabel des Stromkreises ab. Damit deckt sich die physikalische Bedeutung des Begriffs „elektrischer Widerstand" mit der Alltagsbedeutung des Wortes „Widerstand". Je höher der Widerstand, desto geringer die Stromstärke:

$$\text{elektr. Widerstand} = \frac{\text{Spannung}}{\text{Stromstärke}}$$

Die Einheit des elektrischen Widerstandes ist Ohm (Ω) als:

$$1 \text{ Ohm} = \frac{1 \text{ Volt}}{1 \text{ Ampere}}$$

Ein Leiter hat den Widerstand 1 Ohm, wenn bei einer Spannung von einem Volt der Strom mit einer Stromstärke von einem Ampere fließt.

Der Widerstand eines Leiters hängt im allgemeinen von der Temperatur ab. Beispielsweise steigt der Widerstand von Metallen bei zunehmender Temperatur, während der Widerstand von Kohle und reinen Halbleitern in der Regel mit zunehmender Temperatur fällt.

Das ohmsche Gesetz

Bei **ohmschen Leitern** ist der Widerstand eines Schaltelementes bei gegebener Temperatur konstant, also unabhängig von der angelegten Spannung und der Höhe der Stromstärke. Bei ohmschen Leitern ist die Beziehung

4.3 Der elektrische Stromkreis

R = U/I mehr als nur die Definitionsgleichung des Widerstandes. Die Gleichung R = U/I stellt die Beziehung zwischen Spannung U und Stromstärke I her. Diese Beziehung heißt ohmsches Gesetz. Es sind drei Schreibweisen möglich:

$$R = \frac{U}{I} \quad \text{oder} \quad I = \frac{U}{R} \quad \text{oder} \quad U = R\,I$$

Die erste Schreibweise des ohmschen Gesetzes dient dazu, aus der am Widerstand liegenden Spannung U und dem durch ihn fließenden Strom I die Höhe des Widerstands R zu berechnen. Diese Schreibweise entspricht der Definitionsgleichung des Widerstandes und gilt auch bei sog. nichtohmschen Leitern.

Die Schreibweise I = U/R ermöglicht bei bekannter Spannung U und bei bekanntem Widerstand R die Berechnung der Stromstärke I.

Die Beziehung U = R I (Merkwort „Uri") dient der Berechnung der am Widerstand R liegenden Spannung U, sofern R und I bekannt sind.

Im Folgenden ist eine Schaltung aufgebaut, mit der man die Strom-Spannungs-Kennlinie eines Widerstands messen kann:

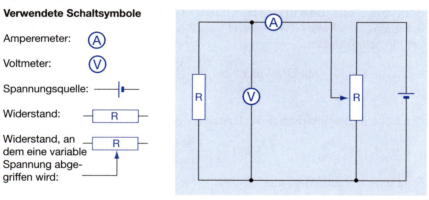

Abbildung 94: Schaltungsaufbau zum Nachweis des ohmschen Gesetzes, links die verwendeten Schaltsymbole, rechts der komplette Schaltungsaufbau, Messwerte siehe Abb. 95.

Am variablen Widerstand der dargestellten Schaltung werden nacheinander verschiedene Spannungen abgegriffen. Am Voltmeter kann abgelesen werden, welche Spannung U am Widerstand R liegt, und das Amperemeter zeigt an, wie groß der durch den Widerstand R fließende Strom ist.

In der dritten Spalte der folgenden Tabelle ist der Quotient R = U/I eingetragen, der für alle Wertepaare dasselbe Ergebnis, nämlich 1 000 Ω, aufweist. Die Wertepaare werden in das Strom-Spannungs-Diagramm eingetragen und liegen auf einer Geraden, die durch den Nullpunkt geht:

Spannung U	Stromstärke I	Widerstand R = U/I
0 V	0 mA	–
0,2 V	0,2 mA	1000 Ω
0,4 V	0,4 mA	1000 Ω
0,6 V	0,6 mA	1000 Ω
0,8 V	0,8 mA	1000 Ω
1,0 V	1,0 mA	1000 Ω
1,2 V	1,2 mA	1000 Ω
1,4 V	1,4 mA	1000 Ω

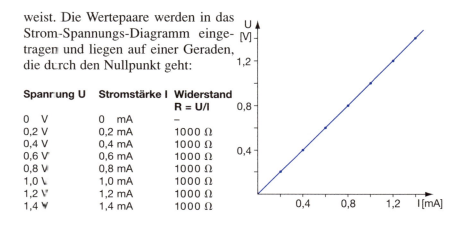

Abbildung 95: Die in der obigen Schaltung gemessenen Spannungs- und Stromstärkewerte und der hieraus errechnete Widerstand. Links sind die Daten in tabellarischer Form aufgeführt, rechts als Diagramm. Dort entspricht die Steigung der Geraden dem Widerstand.

Zwei Bedeutungen des Begriffs „Widerstand"

Der Begriff „Widerstand" wird in zwei verschiedenen Bedeutungen verwendet. Die allgemeine Bedeutung bezeichnet die elektrischen, d.h. „strombremsenden" Eigenschaften eines elektrischen Schaltelementes. Die allgemeine Bedeutung entspricht also der Beziehung $R=U/I$, und in diesem Sinne hat jedes elektrische Schaltelement einen Widerstand, auch jedes Kabel und jeder Draht. Allerdings werden Kabel und Drähte aus Kupfer oder aus anderen gut leitenden Legierungen hergestellt und haben einen sehr niedrigen Widerstand im Bereich von meist deutlich unter einem Ohm. Bei Berechnungen von Schaltplänen wird der elektrische Widerstand der Verbindungsdrähte deshalb in aller Regel vernachlässigt, d.h. als null Ohm gesetzt.

Die zweite Bedeutung des Wortes „Widerstand" bezieht sich auf ein spezielles Bauteil, auf ein spezielles Schaltelement, welches dazu gedacht ist, den Stromfluss zu begrenzen, vergleichbar etwa dem Ventil einer Zentralheizung, mit dem man die Wasserströmung durch den Heizkörper regulieren kann. Im Bereich der Radiotechnik sind Widerstände kleine röhrenförmige Bauteile von wenigen Millimetern Länge. Sie sind nur für geringe Stromstärken geeignet. Im physikalischen Praktikum werden in der Regel Widerstände verwendet, die aus einem langen, dünnen Draht hergestellt wurden, der um einen Keramikkörper gewickelt wurde. Weil sich der

Draht beim Stromfluss erwärmt und weil der elektrische Widerstand der meisten Metalle bei zunehmender Temperatur steigt, besteht der Draht aus speziellen Legierungen, deren Widerstand von der Temperatur weitgehend unabhängig ist, z.B. aus *Konstantan,* einer Kupfer (54%)-Nickel (45%)-Mangan (1%)-Legierung.

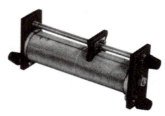

Mit diesem Draht kann man einen variablen Widerstand konstruieren, indem man seitlich vom Keramikkörper einen verschiebbaren Stromabnehmer anbringt. Auch der Lautstärkeregler am Radio ist ein variabler Widerstand. Hierbei spricht man von Potenziometern: Der Strom muss eine bestimmte Wegstrecke durch eine relativ schlecht leitende Schicht fließen. Durch Verstellung des Lautstärkereglers wird festgelegt, wie lang diese Wegstrecke ist.

Abbildung 96: Konstantanumwickelter Keramikkörper als variabler Widerstand, der auch für größere Stromstärken geeignet ist.

4.3.1 Der unverzweigte Stromkreis

Wenn der Strom auf dem Weg vom negativen zum positiven Pol der Stromquelle durch zwei oder mehrere Widerstände (sog. „Verbraucher" wie z.B. Glühlampen oder Elektromotoren) fließt, gibt es zwei Möglichkeiten: Die Widerstände können in Reihe geschaltet sein oder parallel.

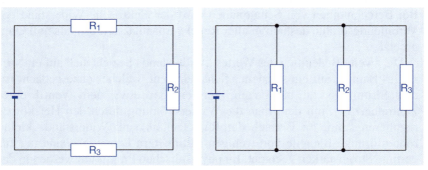

Abbildung 97 und 98: Drei Widerstände R_1, R_2 und R_3, links als Reihen- oder Serienschaltung, rechts als Parallelschaltung

4.3.1 Der unverzweigte Stromkreis

Widerstand – Stromstärke

Im Abschnitt 4.3.1 wird der unverzweigte Stromkreis, also die Reihenschaltung, besprochen. Weil der Stromkreis keine Abzweigungen besitzt, ist **die Stromstärke an allen Stellen des Stromkreises gleich,** denn es kann keine Ladung verloren gehen oder aus dem Nichts entstehen.

Der **Gesamtwiderstand eines unverzweigten Stromkreises ergibt sich als Summe der Einzelwiderstände:**

$$R_{ges} = R_1 + R_2 + \dots R_n$$

Die Stromstärke im unverzweigten Stromkreis errechnet sich nach dem ohmschen Gesetz als

$$I = \frac{U_{ges}}{R_{ges}}$$

Die Beziehung $I = U/R$ gilt auch für jeden Einzelwiderstand. In der Schreibweise $U = R\,I$ ergibt sich für jeden Einzelwiderstand

$$U_x = R_x\ I$$

d.h. je höher der Widerstand R_x, desto größer ist der Spannungsabfall U_x an diesem Widerstand.

Als Beispiel dient ein unverzweigter Stromkreis mit vier Widerständen. Der Gesamtwiderstand beträgt 200 Ω, die Spannung 10 V:

$$I = 10\ V / 200\ \Omega = 0,05\ A.$$

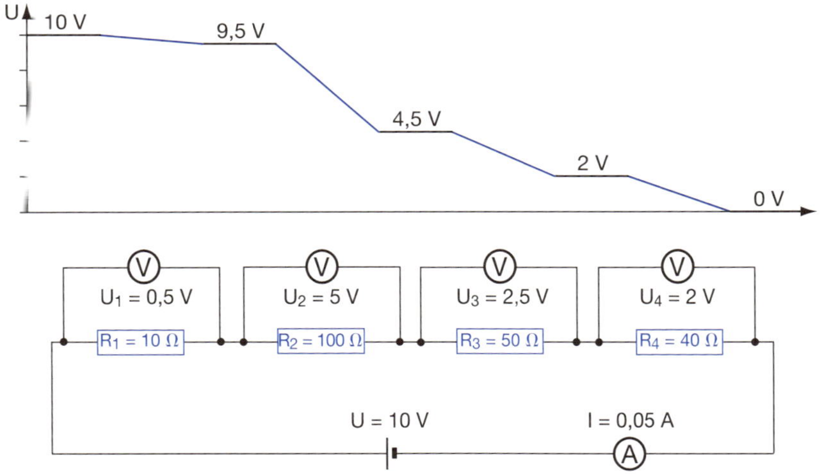

Abbildung 99: Ein unverzweigter Stromkreis mit vier Widerständen R_1 bis R_4. Im darüber stehenden Diagramm ist der Spannungsabfall entlang der Widerstände grafisch dargestellt.

124   4.3.1 Der unverzweigte Stromkreis

Die Summe der Spannungsabfälle entspricht der Spannung der Stromquelle. An jedem Widerstand fallen genau soviel Prozent der Gesamtspannung ab, wie der prozentuale Anteil dieses Widerstandes am Gesamtwiderstand beträgt. Beispielsweise weist R_1 mit 10 Ω genau 5% des Gesamtwiderstands von 200 Ω auf. Mit 0,5 V beträgt auch der Spannungsabfall U_1 genau 5% der Gesamtspannung von 10 V. Dieselben Berechnungen lassen sich für die Widerstände R_2 bis R_4 anstellen.

Innenwiderstand – Außenwiderstand

Als Stromquelle kommen in der Regel entweder Batterie bzw. Akkumulator (s.S. 164f.) oder die Sekundärspule eines Transformators (s.S. 152), vielleicht auch die Lichtmaschine des Autos, ein Fahrraddynamo oder eine Solarzelle in Frage. Es ist gleichgültig, woraus die Stromquelle besteht, stets muss der Strom auch durch die Stromquelle selber fließen, damit der Stromkreis geschlossen ist.

Auch das Innere der Stromquelle weist einen elektrischen Widerstand auf: den *Innenwiderstand*. Unter dem *Außenwiderstand* versteht man den Widerstand der angeschlossenen Verbraucher. Der Gesamtwiderstand des Stromkreises ergibt sich als Summe von Innen- und Außenwiderstand.

Ein Teil der Gesamtspannung fällt am Innenwiderstand ab, der Rest am Außenwiderstand. Welcher Anteil der Gesamtspannung am Außenwiderstand abfällt, hängt vom prozentualen Anteil des Außenwiderstands am Gesamtwiderstand ab. In der Regel ist der Außenwiderstand um ein Vielfaches größer als der Innenwiderstand und damit ist der Anteil des Außenwiderstandes am Gesamtwiderstand fast 100%. Entsprechend fallen fast 100% der Gesamtspannung am Außenwiderstand ab.

Klemmspannung bei niedrigem Lastwiderstand

Der Spannungsabfall am Außenwiderstand entspricht der Spannung zwischen den Klemmen (oder Polen) der Stromquelle. Man spricht deshalb auch von *Klemmspannung*. *Lastwiderstand* ist ein anderer Ausdruck für Außenwiderstand. Je niedriger der Lastwiderstand, desto niedriger die Klemmspannung. Wenn beispielsweise der Außenwiderstand ebenso niedrig wie der Innenwiderstand ist, beträgt der prozentuale Anteil des Lastwiderstandes am Gesamtwiderstand fünfzig Prozent.

Beim **Kurzschluss,** wenn der Lastwiderstand Null oder fast Null ist, sinkt die Klemmspannung auf Null oder fast Null ab. Die Stromstärke wird dann nur noch vom (niedrigen) Innenwiderstand bestimmt und ist häufig so groß, dass die Stromquelle oder andere stromführende Teile wie Leitungen durch die Wärmewirkung zerstört werden (Brandgefahr). Akkumulatoren und Batterien verbrauchen beim Kurzschluss ihre gesamte gespeicherte chemische Energie innerhalb weniger Minuten.

Die **Belastbarkeit** einer Stromquelle sagt aus, welche Stromstärke die Stromquelle über längere Zeit zu liefern vermag. Die Belastbarkeit eines Akkumulators hängt im wesentlichen von der Plattenfläche der Elektroden ab. Näheres siehe Seite 165.

Leerlaufspannung

Die Klemmspannung nimmt ihren höchsten Wert an, wenn der Außenwiderstand unendlich ist, weil dann am Innenwiderstand kein Spannungsabfall eintritt.

Bei einem unendlich hohen Außenwiderstand kann jedoch kein Strom fließen, der Maximalwert der Klemmspannung wird daher auch Leerlaufspannung genannt.

Das nebenstehende Diagramm gibt die Beziehung zwischen Klemmspannung und Stromstärke an. Je höher die Belastbarkeit einer Stromquelle, desto flacher verläuft die Kurve.

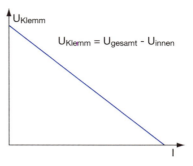

Abbildung 100: Abhängigkeit der Klemmspannung U_{Klemm} von der Stromstärke I. Die Gerade schneidet die y-Achse bei U_{Klemm} = Leerlaufspannung und I = 0. Die x-Achse wird bei U_{Klemm} = 0 und I = U_{gesamt}/R_{innen} geschnitten. Hier liegt ein sog. Kurzschluss vor.

4.3.2 Der verzweigte Stromkreis

Beim verzweigten Stromkreis existieren mehrere Wege, auf denen der Strom von einem Pol zum anderen fließen kann. Bezeichnen wir die Stromstärke in den einzelnen Abzweigungen als I_1 bis I_n, so ergibt sich die **Gesamtstromstärke I_{ges} als Summe der Einzelstromstärken:**

$$I_{ges} = I_1 + I_2 + \ldots + I_n$$

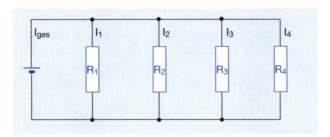

Abbildung 101: Verzweigter Stromkreis mit vier parallel geschalteten Widerständen.

Der Gesamtwiderstand einer verzweigten Schaltung ist umso niedriger,
- je kleiner die Einzelwiderstände sind und
- je mehr Einzelwiderstände parallel geschaltet sind.

Um das Problem mathematisch leichter handhaben zu können, rechnet man mit dem Kehrwert des Widerstandes, dem sog. **Leitwert:**

4.3.2 Der verzweigte Stromkreis

$$\text{Leitwert} = \frac{1}{\text{Widerstand}}$$

Der Gesamtleitwert von parallel geschalteten Widerständen ergibt sich als Summe der Einzelleitwerte:

$$\frac{1}{R_{ges}} = \frac{1}{R_1} + \frac{1}{R_2} + \ldots + \frac{1}{R_n}$$

Wenn in einem Stromkreis einige Widerstände parallel und andere in Reihe geschaltet sind, errechnet man zunächst den Gesamtwiderstand der parallel geschalteten Widerstände und betrachtet die Schaltung dann als Reihenschaltung, wobei die parallel geschalteten Widerstände nur noch als ein Widerstand behandelt werden:

Im dargestellten Beispiel wird zunächst $R_{2,3}$ berechnet ($1/R_{2,3} = 1/R_2 + 1/R_3$) und daraufhin wird die Schaltung als Reihenschaltung mit nur zwei Widerständen (R_1 und $R_{2,3}$) berechnet.

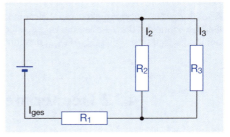

Abbildung 102: Stromkreis mit zwei parallel geschalteten Widerständen R_2 und R_3 und einem in Reihe geschalteten Widerstand R_1.

Kirchhoffsche Gesetze

Bei einer Verzweigung des Stromkreises stellt sich häufig die Frage, wie groß die Stromstärken in den einzelnen Abzweigungen sind. Hier gelten die kirchhoffschen Gesetze.

Das erste Gesetz, auch **Knotenregel** genannt, besagt, dass *in einem Verzweigungspunkt (in einem Stromknoten) die Summe der zuführenden gleich der Summe der abfließenden Ströme ist*. Dies muss so sein, denn sonst würden Elektronen aus dem Nichts entstehen oder spurlos verschwinden.

$I_1 + I_4 = I_2 + I_3$
bzw.
$I_1 + I_4 + (-I_2) + (-I_3) = 0$

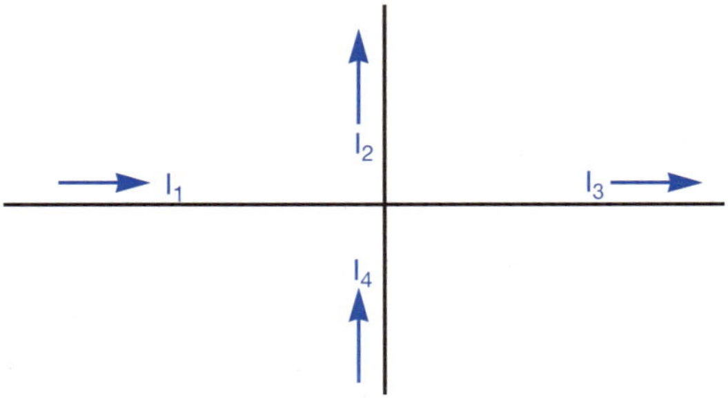

Abbildung 103: Verzweigungspunkt (Stromknoten). Über zwei Verbindungen fließt Strom zu, über zwei Verbindungen fließt Strom ab:

Das zweite kirchhoffsche Gesetz, auch **Maschenregel** genannt, bezieht sich auf geschlossene Wege („Maschen") in einem Stromkreis oder -netz. Es besagt, dass die Summe der Einzelspannungen zwischen zwei Punkten auf allen möglichen Verbindungswegen gleich ist.

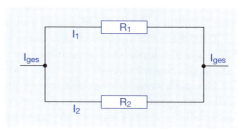

Abbildung 104: Eine „Strommasche" bestehend aus zwei parallel geschalteten Widerständen. An jedem Widerstand fällt nach dem ohmschen Gesetz die Spannung $U = R_1 I_1 = R_2 I_2$ ab. Der Einfachheit halber besteht jeder Stromweg aus nur einem einzelnen Widerstand (R_1 und R_2), häufig setzt sich jeder Stromweg aus verschiedenen Widerständen zusammen.

In dem Beispiel ist die Spannung über R_1 gleich der über R_2, sodass

$$R_1 I_1 = R_2 I_2$$

oder

$$\frac{I_1}{I_2} = \frac{R_2}{R_1}$$

Die Ströme verhalten sich umgekehrt wie die Widerstände.

4.4 Messung von Strom und Spannung

Messgeräte für Strom und Spannung, sog. Ampere- und Voltmeter, sind üblicherweise Drehspulmessinstrumente. Der zu messende Strom fließt durch eine Spule, die zwischen zwei Magnetpolen drehbar befestigt ist. Der Stromfluss erzeugt in der Spule ein Magnetfeld. Je stärker das Magnetfeld ist, desto weiter dreht sich die Spule aus ihrer Ruhelage.

Will man Wechselstrom messen, muss der Wechselstrom zunächst mit einem Gleichrichter in Gleichstrom verwandelt werden. Wechselstrom, der nicht gleichgerichtet worden ist, bewirkt keinen Ausschlag des Drehspulmesswerkes, weil sich die Spule abwechselnd nach rechts und links drehen will. Wegen der Trägheit der Spule kommt kein messbarer Ausschlag zustande, bei niedrig frequentem Wechselstrom höchstens ein Zittern der Spule.

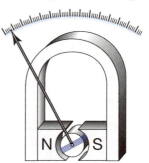

Abbildung 105: Prinzipieller Aufbau eines Drehspulmessgerätes für Strom- und Spannungsmessung.

Amperemeter

Amperemeter sind Messgeräte, die die Amperezahl feststellen, also die Stromstärke messen. *Sie werden in Reihe geschaltet,* damit der Strom, den sie messen sollen, durch sie hindurchfließen kann.

Ihr Innenwiderstand ist möglichst gering, damit der Gesamtwiderstand der Schaltung durch die Messung möglichst wenig erhöht wird.

Grundsätzlich verringert sich durch die Messung die Stromstärke, denn der Innenwiderstand des Amperemeters addiert sich zum Gesamtwiderstand des Stromkreises:

Beispielsweise beträgt der Innenwiderstand des Amperemeters 100 Ω. Misst man den Strom in einem Stromkreis mit 10 000 Ω Gesamtwiderstand, so erhöht sich der Gesamtwiderstand auf 10 100 Ω, also um 1%. Dadurch verringert sich die Stromstärke ebenfalls um 1%. Beträgt der Gesamtwiderstand aber nur 1 000 Ω, so erhöht er sich durch die Zwischenschaltung des Amperemeters um 10% auf 1 100 Ω, wodurch die Stromstärke um 10% abfällt. Der Messfehler wäre nur halb so groß, wenn der Innenwiderstand des Amperemeters nur 50 statt 100 Ω betrüge.

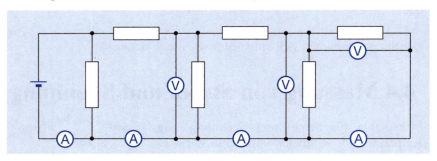

Abbildung 106: Beispiele für die die sinnvolle Schaltung von Volt- und Amperemetern.

Voltmeter

Voltmeter sind Spannungsmessgeräte. Sie sollen die Spannungsdifferenz zwischen zwei Punkten messen. Auch hier besteht die Gefahr, dass durch die Messung die zu messende Größe verändert wird: Der durch das Voltmeter fließende Strom verringert die Spannungsdifferenz. Deshalb muss der *Innenwiderstand eines Voltmeters möglichst hoch* sein.

Ein *Voltmeter wird stets parallel geschaltet,* es verbindet also die zu messenden Punkte, ohne den übrigen Stromkreis zu stören. Der durch die Messung entstehende Messfehler ist umso kleiner, je höher der Innenwiderstand des Voltmeters ist.

Messbereichserweiterung

Der Messbereich eines Ampere- oder Voltmeters ist zunächst durch das Skalenende begrenzt. Lässt man mehr Strom durch das Messgerät fließen, besteht keine Ablesemöglichkeit und die Gefahr der Zerstörung der hitzeempfindlichen Spule. Will man den Messbereich nach oben erweitern, kann man durch eine geeignete Schaltung erreichen, dass nur ein Teil des zu messenden Stroms durch das Amperemeter fließt bzw. dass nur ein Teil der zu messenden Spannung am Voltmeter anliegt.

Beispielsweise beträgt der Innenwiderstand eines **Amperemeters** 100 Ω. Wenn man parallel zum Amperemeter einen Widerstand von 100 Ω schaltet, fließt nur noch die Hälfte des Gesamtstromes durch das Messgerät. Nach diesem Prinzip lässt sich der Messbereich beliebig nach oben erweitern. Schaltet man beispielsweise einen Widerstand von 0,1 Ω parallel, so fließt nach dem zweiten kirchhoffschen Gesetz nur 1/1000 des Gesamtstroms durch das Amperemeter, d. h. wenn das Messgerät Milliampere anzeigt, fließen in Wirklichkeit Ampere. Die Parallelwiderstände sind in der Regel in das Amperemeter eingebaut und können durch einen Mehrbereichsschalter dazugeschaltet werden.

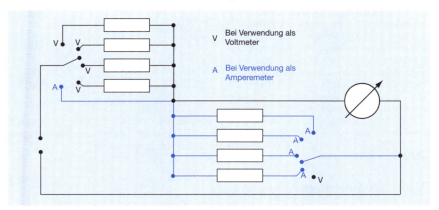

Abbildung 107: Messbereichserweiterung durch Vorschalt- und Parallelwiderstände. Bei der Verwendung als Voltmeter werden hochohmige Vorschaltwiderstände eingesetzt, bei der Verwendung als Amperemeter niederohmige Parallelwiderstände.

Der Messbereich eines **Voltmeters** wird durch einen Vorschaltwiderstand erhöht. Beispielsweise habe ein Voltmeter mit 100 Ω Innenwiderstand einen Messbereich von 100 mV. Schaltet man einen Vorschaltwiderstand von 900 Ω vor das Voltmeter, so fällt nur noch 1/10 des Gesamtwiderstandes direkt an der Spule des Messwerkes ab, der Messbereich wird um den Faktor 10 erhöht, ein halber Skalenausschlag entspricht nicht 50, sondern 500 mV. Auch hier sind der Ausweitung des Messbereiches nach oben keine Grenzen gesetzt. Weist der Vorschaltwiderstand 99 900 Ω auf, sodass der Gesamtwiderstand 100 000 Ω beträgt, so fällt 1/1000 der Gesamtspannung am Messwerk ab, ein halber Skalenausschlag entspricht dann 50 000 mV = 50 V.

Zusammenfassung: Ein Drehspulmessinstrument kann sowohl als Amperemeter als auch als Voltmeter betrieben werden, wobei die Vorschalt- oder Parallelwiderstände den Messbereich bestimmen. Bei der Verwendung als Amperemeter hat es einen geringen Innenwiderstand und wird in Reihe geschaltet, während es bei der Verwendung als Voltmeter mit einem möglichst hohen Vorschaltwiderstand parallel geschaltet wird.

Digitalanzeigende Messgeräte besitzen kein Drehspulmesswerk, die Messung erfolgt elektronisch und wird wie beim Taschenrechner digital angezeigt. Das Problem der Messfehler und das Prinzip der Messbereichserweiterung sind jedoch identisch wie bei den oben beschriebenen Drehspulmessgeräten.

Eine völlig andere Methode der Spannungsmessung stellt das **poggendorffsche Kompensationsverfahren** dar:

Mit diesem Verfahren kann man eine Spannung messen, ohne dass ein Strom fließt. Die Punkte P_1 und P_2, deren Spannungsdifferenz gemessen werden soll, werden mit einer Spannungsquelle verbunden, deren Spannung durch einen variablen Widerstand R stufenlos eingestellt werden kann.

Gemäß nebenstehender Skizze ist ein Amperemeter in den Stromkreis geschaltet, welches anzeigt, ob ein Strom fließt. Der variable Widerstand R wird so lange verändert, bis das Amperemeter keinen Stromfluss registriert. In diesem Zustand ist die am Widerstand R abgegriffene Spannung gleich der Spannung zwischen P_1 und P_2.

Die Höhe der Spannung lässt sich an einer am Widerstand R angebrachten Skala ablesen.

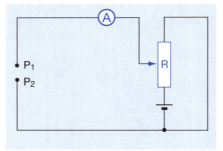

Abbildung 108: Stromlose Spannungsmessung nach dem poggendorffschen Kompensationsverfahren.

Widerstandsmessung

Die Messung eines Widerstandes erfolgt, indem man misst, welcher Strom bei welcher Spannung durch den Widerstand fließt:

$$R_x = \frac{U}{I}$$

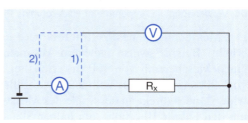

Abbildung 109: Widerstandsmessung durch gleichzeitige Messung von Strom und Spannung.

4.4 Messung von Strom und Spannung

Die gestrichelten Linien deuten an, dass es zwei Möglichkeiten des Schaltungsaufbaues gibt. Wählt man Variante 1, zeigt das Amperemeter einen zu hohen Wert an, denn ein Teil des durch das Amperemeter fließenden Stroms fließt durch das Voltmeter. Bei Schaltung 2 zeigt das Voltmeter einen zu hohen Wert an, denn ein Teil der am Voltmeter liegenden Spannung fällt am Innenwiderstand des Amperemeters ab.

Es besteht auch die Möglichkeit, den Widerstand mit nur einem Messgerät zu messen. Wenn die Spannung bekannt ist, kann man auf das Voltmeter verzichten. Man kann das Amperemeter mit einer in Ohm geeichten Skala versehen und dort direkt den Widerstand ablesen. Nach dieser Methode arbeiten Ohmmeter, die als Spannungsquelle mit einer Batterie ausgestattet sind.

Wheatstonesche Brücke

Die wheatstonesche Brücke stellt eine weitere Möglichkeit der Widerstandsmessung dar. Ebenso wie beim poggendorffschen Kompensationsverfahren wird ein variabler, mit einer Skala versehener Widerstand so justiert, dass das Amperemeter keinen Stromfluss anzeigt.

Üblicherweise werden zwei Punkte A und B mit einer beliebigen Spannungsdifferenz folgendermaßen verbunden:
– durch die Hintereinanderschaltung des zu messenden Widerstandes R_x mit einem bekannten Widerstand R_2 sowie
– durch einen Widerstandsdraht, der zwischen zwei Kontakten aufgespannt ist und neben dem ein verschiebbarer Stromabnehmer angebracht ist, dessen Position auf einer Millimeterskala genau abgelesen werden kann.

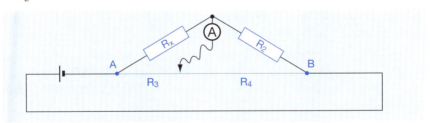

Abbildung 110: Widerstandsmessung nach dem Prinzip der wheatstoneschen Brücke. Die Brücke wird so abgeglichen, dass durch das Amperemeter kein Strom fließt.

Zwischen diesem Stromabnehmer und den beiden Widerständen ist ein empfindliches Amperemeter geschaltet.

Zum Abgleich der wheatstoneschen Brückenschaltung wird der Stromabnehmer so lange hin- und hergeschoben, bis das Amperemeter keinen Stromfluss anzeigt. In dieser Position wird die Spannung zwischen A und B von den beiden rechts und links vom Stromabnehmer liegenden Teilen des Widerstandsdrahtes im gleichen Verhältnis geteilt wie von den Widerständen R_x und R_2. Nehmen wir beispielsweise an, dass R_2 doppelt so groß wie R_x sei. In diesem Fall teilt der Stromabnehmer den Widerstandsdraht im Verhältnis 1:2, d.h. bei einem 100 cm langen Widerstandsdraht steht der Stromabnehmer 33,3 cm vom linken Rand, wenn das Amperemeter keinen Ausschlag zeigt.

Nennen wir die links und rechts vom Stromabnehmer liegenden Teile des Widerstandsdrahtes R_3 und R_4, so gilt allgemein, dass das Amperemeter keinen Ausschlag zeigt, wenn folgendes Widerstandsverhältnis gilt:

132   4.4 Messung von Strom und Spannung

$$\frac{R_x}{R_2} = \frac{R_3}{R_4}$$

R_x errechnet sich dann als

$$R_x = \frac{R_2 \cdot R_3}{R_4}$$

Man muss sich nicht die Mühe machen, den Widerstandswert des Drahtes zu ermitteln, denn der Widerstand des Drahtes ist proportional seiner Länge. Deshalb kann man auch mit dem Längenverhältnis L_3/L_4 rechnen: $R_x/R_2 = L_3/L_4$, sodass $R_x = R_2 L_3/L_4$.

Schwachstrom – Starkstrom

Die Aktionspotenziale menschlicher Nerven- und Muskelzellen weisen etwa 0,09 Volt auf. Computer und Transistorradios arbeiten mit Spannungen von wenigen Volt, die Telefonleitungen führen 60 Volt Spannung, aus der Steckdose kommen 230 Volt, Straßenbahnen und Züge fahren mit etwa 500 – 700 Volt und Hochspannungsleitungen transportieren die elektrische Energie mit bis zu 330 000 Volt. Warum dieses Durcheinander? Es wäre doch einfacher und vor allem ungefährlicher, eine Einheitsspannung von z. B. 12 Volt zu benutzen.

Die elektrische Arbeit errechnet sich als Produkt von Stromstärke und Spannung. Deshalb liegen überall dort, wo viel Arbeit geleistet oder transportiert werden muss (Haushaltssteckdose, Straßenbahn, Überlandleitung), hohe Spannungen vor. Als Beispiel betrachten wir eine Glühlampe, die mit einer Leistung von 60 Watt leuchten soll.

- Wenn sie mit 230 Volt betrieben wird, beträgt ihre Stromstärke 60 W/230 V = 0,26 Ampere. Um diese Stromstärke zu ermöglichen, muss ihr Widerstand nach der Formel R = U/I den Wert 230 V/0,26 A = 885 Ohm betragen.

- Wenn die 60-Watt-Glühlampe mit 12 Volt Spannung betrieben werden soll, muss ihre Stromstärke 60 W/12 V = 5 Ampere betragen. Um diese Stromstärke bei der Spannung von 12 Volt zu ermöglichen, muss ihr Widerstand 12 V/5 A = 2,4 Ohm betragen.

Auch bei niedriger Spannung kann eine verhältnismäßig große Arbeit geleistet werden. Allerdings muss dann die Stromstärke hoch und der Innenwiderstand des Verbrauchers entsprechend niedrig sein.

Aus dem niedrigen Widerstand leitet sich der springende Punkt des Problems ab: Wir gehen davon aus, dass der Widerstand der elektrischen Kabel und Leitungen vom Stromzähler bis zur 60-Watt-Glühlampe 1 Ohm beträgt und betrachten das obige Beispiel:

4.4 Messung von Strom und Spannung

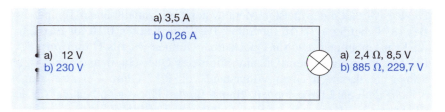

Abbildung 111: Stromkreis mit einer 60-W-Glühlampe und einem Leitungswiderstand von 1 Ω: Im Fall a) fällt bei einer Klemmspannung von 12 V ein Anteil von fast 30% im Leitungsnetz ab und an der 12-V-60-W-Glühlampe liegt eine Spannung von nur 8,5 V an, sodass die Lampe nicht 60 W Leistung entwickeln kann, sondern nur 8,5 V · (12 V/ 3,4 Ω) = 8,5 V · 3,5 A = 29,75 W. Im Leitungssystem entsteht Wärme in Höhe von 3,5 A · 3,5 V = 12,25 W. Die Gesamtleistung beträgt 12 V · 3,5 A = 42 W.
Im Fall b) ist der Spannungsabfall im Leitungsnetz zu vernachlässigen.

- Bei 230 V Spannung und 885 Ω Innenwiderstand beträgt der Gesamtwiderstand von Glühlampe und Leitungssystem 886 Ω. Wie auf Seite 123f. besprochen, fallen bei der Reihenschaltung von zwei Widerständen an jedem Widerstand soviel Prozent von der Gesamtspannung ab, wie der prozentuale Anteil des Widerstandes am Gesamtwiderstand beträgt. Der Widerstand der Glühlampe beträgt 885 Ω von insgesamt 886 Ω. Folglich fällt ein Anteil von 885/886 der Gesamtspannung von 230 V an der Glühlampe ab: 230 V · 885/886 = 229,7 V. Nur 0,3 Volt, also etwas mehr als 1 Promille der Gesamtspannung, fallen im Leitungssystem ab.

- Bei 12 V Spannung und 2,4 Ω Innenwiderstand beträgt der Gesamtwiderstand von Glühlampe und Leitungssystem 3,4 Ω. Demnach fällt nur ein Anteil von 2,4/3,4 der Gesamtspannung an der Glühlampe ab: 12 V · 2,4/3,4 = 8,5 V. 3,5 Volt, also fast 30 Prozent der Gesamtspannung, fallen im Leitungssystem ab. Damit werden fast 30 Prozent der eingesetzten Energie im Leitungssystem in *joulesche Wärme* überführt.

Ergebnis: Wenn man mit niedrigen Spannungen aber hohen Stromstärken arbeitet, tritt ein unverhältnismäßig hoher Energieverlust in elektrischen Leitungen auf.

Widerstand eines Leiters

Der elektrische Widerstand R eines Kabels oder eines Drahtes hängt von drei Faktoren ab, von seiner *Länge l,* seinem *Querschnitt q* und der *Resistivität,* dem sog. *spezifischen Widerstand* ρ (sprich rho), des Materials:

$$R = \rho \, \frac{l}{q}$$

134   4.4 Messung von Strom und Spannung

Die Resistivität ρ der meisten Metalle steigt mit zunehmender Temperatur. Bei 18 °C beträgt ρ 0,016 für Silber, 0,017 für Kupfer, 0,10 für Eisen, 0,5 für Konstantan und 0,96 für Quecksilber (Einheit jeweils Ω mm^2/m). Eine Kupferleitung mit einem Quadratmillimeter Querschnitt und zehn Meter Länge hat demnach einen Widerstand von 0,17 Ohm. Bei zweiadrigen Kabeln zählt die Länge doppelt, einmal für den Hinweg und einmal für den Rückweg. Der Kehrwert der Resistivität wird **Leitfähigkeit** genannt.

Joulesche Wärme

Der Spannungsabfall in den elektrischen Leitungen bedeutet einen Energieverlust, denn am Verbraucher liegt dadurch eine geringere Spannung an, sodass der Verbraucher weniger Arbeit leisten kann. Die „verloren"-gehende Energie wird in Wärme überführt. Modellhaft kann man sich vorstellen, dass die Elektronen bei ihrer Wanderung durch den Leiter gegen die Atome stoßen und diese in Schwingung versetzen.

Die bei der Stromleitung entstehende Wärme ist gewissermaßen der elektrische Reibungsverlust, ähnlich, wie es einen mechanischen Reibungsverlust gibt. Häufig ist die Wärmeentwicklung erwünscht, z. B. in der Heizspirale eines Tauchsieders, einer Herdplatte oder in der Glühwendel einer Glühlampe. Bei einer Stromstärke von einem Ampere und einem Spannungsabfall von einem Volt wird pro Sekunde die Wärmemenge ein Joule oder 0,24 Kalorien frei:

$$1 \text{ VAs} = 1 \text{ Ws} = 1 \text{ J} = 0{,}24 \text{ cal}$$

Dies ist dieselbe Wärmemenge, die bei der Überführung von einem Newtonmeter mechanischer Energie in Wärmeenergie entsteht, wie auf Seite 84 erläutert wird.

4.5 Magnetismus

Die magnetischen Eigenschaften des Stroms verleihen der Elektrizität ihre universelle technische Bedeutung. Einmal stellen die elektromagnetischen Kräfte die Verbindung zwischen elektrischer und mechanischer Energie her, d. h. sie ermöglichen die Erzeugung elektrischen Stroms in Generatoren und die Erzeugung mechanischer Energie in Elektromotoren. Zum anderen beruht auf den elektromagnetischen Wellen die Funktion von Radio und Fernsehen. Im Folgenden erläutern einige einfache Experimente die Grundbegriffe des Magnetismus:

4.5 Magnetismus

Zunächst beschäftigen wir uns mit der magnetischen Kompassnadel: Sofern sich in ihrer Umgebung keine störenden Magnetfelder, größere Eisenteile oder dergleichen befinden, stellt sich die Kompassnadel immer so ein, dass eine Spitze nach Norden, die andere Spitze nach Süden zeigt. Hieraus schließen wir, dass die beiden Enden der Kompassnadel unterschiedliche Eigenschaften haben. Wir nennen die nach Norden zeigende Spitze Nordpol und das nach Süden zeigende Ende Südpol.

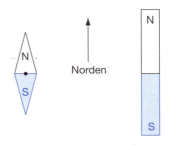

Abbildung 112: Ein Stabmagnet und eine Kompassnadel richten sich im Magnetfeld der Erde aus. Der nach Norden zeigende Pol heißt Nordpol.

Wir hängen einen Stabmagneten an einem Faden so auf, dass er sich frei drehen kann. Auch der Stabmagnet richtet sich so aus, dass ein Ende von ihm nach Norden und das andere Ende nach Süden zeigt. Auch der Stabmagnet hat einen Nord- und einen Südpol.

Wir bestimmen auf diese Weise den Nord- und Südpol von zwei Stabmagneten und hantieren danach in spielerischer Weise mit ihnen herum. Hierbei stellen wir fest: **Gleichnamige Pole stoßen sich ab, ungleichnamige Pole ziehen sich an.**

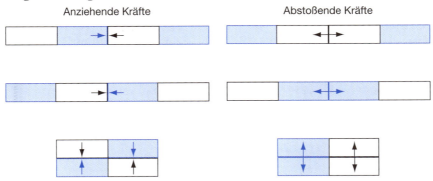

Abbildung 113 bis 118: Magnetische Kräfte zwischen zwei gleich starken Stabmagneten. In den Abbildungen 113 bis 115 (links) sind die Stabmagnete so positioniert, dass sie sich gegenseitig anziehen. In den Abbildungen 116 bis 118 stehen sich gleichnamige Pole gegenüber, sodass zwischen den Stabmagneten abstoßende Kräfte wirksam sind.

Auf diese Weise lässt sich auch die Ausrichtung der Kompassnadel in Nord-Süd-Richtung erklären. Die Erde ist ebenfalls ein Magnet, wobei ihr magnetischer Südpol in der Nähe des geografischen Nordpols liegt und umgekehrt.

Magnetische Influenz

Es ist vom täglichen Leben her bekannt, dass Magnete die Fähigkeit haben, Eisen anzuziehen und festzuhalten. Diese Eigenschaft beruht darauf, dass das Eisenstück durch den Magneten magnetisiert wird und selber einen Nord- und Südpol erhält. Diese Erscheinung heißt magnetische Influenz. Nachdem das Eisenstück magnetisiert worden ist, zieht ein Pol des Magneten den ungleichnamigen Pol des Eisens an (vgl. 4.1.1 elektrostatische Influenz).

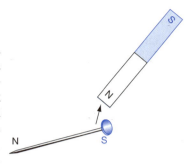

Abbildung 119: Magnetische Influenz eines Stabmagneten auf einen Nagel.

Das magnetische Feld

Der Raum, in dem die von einem Magneten ausgehenden Kräfte wirksam sind, heißt magnetisches Feld. Das magnetische Feld wird ebenso wie das elektrische Feld durch Feldlinien beschrieben. Man kann den Verlauf des magnetischen Feldes sichtbar machen, indem man Eisenfeilspäne in das Feld einbringt. Aufgrund der magnetischen Influenz werden die Eisenspäne magnetisiert und richten sich wie kleine Kompassnadeln entlang der Feldlinien aus.

Wenn man einen Stabmagneten flach auf den Tisch legt, eine dünne Glasscheibe darüber deckt und diese mit Eisenfeilspänen bestreut, erhält man das in Abb. 120 gezeigte Bild: Die Feldlinien treten im Bereich der Pole besonders zahlreich in den Magneten ein bzw. aus ihm heraus. Die

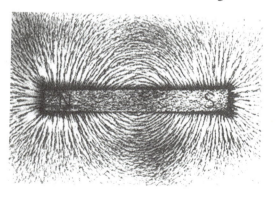
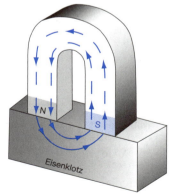

Abbildung 120 und 121: Feldlinienverlauf bei einem Stab- und einem Hufeisenmagneten, einmal durch Eisenfeilspäne sichtbar gemacht und einmal als schematische Darstellung des Verlaufs der Feldlinien *innerhalb* des Magneten und eines Eisenklotzes.

magnetischen Feldlinien sind geschlossene Kurven und laufen in sich zurück. **Die Richtung der Feldlinien ist so definiert worden, dass sie außerhalb eines Magneten vom Nord- zum Südpol verlaufen.** Da die Feldlinien geschlossene Kurven sind, verlaufen sie innerhalb der Magnete vom Süd- zum Nordpol.

Die Stärke des magnetischen Feldes wird – ebenso wie beim elektrischen Feld – durch die Dichte der Feldlinien angegeben. Die in Abbildung 120 und 121 dargestellten Feldlinienverläufe zeigen, dass das magnetische Feld im Bereich der Pole am stärksten ist.

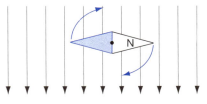

Abbildung 122: Das Drehmoment auf die quer in die Feldlinien eingebrachte Kompassnadel verhält sich proportional zur Stärke des magnetischen Feldes.

Man kann die Stärke eines Magnetfeldes messen, indem man eine kleine Kompassnadel in das Magnetfeld einbringt, senkrecht zu den Feldlinien ausrichtet und das Drehmoment misst, mit dem sich die Kompassnadel in Richtung der Feldlinien einstellen will.

Wenn man einen Dauermagneten in der Mitte durchbricht, erhält man zwei kleine Dauermagnete, die jeweils einen eigenen Nord- und Südpol haben. **Es ist unmöglich, einen isolierten Nordpol oder einen isolierten Südpol herzustellen.**
Begründung: Im Bereich des Südpols treten die Feldlinien in den Magneten ein und am Nordpol treten sie aus. Wenn ein Körper z.B. nur einen Südpol und keinen Nordpol hätte, würden in ihn zwar Feldlinien eintreten, aber keine Feldlinien austreten. Dies ist nicht möglich, weil die Feldlinien geschlossene Kurven sind und in sich zurücklaufen.

4.5.1 Materie im magnetischen Feld

In ein magnetisches Feld eingebrachte Stoffe können die magnetische Wirkung schwächen oder verstärken, was im Feldlinienbild einer Zerstreuung oder Sammlung der Feldlinien entspricht.

Diamagnetische Stoffe wie Kupfer, Gold und Wasser **zerstreuen die magnetischen Feldlinien,** d.h. das in dem Stoff herrschende Magnetfeld ist schwächer als außerhalb.
Paramagnetische Stoffe wie Aluminium, Platin und Luft **sammeln die Feldlinien,** sodass diese Stoffe stärker vom Magnetfeld durchflutet werden als die Umgebung.

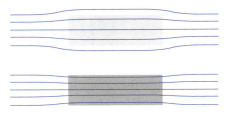

Abbildung 123 und 124: Feldlinienverlauf bei einem diamagnetischen Stoff (oben) und einem paramagnetischen Stoff (unten).

4.5.1 Materie im magnetischen Feld

Die relative Permeabilität μ eines Stoffes gibt an, um wie viel der betreffende Stoff die magnetische Feldstärke gegenüber dem Vakuum erhöht. Bei paramagnetischen Stoffen ist μ größer, bei diamagnetischen Stoffen kleiner als 1.

Bei ferromagnetischen Stoffen wie Eisen, Nickel und Kobalt **ist die relative Permeabilität μ keine Konstante**, sondern hängt davon ab, welche magnetischen Kräfte auf das Material einwirken. Während μ bei para- und diamagnetischen Stoffen nur geringfügig von 1 abweicht, kann μ bei ferromagnetischen Stoffen sehr hohe Werte annehmen, bei bestimmten Eisen-Nickel-Legierungen Werte bis zu 300 000.

Die Besonderheit der ferromagnetischen Stoffe besteht darin, dass sie magnetisch bleiben, nachdem man sie aus dem Magnetfeld entfernt hat, in dem sie einer magnetischen Influenz ausgesetzt waren. Diese Erscheinung heißt **Remanenz** oder **Hysteresis** (lat., griech.: Nachwirkung). Für Dauermagneten sind nur Legierungen geeignet, bei denen die Eigenschaft der Remanenz besonders ausgeprägt ist.

Anstelle der relativen Permeabilität μ gibt man häufig die **Suszeptibilität** κ (sprich: kappa) des Stoffes an, die folgendermaßen definiert ist: $\kappa = \mu - 1$.

Entstehung des Dia-, Para- und Ferromagnetismus

Das Verhalten eines Stoffes im Magnetfeld beruht auf der Wechselwirkung des Magnetfeldes mit den Elektronen in den Atomhüllen.

Jede bewegte Ladung erzeugt in ihrer Umgebung ein magnetisches Feld. Dies gilt auch für die Elektronen in der Atomhülle, die zwei Bewegungen ausführen:

1) Sie kreisen um den Atomkern.

2) Sie drehen sich um sich selber (sog. Elektronenspin).

Beide Bewegungen führen zu einem magnetischen Feld in der Umgebung. Das magnetische Moment eines Atoms ergibt sich als Überlagerung der von den einzelnen Elektronen ausgehenden magnetischen Felder.

Wenn ein Stoff in ein Magnetfeld eingebracht wird, wirkt das Magnetfeld auf die Elektronen der Atomhülle ein. Die Elektronen der Atomhülle werden gewissermaßen zu einer geringfügigen Kurskorrektur gezwungen. Hierdurch tritt eine *Abschwächung* des Magnetfeldes auf; diese Erscheinung heißt Diamagnetismus und tritt bei allen in ein Magnetfeld eingebrachten Stoffen auf, auch wenn die Atome an sich unmagnetisch sind, weil sich die von den einzelnen Elektronen ausgehenden Felder gegenseitig aufheben.

Bei *paramagnetischen Stoffen* ist jedes Atom ein kleiner Magnet, und unter dem Einfluss eines äußeren Magnetfeldes richten sich die einzelnen Atome ähnlich wie kleine Kompassnadeln aus. Hierauf beruht die auf Seite 136 beschriebene magnetische Influenz.

Ferromagnetische Stoffe

Das magnetische Feld dieser Stoffe wird durch die **magnetischen Spins** einzelner Elektronen erzeugt. Der kristalline Aufbau ferromagnetischer Stoffe zeichnet sich durch die Eigenart aus, dass sich über größere Bezirke

4.5.2 Magnetfeld als Begleiterscheinung des Stroms   139

von 100–10 000 Atomen Kantenlänge alle Elektronenspins in derselben Richtung anordnen. Ein solcher Bezirk mit gleichgerichteten Elektronenspins heißt **weisscher Bezirk.**

Wenn ein ferromagnetischer Stoff einem Magnetfeld ausgesetzt wird, vergrößern sich die zum Magnetfeld günstig liegenden weisschen Bezirke auf Kosten benachbarter Bezirke. Es hängt von der Stärke des magnetischen Feldes ab, wie viele der Elektronenspins sich in Feldrichtung ausrichten. Deshalb steigt die relative Permeabilität µ mit der Feldstärke H, kann jedoch einen Höchstwert nicht überschreiten, bei dem alle Elektronenspins ausgerichtet sind.

Nach der Entfernung eines ferromagnetischen Stoffes aus dem Magnetfeld, in dem seine weisschen Bezirke gleichgerichtet wurden, behalten die Elektronenspins ihre Richtung bei. Der Magnet ist zum Dauermagneten geworden. Diese Erscheinung heißt **Remanenz** oder **Hysteresis.**

4.5.2 Magnetfeld als Begleiterscheinung des Stromes

Im Kapitel Mechanik hatten wir besprochen, dass jede Masse von einem Schwerefeld umgeben ist, auf Seite 112 wurde erläutert, dass von jeder Ladung ein elektrisches Feld ausgeht. Von gleichermaßen fundamentaler Bedeutung ist die Tatsache, dass sich *jede bewegte elektrische Ladung mit einem magnetischen Feld umgibt.*

In der folgenden Abbildung ist das Magnetfeld in der Umgebung eines mit Gleichstrom durchflossenen Leiters dargestellt. Der Verlauf der Feldlinien lässt sich durch Eisenfeilspäne darstellen.

Die linke Abbildung zeigt das Magnetfeld aus perspektivischer Sicht, die rechte Abbildung gibt das Magnetfeld wieder, wenn der Leiter senkrecht aus der Papierebene herauskommt und die konventionelle Stromrichtung von unten nach oben zeigt. Der Zusammenhang zwischen der Stromrichtung und dem Verlauf des magnetischen Feldes wird durch die **Rechte-Faust-Regel** beschrieben: **Wird der ausgestreckte Daumen der rechten Hand in Richtung der konventionellen Stromrichtung gehalten, so geben die gekrümmten Finger den Verlauf der magnetischen Feldlinien an.**

Bei dem durch einen Strom erzeugten Magnetfeld gibt es weder einen Nord- noch einen Südpol, **die magnetischen Feldlinien sind geschlossene Linien und laufen in sich zurück.**

Die Stärke des Magnetfeldes ist proportional der Stromstärke und nimmt mit zunehmendem Abstand vom stromdurchflossenen Leiter ab.

4.5.2 Magnetfeld als Begleiterscheinung des Stroms

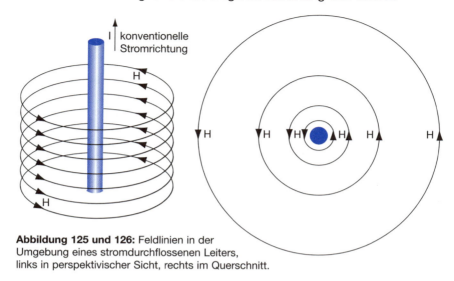

Abbildung 125 und 126: Feldlinien in der Umgebung eines stromdurchflossenen Leiters, links in perspektivischer Sicht, rechts im Querschnitt.

Stromdurchflossene Spule

In einer stromdurchflossenen Spule überlagern sich die in jeder einzelnen Windung erzeugten Magnetfelder. Auf diese Weise kann man auch mit einer geringen Stromstärke ein relativ starkes Magnetfeld erzeugen. Die Richtung der Feldlinien lässt sich ebenfalls nach der Rechten-Faust-Regel ableiten.

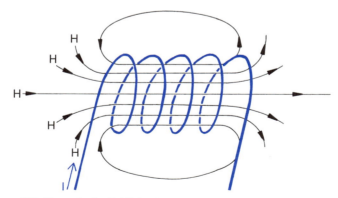

Abbildung 127: Magnetische Feldlinien in einer stromdurchflossenen Spule.

Bei einer genügend langen Spule entsteht im Innern der Spule ein homogenes Magnetfeld, d.h. die Feldlinien haben gleichen Abstand voneinander und verlaufen parallel.

Wie sich durch Messungen zeigen lässt, verhält sich die Stärke des Magnetfeldes proportional der Windungszahl n, der Stromstärke I und umgekehrt proportional der Spulenlänge l.

$$\text{magnetische Feldstärke H} = \frac{n\,I}{l}$$

Da sich die kohärenten Einheiten des SI ohne Umrechnungsfaktoren ergeben, beträgt die Einheit der magnetischen Feldstärke Ampere pro Meter.

4.5.3 Lorentz-Kraft und Induktion

Jede bewegte elektrische Ladung umgibt sich mit einem magnetischen Feld. Wenn sich die Ladung durch ein bereits bestehendes magnetisches Feld bewegt, tritt das von ihr erzeugte Magnetfeld mit dem bereits bestehenden Magnetfeld in Wechselwirkung. Diese Wechselwirkung wirkt auf die Ladung zurück: Auf die bewegte Ladung wird eine Kraft ausgeübt, die sog. **Lorentz-Kraft.** Im Grunde genommen handelt es sich hierbei um nichts anderes als um die Kraft zwischen zwei Magneten.

Die Wechselwirkung zwischen einem homogenen Magnetfeld und dem von einer bewegten Ladung erzeugten Magnetfeld wird in Abbildung 130 zeichnerisch dargestellt. Der Punkt in der Mitte der konzentrischen Kreise stellt einen senkrecht aus der Papierebene ragenden Leiter dar, der vom Gleichstrom durchflossen wird.

Abbildung 128: Homogenes Magnetfeld

Abbildung 129: Magnetfeld in der Umgebung eines senkrecht aus der Papierebene zeigenden Leiters, konventionelle Stromrichtung von unten nach oben

Abbildung 130: Überlagerung der beiden Felder

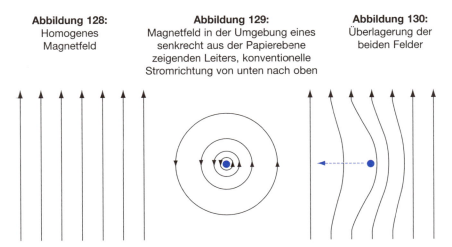

4.5.3 Lorentz-Kraft und Induktion

Das vom Leiter ausgehende Magnetfeld wirkt auf das ursprünglich homogene Magnetfeld ein. Die hierbei auftretende Kraft wirkt auf den Leiter zurück und versucht, ihn in Pfeilrichtung zu verschieben. Sie heißt Lorentz-Kraft und hat große technische Bedeutung, da alle Elektromotoren auf ihr beruhen.

Die Lorentz-Kraft wirkt auf jede elektrische Ladung, die sich im magnetischen Feld bewegt. Sie steht sowohl auf der Bewegungsrichtung der Ladung als auch auf den magnetischen Feldlinien senkrecht. Die Richtung der Lorentz-Kraft lässt sich nach der **Drei-Finger-Regel der rechten Hand** bestimmen: Hält man den Daumen in die konventionelle Stromrichtung und den Zeigefinger in Richtung der magnetischen Feldlinien, so gibt der angewinkelte Mittelfinger die Richtung der auf die bewegte Ladung wirkenden Lorentz-Kraft an.

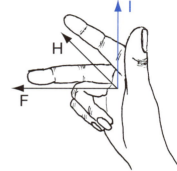

Abbildung 131: Drei-Finger-Regel der rechten Hand, um die Richtung der Lorentz-Kraft aus dem Feldlinienverlauf und der Stromrichtung zu ermitteln.

Die Lorentz-Kraft errechnet sich nach folgender Formel:

$$\vec{F} = Q\,\vec{v} \times \vec{H}\,\mu\,\mu_0 \quad \text{oder} \quad \vec{F} = Q\,\vec{v} \times \vec{B}$$

Erläuterung:
Die auf einen Leiter wirkende Lorentz-Kraft ist proportional der im Leiter fließenden Stromstärke und der Länge des Leiters. Das Produkt aus der Länge l des Leiters und der in ihm fließenden Stromstärke I kann man als Produkt der transportierten Ladungsmenge Q und der Bewegungsgeschwindigkeit v ausdrücken:

$$I\,l = Q\,v$$

Außerdem ist die Lorentz-Kraft proportional der magnetischen Feldstärke H. Auf Seite 138 wurde besprochen, dass das magnetische Feld durch die Anwesenheit eines Stoffes verstärkt oder abgeschwächt werden kann. Die *relative Permeabilitätskonstante* μ gibt an, um welchen Faktor das magnetische Feld durch die Anwesenheit dieses Stoffes verstärkt wird. Das Produkt aus Feldstärke H, relativer Permeabilität μ und magnetischer Feldkonstante μ_0 heißt **magnetische Flussdichte B,** auch als magnetische Kraftflussdichte bezeichnet. Die Einheit der Flussdichte B im SI ist Tesla als $1\,\text{Tesla} = 1\,\text{Vs m}^{-2}$.

$$\vec{B} = \mu\,\mu_0\,\vec{H}$$

Größe und Einheit der *magnetischen Feldkonstanten* $\mu_0 = 1{,}256 \cdot 10^{-6}\,\text{Vs A}^{-1}\,\text{m}^{-1}$ sind so gewählt worden, dass sich in der obigen Formel die Kraft ohne zusätzlichen Umrechnungsfaktor in der SI-Einheit Newton ergibt. μ_0 wird auch als *absolute Induktionskonstante* bezeichnet.

4.5.3 Lorentz-Kraft und Induktion

Induktion

Wir wissen, dass jeder Strom in seiner Umgebung ein Magnetfeld erzeugt, und wollen untersuchen, wie der umgekehrte Vorgang möglich ist, dass ein **Magnetfeld einen Strom erzeugt.** Nach siebenjährigem Experimentieren machte Faraday 1831 die entscheidende Entdeckung. Der grundlegende Versuch besteht darin, dass man einen geraden Leiter mit einem empfindlichen Voltmeter verbindet und zwischen den Polen eines Hufeisenmagneten hin und her bewegt. Bei Bewegung in Pfeilrichtung zeigt das Voltmeter einen Ausschlag, der umso höher ist, je schneller die Bewegung ausgeführt wird. Bei Bewegung in Drahtrichtung geschieht nichts. Nur wenn der Draht in das Magnetfeld „hinein-geführt" (lat.: in-ducere) oder auch herausgeführt wird, wird eine Spannung im Leiter induziert.

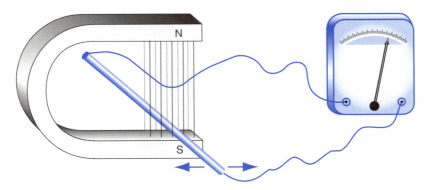

Abbildung 132: Versuchsaufbau zum Nachweis des Induktionsgesetzes. Dieser Versuchsaufbau wird in Abb. 133 nochmal schematisiert dargestellt.

Faraday hat umfangreiche Messungen durchgeführt, er hat Magnetfelder verschiedener Stärken benutzt, er hat statt eines geraden Drahtes gebogene Leiterschleifen und Spulen von verschiedenen Querschnitten benutzt, er hat diese nicht nur hin- und hergeschoben, sondern auch gedreht.

Angesichts der Tatsache, dass es sich bei einem Magnetfeld um ein dreidimensionales Gebilde handelt, und angesichts der Tatsache, dass es viele experimentelle Variationsmöglichkeiten gibt, würde man eine komplizierte Formel als Ergebnis erwarten. Doch auch hier zeigt sich, dass grundlegende physikalische Vorgänge einfachen Gesetzen gehorchen:

Die magnetischen Feldlinien sind geschlossene Kreise und laufen in sich zurück. Auch der Stromkreis ist ein geschlossener Kreis. *Bei der elektromagnetischen Induktion handelt es sich demnach um zwei ineinander verschlungene Ringe:* die magnetischen Feldlinien und den elektrischen

4.5.3 Lorentz-Kraft und Induktion

Stromkreis. Der elektrische Stromkreis ist meist als Spule konstruiert. Auch in obigem Experiment mit dem Hufeisenmagneten, wo von einer Spule nichts zu sehen ist, liegt ein aus Draht, Kabeln und Voltmeter gebildeter Strom*kreis* vor. Er ist zwar nicht rund, weist aber dennoch einen Querschnitt auf. Alle Feldlinien, die durch diesen Querschnitt hindurchlaufen, heißen in ihrer Summe *magnetischer Fluss* Φ (sprich Phi). Man spricht auch vom Kraftfluss. Die zu diesem Fluss gehörenden Feldlinien laufen wie alle magnetischen Feldlinien in sich zurück und bilden ebenfalls einen Kreis. Daher das Bild der in sich verschlungenen Ringe oder Kreise.

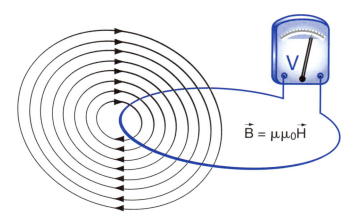

Abbildung 133: Schematische Darstellung des Versuchsaufbaus aus Abb. 132. Der magnetische Kraftfluss wird von allen magnetischen Feldlinien gebildet, die den vom Strom„kreis" gebildeten Querschnitt durchschneiden.

Entscheidend für die Höhe der induzierten Spannung ist lediglich die *zeitliche Änderung des magnetischen Flusses* $d\Phi/dt$. In obigem Experiment wird durch eine Bewegung des Drahtes in Pfeilrichtung die Zahl der durch den „Spulen"-Querschnitt tretenden magnetischen Feldlinien verändert. Je schneller die Verschiebung des Drahtes erfolgt, desto größer ist $d\Phi/dt$ und desto höher ist der Ausschlag des Voltmeters.

Es ist gleichgültig, wodurch die Änderung des Kraftflusses hervorgerufen wird, ob die Spule verschoben oder gedreht wird oder ob das Magnetfeld räumlich verändert oder in seiner Intensität variiert wird.

Wenn eine Spule aus mehreren Windungen besteht, tritt der magnetische Fluss mehrfach durch den vom Stromkreis gebildeten Querschnitt hindurch. In diesem Fall wird die magnetische Flussänderung $d\Phi/dt$ mehrfach gezählt.

4.5.3 Lorentz-Kraft und Induktion

Induktionsgesetz

Zusammenfassend ergibt sich das Induktionsgesetz: **Die induzierte Spannung U_{ind} errechnet sich als Produkt der zeitlichen Änderung des magnetischen Flusses $d\Phi/dt$ und der Windungszahl n:**

$$U_{ind} = -n \frac{d\Phi}{dt}$$

Der magnetische Fluss Φ errechnet sich als Produkt aus der durchschnittlichen Flussdichte B und dem Spulenquerschnitt A:

$$\Phi = B \ A$$

Die Einheit des magnetischen Flusses ist Weber: 1 Weber = 1 Vs.

Lenzsche Regel

Wenn es im Stromkreis durch die induzierte Spannung zu einem Stromfluss kommt, umgibt sich der Strom mit einem Magnetfeld. Dieses Magnetfeld wirkt auf den den Spulenquerschnitt durchsetzenden Kraftfluss zurück. Es kommt also durch den induzierten Strom zu einer Flussänderung. Hierdurch wird erneut eine Spannung induziert. Dieser Vorgang wird auf Seite 148 unter der Überschrift *Selbstinduktion* ausführlich erläutert.

Die induzierte Spannung ist so gerichtet, dass der von ihr hervorgerufene Strom der Änderung des induzierenden Flusses entgegenwirkt.

Diese Gesetzmäßigkeit heißt **lenzsche Regel.** In der Formel des Induktionsgesetzes deutet das Minuszeichen die von der lenzschen Regel vorgegebene Spannungs- bzw. Stromrichtung an.

Die lenzsche Regel folgt aus dem Satz von der Erhaltung der Energie: Wenn der induzierte Strom so gerichtet wäre, dass er die induzierende Kraftflussänderung, also seine eigene Ursache, verstärken würde, würde sich die Induktion selber aufschaukeln und elektrische Energie würde praktisch aus dem Nichts entstehen. Dies wäre ein *Perpetuum mobile*. Weil dies nicht möglich ist, ist die induzierte Spannung so gerichtet, dass sie ihrer Ursache, der induzierenden Flussänderung, entgegenwirkt.

Das Induktionsgesetz findet beim Generator und beim Transformator Anwendung. Diese Geräte werden im Abschnitt 4.6 Wechselstrom besprochen.

4.6 Wechselstrom

Wechselstrom ist die technisch bedeutsamste Form der elektrischen Energie. Hierfür sind zwei Gründe maßgeblich. Zunächst die Konstruktion der Generatoren. Bei der Erzeugung elektrischer Energie nach dem Prinzip der Induktion wird eine Spule von einer Flussänderung $d\Phi/dt$ durchflutet. Wenn die Spule Gleichstrom liefern soll, muss das Vorzeichen dieser Kraftflussänderung $d\Phi/dt$ stets gleich bleiben, d. h. der Fluss Φ muss ständig anwachsen oder ständig abnehmen. Dies kann natürlich nur für kurze Zeit gelten, bis der Kraftfluss seinen Maximalwert erreicht hat. Danach muss die Flussänderung $d\Phi/dt$ ihr Vorzeichen ändern, wodurch sich auch das Vorzeichen der induzierten Spannung ändert. Als Ergebnis sehen wir, dass ein nach dem Prinzip der Induktion erzeugter Strom naturgemäß Wechselstrom ist.

Es wäre sicherlich möglich, den vom Generator erzeugten Wechselstrom in Gleichstrom umzuwandeln, doch dies geschieht nicht, weil die Spannung des Wechselstroms durch Transformatoren problemlos herauf- und heruntertransformiert werden kann.

Beim Wechselstrom wird die elektrische Ladung nicht durch den Verbraucher hindurchtransportiert, sondern die Ladungsträger pendeln ständig hin und her. Stromstärke und Spannung ändern ständig ihr Vorzeichen und ihren Betrag. Transportiert wird lediglich die elektrische Energie.

Netzstrom

Im Generator wird ein Magnetfeld relativ zu einer Spule bewegt, sodass die Spule von einem sich ständig ändernden Kraftfluss durchsetzt wird. Hierdurch wird in der Spule eine Spannung induziert. Die Spannung führt zu einem Stromfluss und damit wird die mechanische Energie, die zur Erzeugung des sich ändernden Kraftflusses nötig ist, in elektrische Energie verwandelt. Soviel zum Prinzip des Generators. Der Dynamo am Fahrrad ist ein Miniaturgenerator.

Wenn man sich den Sicherungskasten einer Wohnung oder eines Hauses näher ansieht, kann man feststellen, dass der Strom über vier Leitungen ins Haus kommt, drei führen Spannung und die vierte ist spannungslos. Die vierte Leitung heißt Nullleiter, die drei anderen heißen Phasen oder Phasenleiter.

Grob vereinfachend lässt sich sagen, dass ein Generator für Netzstrom aus drei Spulen besteht, zwischen denen ein mit Gleichstrom betriebener

4.6 Wechselstrom   147

Elektromagnet rotiert. Da die drei Spulen an verschiedenen Stellen angeordnet sind, erreichen die in ihnen induzierten Spannungen nicht gleichzeitig ihre Maximalwerte. Die Maximalwerte sind um jeweils ein Drittel der
Schwingungsdauer gegeneinander verschoben (Phasenverschiebung).

Die drei Spulen sind in der angegebenen Weise in einer sog.
Sternschaltung miteinander zum Mittelleiter oder *Nullleiter* verbunden. Die
nicht mit dem Nullleiter in Verbindung stehenden Enden der Spulen heißen
Phasen oder *Phasenleiter.*

Der normale Netzstrom von 230 Volt wird zwischen einer Phase und dem
Nullleiter abgegriffen. Das Diagramm 136 auf Seite 148 stellt den Spannungsverlauf einer spannungsführenden Phase gegenüber dem Nullleiter
dar. Der Spannungswert schwankt sinusförmig zwischen $+325$ Volt und
-325 Volt. Den durchschnittlichen Spannungswert, den sog. **Effektivwert,**
erhält man, indem man 325 Volt durch $\sqrt{2} = 1{,}41$ dividiert:

$$U_{eff} = \frac{U_{max}}{\sqrt{2}}$$

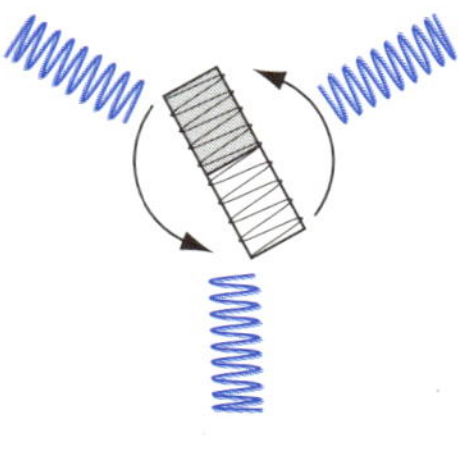

Abbildung 134: Prinzipieller
Aufbau eines Wechselstrom-
generators: ein Elektromagnet
rotiert zwischen drei winkel-
verschobenen Spulen.

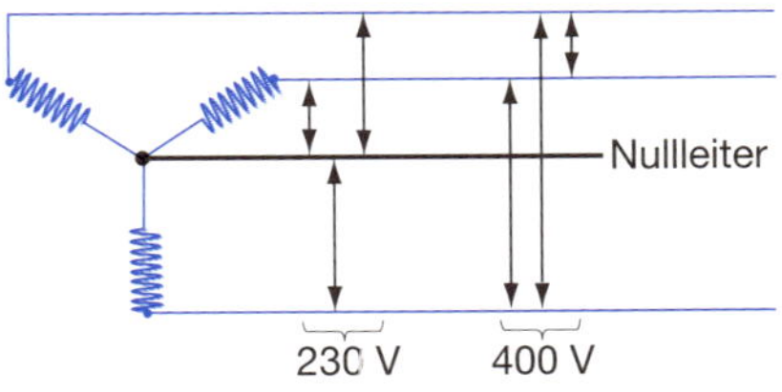

Abbildung 135: Prinzipieller Schaltungsaufbau des
öffentlichen Wechselstromnetzes: drei Phasen und ein
Nullleiter mit der Möglichkeit, zwischen Nullleiter und
einer Phase 230 Volt Wechselstrom oder zwischen
zwei Phasen 400 Volt Drehstrom abzugreifen.

Auch die Stromstärke pendelt zwischen Maximalwerten hin und her. Auch
hier ergibt sich der durchschnittlich wirksame Wert, der sog. **Effektivwert,**
indem man den Maximalwert durch $\sqrt{2}$ teilt: $I_{eff} = I_{max}/\sqrt{2}$. Die üblichen
Messgeräte für Wechselstrom und Wechselspannung sind auf Effektivwerte
geeicht.

Wenn der Wechselstrom durch einen rein ohmschen Widerstand fließt,
d.h. durch eine Glühlampe oder eine Heizspirale, nicht aber durch eine
Spule oder einen Kondensator, erreichen Strom und Spannung ihre

Maximalwerte gleichzeitig. Der Wert von U oder I zum Zeitpunkt t lässt sich nach den folgenden Sinusfunktionen errechnen:

$$U = U_{max} \sin \frac{2\pi}{T} t = U_{max} \sin \omega t$$

$$I = I_{max} \sin \frac{2\pi}{T} t = I_{max} \sin \omega t$$

Der Maximalwert der Spannung bzw. Stromstärke heißt Amplitude. T ist die Schwingungsdauer, $\omega = 2\pi/T$ heißt Kreisfrequenz. Bei einem 50-Hz-Wechselstrom gilt T = 0,02 s sowie ω = 6,28/0,02 s = 314 s^{-1}. Die Frequenz $\nu = 1/T$ hat den Wert ν = 50 Hz.

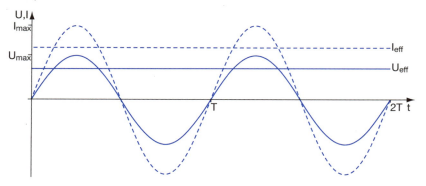

Abbildung 136: Zeitlicher Verlauf von Strom und Spannung beim Fluss von Wechselstrom in einem ohmschen Leiter. Die Effektivwerte sind als Geraden eingezeichnet, weil es sich hierbei um Mittelwerte handelt und die Stromrichtung keine Rolle spielt.

Selbstinduktion

Wir lassen einen Gleichstrom durch eine Spule mit zahlreichen Windungen fließen und beobachten den zeitlichen Verlauf der Stromstärke. Nach dem Schließen des Stromkreises wächst die Stromstärke nur langsam auf ihren Maximalwert an. Nach dem Umschalten fließt der Strom zunächst weiter, obwohl im Stromkreis keine Stromquelle mehr vorhanden ist.

Begründung: Beim Einschalten beginnt der Strom zu fließen und umgibt sich gleichzeitig mit einem Magnetfeld, d.h. parallel mit dem Stromfluss durchflutet der magnetische Fluss Φ die Spule. Das Einschalten des Stroms bedeutet eine Flussänderung $d\Phi/dt$. Diese Flussänderung wirkt auf die eigene Spule zurück und induziert dort eine Spannung. Nach der lenzschen

4.6 Wechselstrom

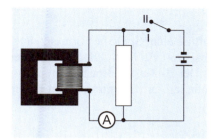

Abbildung 137: Versuchsaufbau zum Nachweis der Selbstinduktion.

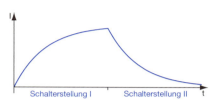

Abbildung 138: Zeitlicher Verlauf der Stromstärke.

Regel wirkt die induzierte Spannung ihrer Ursache, also dem Stromfluss, entgegen. Die Induktion einer Gegenspannung in der eigenen Spule heißt Selbstinduktion.

Die Stromstärke kann wegen der Selbstinduktion nur langsam anwachsen, denn gleichzeitig mit dem Anwachsen der Stromstärke wächst der magnetische Fluss und diese Änderung des magnetischen Flusses induziert die Gegenspannung.

Wenn die Stromstärke schließlich auf ihren Maximalwert angestiegen ist und einen konstanten Wert aufweist, hat auch der magnetische Fluss Φ seinen konstanten Maximalwert erreicht. In diesem Zustand ist die Änderung des magnetischen Flusses $d\Phi/dt = 0$ und deshalb wird auch keine Gegenspannung induziert.

Wenn die Spannungsquelle aus dem Stromkreis genommen wird, würde der Stromfluss normalerweise sofort zum Erliegen kommen. Damit würde auch der magnetische Fluss Φ abrupt von seinem Maximalwert auf Null absinken, d.h. jetzt tritt wieder eine Flussänderung auf. Jetzt wird erneut eine Spannung induziert.

Diesmal ist die Spannung nach der lenzschen Regel so gerichtet, dass sie den zusammenbrechenden Strom aufrechtzuerhalten versucht. Die Energie für die Weiterführung des Stromflusses stammt aus dem zusammenbrechenden magnetischen Feld der Spule.

Beim Einschalten des Stroms wird Energie aufgewendet, um das magnetische Feld aufzubauen, beim Abschalten wird die Energie wieder freigesetzt. Das magnetische Feld der Spule ist deshalb mit der trägen Masse in der Mechanik vergleichbar. Man muss Energie aufwenden, um eine Masse in Bewegung zu setzen, anschließend versucht der Körper aufgrund seiner Massenträgheit, die Bewegung aufrechtzuerhalten.

Induktivität

Wie stark die Selbstinduktion den Stromfluss einer Spule beeinflusst, hängt von ihrer Windungszahl n, ihrem Querschnitt A, ihrer Länge l und der Permeabilität μ im Innern der Spule ab. Der Einfluss dieser Faktoren lässt sich in einer einzigen Größe zusammenfassen, in der **Induktivität L,** die sich folgendermaßen errechnet:

$$L = \mu \mu_0 \frac{n^2 A}{l}$$

Die Selbstinduktionsspannung U_{ind} ergibt sich als Produkt der Induktivität L und der Änderung der Stromstärke dI/dt:

$$U_{ind} = -L \frac{dI}{dt}$$

Die Einheit der Induktivität ist *Henry (H)*: 1 H = 1 Vs/A.

Phasenverschiebung

Im obigen Schaltkreis erreicht die Stromstärke erst nach einiger Zeit ihren Maximalwert, während die Spannung sofort nach dem Einschalten ihren Höchstwert erreicht hat. **Die Stromstärke kann der Spannung in einer Selbstinduktionsspule nur mit zeitlicher Verzögerung folgen.**

Unter einer **Phase** versteht man einen bestimmten Schwingungszustand, d.h. bei einer Sinuskurve einen bestimmten Wert der Sinusfunktion, z.B. den Scheitelwert. Wenn die Stromstärke der Spannung mit einer zeitlichen Verzögerung folgt, heißt das, dass die Stromstärke ihren Maximalwert spä-

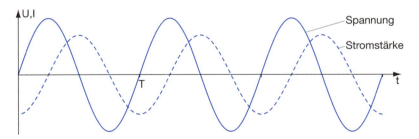

Abbildung 139: Zeitlicher Verlauf von Strom und Spannung in einer Spule mit rein induktivem Widerstand. Der Strom ist gegenüber der Spannung um π/2 = 90° phasenverschoben. Vergleichen Sie auch die Abb. 136 für ein Schaltelement mit rein ohmschem Widerstand.

ter erreicht als die Spannung. Damit sind die Werte gleicher Phasenlage (z.B. Scheitelwerte) von Strom und Spannung zeitlich verschoben. Das Diagramm 139 stellt den Verlauf von Strom und Spannung in einer Selbstinduktionsspule ohne ohmschen Widerstand dar. Eine Spule ohne ohmschen Widerstand ist technisch schwer zu realisieren, denn jeder Leiter hat einen ohmschen Widerstand. Eine Spule ohne Widerstand stellt eine Idealisierung dar, der Wechselstrom wird dort nur durch die Selbstinduktion gehemmt. Man spricht von einem rein induktiven Widerstand.

Die **Phasenverschiebung** zwischen Strom und Spannung wird in Beziehung gesetzt zur Schwingungsdauer und als Winkel angegeben. Eine volle Schwingungsdauer entspricht einem Winkel von 2π oder $360°$, eine viertel Schwingungsdauer dementsprechend $\pi/2$ oder $90°$. Wie aus den Diagrammen 136 und 139 ersichtlich ist, beträgt die Phasenverschiebung φ (sprich phi)

- bei einem rein induktiven Widerstand $\varphi = 90° = \pi/2$,

- bei einem rein ohmschen Widerstand $\varphi = 0° = 0$.

Wenn die Spule einen ohmschen Widerstand besitzt, so wird ein Teil der Energie in Wärme verwandelt, das aufgebaute Magnetfeld ist schwächer, damit ist die induzierte Spannung schwächer, die Stromstärke wird in größerem Maße von der von außen angelegten Spannung beeinflusst, und die Phasenverschiebung beträgt weniger als $90°$.

Wirkleistung

Beim Aufbau des magnetischen Feldes wird elektrische Energie aufgewendet. Beim Zerfall des magnetischen Feldes wird auf dem Weg der Induktion oder Selbstinduktion die magnetische Energie wieder in elektrische Energie überführt. Die tatsächlich verbrauchte Energie errechnet sich als Differenz der zum Aufbau des magnetischen Feldes aufgewendeten und der beim Zerfall des magnetischen Feldes wieder zurückgewonnenen Energie.

Unter der **Wirkleistung** verstehen wir die tatsächlich verbrauchte Leistung, also die **Differenz zwischen aufgewendeter und durch Selbstinduktion zurückgewonnener Leistung.** Die Wirkleistung errechnet sich als Produkt der Effektivwerte von Stromstärke und Spannung und dem Cosinus der Phasenverschiebung φ:

$$\text{Wirkleistung} = I_{eff}\, U_{eff}\, \cos\varphi$$

4.6 Wechselstrom

Erläuterung:
Zunächst betrachten wir den Strom- und Spannungsverlauf in einer Selbstinduktionsspule ohne ohmschen Widerstand: die Fläche unter der Strom-Zeit-Kurve ist grau, wenn Stromstärke und Spannung gleiches Vorzeichen haben, und blau, wenn sie entgegengesetztes Vorzeichen haben. Bei gleichem Vorzeichen von Strom und Spannung wird elektrische Leistung zum Aufbau des magnetischen Feldes aufgewendet, bei entgegengesetztem Vorzeichen erzeugt der Zerfall des magnetischen Feldes elektrische Leistung.

Die elektrische Leistung ergibt sich allgemein als Produkt von Stromstärke und Spannung. Ein Vergleich der blauen und grauen Flächenstücke unter Berücksichtigung der gleichzeitig dargestellten Spannung zeigt, dass die aufgewendete gleich der zurückgewonnenen Leistung ist, dass also die Wirkleistung Null ist. Dies entspricht auch der obigen Formel für die Wirkleistung, denn der Cosinus von 90° ist Null.

Beim ohmschen Leiter, in dem keine Selbstinduktion auftritt, liegt der umgekehrte Fall vor. Hier ist die Phasenverschiebung zwischen Strom und Spannung Null. Der Cosinus von 0° ist 1. Entsprechend ist die gesamte Fläche unter der Strom-Zeit-Kurve grau.

Es lässt sich mathematisch zeigen, dass die eben für die Grenzfälle $\varphi = 0°$ und $\varphi = 90°$ begründete Formel der Wirkleistung auch für Phasenverschiebungen zwischen 0° und 90° gilt. Phasenverschiebungen zwischen 0° und 90° treten z.B. in einer Selbstinduktionsspule mit ohmschem Widerstand und in der Primärspule eines Transformators auf, wenn die Sekundärspule belastet wird.

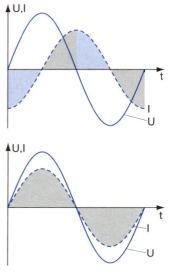

Abbildung 140 und 141: Berechnung der Wirkleistung in einer Selbstinduktionsspule für die Extremfälle mit $\varphi = 90°$ und $\varphi = 0°$. Die Fläche unter der Strom-Zeit-Kurve ist grau, wenn elektrische Energie aufgewendet, und blau, wenn elektrische Energie gewonnen wird.

Transformator

Ein Transformator, auf deutsch „Umformer", dient dazu, einen Wechselstrom bestimmter Spannung in einen Wechselstrom einer anderen Spannung zu verwandeln.

Ein Transformator besteht aus einer Primär- und einer Sekundärspule, die durch einen Weicheisenkern magnetisch gekoppelt sind.

Der durch die Primärspule fließende Wechselstrom erzeugt ein sich dauernd änderndes Magnetfeld. Diese zeitliche Kraftflussänderung wird über den

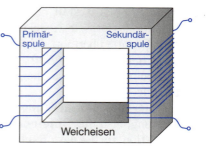

Abbildung 142: Transformator, bestehend aus einer Primär- und Sekundärspule, die über einen Weicheisenkern magnetisch miteinander gekoppelt sind.

Weicheisenkern auf die Sekundärspule übertragen und induziert dort eine Spannung.
Die Spannung der Sekundärspule hängt vom Verhältnis der Windungszahlen von Primär- und Sekundärspule ab. Im Idealfall gilt folgendes Übersetzungsverhältnis:

$$\frac{\text{Spannung der Primärspule}}{\text{Spannung der Sekundärspule}} = \frac{\text{Windungszahl der Primärspule}}{\text{Windungszahl der Sekundärspule}}$$

Wenn beispielsweise die Sekundärspule die doppelte Windungszahl aufweist wie die Primärspule, wird in der Sekundärspule eine Spannung induziert, die doppelt so hoch ist wie die an die Primärspule angelegte Spannung.

Es ist einer der entscheidenden Vorzüge des Wechselstromes gegenüber dem Gleichstrom, dass sich seine Spannung mittels Transformator problemlos und ohne große Energieverluste herauf- und heruntertransformieren lässt.

4.7 Der Kondensator

Das Wort „condensare" stammt aus dem Lateinischen und bedeutet „verdichten", der Kondensator ist ein Schaltelement, das elektrische Ladung speichern kann. Normalerweise ist es schwierig, elektrische Ladung auf engem Raum zu speichern: Handelt es sich um negative Ladung, d.h. um Elektronen, stoßen sich die Elektronen aufgrund der coulombschen Kräfte gegenseitig ab. Handelt es sich um positive Ladung, also um ein Elektronendefizit, werden Elektronen angezogen, wodurch das Elektronendefizit ausgeglichen wird. Wenn man elektrische Ladung auf engem Raum konzentrieren und speichern will, muss man das Problem der coulombschen Abstoßungs- bzw. Anziehungskräfte lösen.

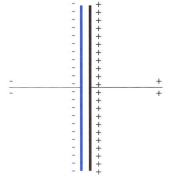

Abbildung 143: Plattenkondensator: die Plus- und Minuszeichen sollen andeuten, dass die Kondensatorplatten wesentlich stärker aufgeladen sind als beispielsweise die Verbindungskabel.

154   4.7 Der Kondensator

Dies geschieht beim Kondensator nach dem Prinzip der *Influenz*, das auf Seite 114 näher beschrieben wird: Die Ladung verteilt sich auf einer großen Metallplatte, *der in geringem Abstand eine zweite Metallplatte gegenübersteht, die sich durch Influenz mit entgegengesetztem Vorzeichen auflädt.* Die gegenüberliegende Platte stellt sozusagen ein Gegengewicht dar und sorgt durch die coulombschen Anziehungskräfte dafür, dass bei gleicher Spannung wesentlich mehr Ladung auf dem Kondensator „Platz hat".

Je höher die am Kondensator liegende Spannung U_K, desto höher ist die auf ihm gespeicherte Ladung Q:

$$U_K \sim Q$$

Der Proportionalitätsfaktor ist von der Bauart des jeweiligen Kondensators abhängig und heißt Kapazität C:

$$Q = C \, U_K \qquad \text{oder} \qquad C = \frac{Q}{U_K}$$

Die Kapazität C gibt an, welche Ladungsmenge Q der Kondensator bei gegebener Spannung U_K speichern kann. Das elektrische Verhalten eines Kondensators wird nur durch seine Kapazität bestimmt. Die Einheit der Kapazität im SI ist Farad (F):

$$1 \text{ Farad} = \frac{1 \text{ Coulomb}}{1 \text{ Volt}} = \frac{1 \text{ Amperesekunde}}{1 \text{ Volt}}$$

Berechnung der Kapazität eines Plattenkondensators

Die Kapazität eines Kondensators lässt sich aus seinen geometrischen Abmessungen und der relativen Dielektrizitätskonstante ε des zwischen den Platten befindlichen Mediums berechnen:

$$\text{Kapazität } C = \varepsilon \, \varepsilon_0 \, \frac{\text{Plattenfläche A}}{\text{Plattenabstand d}}$$

ε_0 heißt *absolute Dielektrizitätskonstante* oder *elektrische Feldkonstante* und hat den Wert $\varepsilon_0 = 8,85 \cdot 10^{-12} \text{ CV}^{-1}\text{m}^{-1}$. ε_0 gibt den Zusammenhang zwischen der Kapazität und den Abmessungen des Kondensators an, wenn sich zwischen den Platten Vakuum befindet (ε des Vakuums = 1).

Man kann die Kapazität eines Kondensators um den Faktor ε erhöhen, indem man zwischen seine Platten einen Stoff mit der *relativen Dielektrizitätskonstanten* ε einbringt. Dies beruht darauf, dass die Moleküle des eingebrachten Stoffes eine unsymmetrische Ladungsverteilung haben oder unter dem Einfluss des elektrischen Feldes bekommen. Die Moleküle sind dann kleine Dipole und richten sich gemäß der nebenstehenden Skizze im elektrischen Feld des Kondensators aus. Dadurch haben sie dieselbe Wirkung wie die gegenüberliegende Platte und erhöhen die Kapazität des Kondensators. Die Dipole des Dielektrikums schwächen das zwischen den Platten befindliche elektrische Feld. Da die Wärmebewegung der Moleküle der Ausrichtung der Dipole entgegenwirkt, ist ε temperaturabhängig. Zum Beispiel: ε des Wassers bei 0 °C: 88; bei 100 °C: 56.

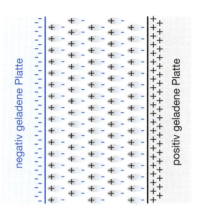

Abbildung 144: Stark vergrößerter Ausschnitt des Raumes zwischen zwei Kondensatorplatten. Die Dipole sind um viele Zehnerpotenzen größer gezeichnet, als maßstabsgerecht wäre

4.7.1 Der Kondensator im Stromkreis

Parallel- und Reihenschaltung

Bei Parallelschaltung mehrerer Kondensatoren addieren sich die Kapazitäten:

$$C_{ges} = C_1 + C_2 \ldots + C_n$$

Bei Reihenschaltung mehrerer Kondensatoren ist der Kehrwert der Gesamtkapazität gleich der Summe der Einzelkehrwerte:

$$\frac{1}{C_{ges}} = \frac{1}{C_1} + \frac{1}{C_2} + \ldots + \frac{1}{C_n}$$

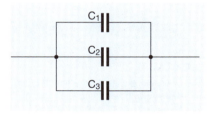

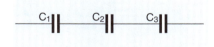

Abbildung 145 und 146: Die Kondensatoren C_1, C_2 und C_3 in Parallelschaltung und in Reihenschaltung.

Kondensatorwiderstand

Wir untersuchen die Eigenschaft des Kondensators als Schaltelement, indem wir ihn im unten stehend gezeichneten Schaltbild über einen hochohmigen Widerstand aufladen. Wir beobachten dabei folgende Strom- und Spannungsverläufe:

4.7.1 Der Kondensator im Stromkreis

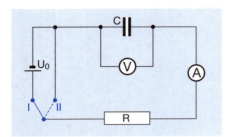
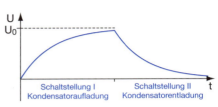

Abbildung 147 bis 149: Die Eigenschaften des R-C-Gliedes: Schaltungsaufbau, Verlauf von Spannung und Stromstärke.

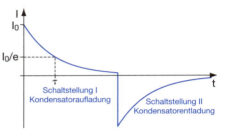

Der Strom fließt unmittelbar, nachdem der Schalter in Stellung I gebracht, d.h. der Stromkreis geschlossen worden ist, mit seinem Maximalwert I_0.
Daraufhin nimmt die Stromstärke in Form einer Exponentialfunktion ab und nimmt schließlich den Wert Null an. Hieraus schließen wir:

> Der Gleichstromwiderstand eines Kondensators ist unendlich.

R-C-Glied

Wenn man den Schalter in Stellung II bringt, entlädt sich der Kondensator über den Widerstand R. Die Hintereinanderschaltung von Widerstand R und Kondensator C heißt **R-C-Glied**. Stromstärke und Widerstand nehmen in Form einer Exponential- oder e-Funktion ab. Die e-Funktion verläuft umso flacher, je größer Widerstand und Kapazität sind.

Bei einem größeren Widerstand verlaufen die Kurven flacher, weil die Stromstärke kleiner ist. Bei einer größeren Kapazität verlaufen die Kurven flacher, weil mehr Ladung zufließen muss, bis dieselbe Spannungsänderung erreicht wird.

Das Produkt aus Widerstand und Kapazität im R-C-Glied heißt **Zeitkonstante** τ (sprich tau) und gibt an, nach welcher Zeit Stromstärke und Spannung auf den e-ten Teil des Anfangswertes, also auf $1/e = 1/2{,}718 = 0{,}368$, d.h. 36,8% des Anfangswertes, abgefallen sind. Die Einheit der Zeitkonstanten ist Ohm · Farad = Volt · Ampere^{-1}· Ampere · Sekunde · Volt^{-1} = Sekunde.

Kondensator im Wechselstromkreis

Der Gleichstromwiderstand eines Kondensators ist unendlich hoch, aber beim Ein- und Ausschalten einer Gleichspannung fließt Strom. Der Wechselstrom entspricht dem dauernden Ein- und Ausschalten eines Gleichstroms, folglich ist ein Kondensator für Wechselstrom durchlässig.

Der Wechselstromwiderstand X_C eines Kondensators ist umso niedriger, je höher die Frequenz des Wechselstroms und je höher die Kapazität C des Kondensators ist:

$$X_C = \frac{1}{\omega C}$$

4.7.1 Der Kondensator im Stromkreis

Hierbei ist ω (sprich omega) die Kreisfrequenz des Wechselstroms: $\omega = 2\pi/T = 2\pi\nu$. Die Frequenz des Wechselstroms wird mit ν (sprich ny) abgekürzt. Beispielsweise hat der 50-Hz-Netzstrom eine Kreisfrequenz von $\omega = 2\pi \cdot 50\ s^{-1} = 314\ s^{-1}$.

X_C wird als **Blindwiderstand** bezeichnet, weil der Kondensator zwar den Stromfluss behindert, also einen Widerstand darstellt, weil aber anders als im ohmschen Widerstand im Kondensator *keine* Energie verbraucht wird: Zusammen mit der Ladung, die im Kondensator gespeichert wird, wird im Kondensator auch elektrische Energie gespeichert, die beim Umpolen des Wechselstroms wieder frei wird und den Kondensator zusammen mit der Ladung wieder verlässt.

Ebenso wie in der Selbstinduktionsspule tritt auch im Kondensator eine **Phasenverschiebung** zwischen Strom und Spannung ein: Wie auch aus den obigen Strom- und Spannungsverläufen abzulesen ist, **eilt bei der Aufladung eines Kondensators der Strom der Spannung voraus**. Wenn kein ohmscher Widerstand vorhanden ist, beträgt die Phasenverschiebung $\pi/2$ oder 90°. Dies ist derselbe Wert wie bei einer Selbstinduktionsspule ohne ohmschen Widerstand. Allerdings eilt bei der Selbstinduktionsspule die Spannung dem Strom voraus. Auf Seite 151 wird der Zusammenhang zwischen Phasenverschiebung und Wirkleistung erläutert.

Kondensator und Selbstinduktionsspule als Frequenzfilter

Auch der Wechselstromwiderstand X_L einer Selbstinduktionsspule ist frequenzabhängig: je höher die Frequenz, desto höher der *Blindwiderstand* X_L:

$$X_L = \omega L$$

Hierbei ist ω die Kreisfrequenz des Wechselstroms und L die Induktivität der Spule gemessen in Henry oder Vs/A.

Bei der **Hintereinanderschaltung** von ohmschem Widerstand R, Kondensator C und Spule L errechnet sich der Gesamtwiderstand, der auch *Scheinwiderstand* oder *Impedanz* genannt wird, als:

$$\text{Impedanz} = \sqrt{R_{\text{Ohm}}^2 + (X_L - X_C)^2}$$

Bei der **Parallelschaltung** von Kondensator und Selbstinduktionsspule passieren niedrige Frequenzen besonders die Spule und hohe Frequenzen den Kondensator. Diese Eigenschaften sind in der Radio- und Fernsehtechnik und beim Bau von Lautsprechern von Bedeutung.

Schwingkreis

Bei einer kreisförmigen Schaltung von Kondensator und Selbstinduktionsspule entsteht ein Schwingkreis, der das Herzstück eines Rundfunkempfängers bildet.

Die Funktionsweise eines elektrischen Schwingkreises besteht darin, dass die Energie abwechselnd als elektrische Energie des aufgeladenen Kondensators und als magnetische Energie der stromdurchflossenen Spule vorliegt: Bei der Entladung des Kondensators baut

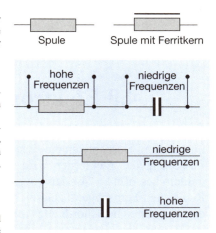

Abbildung 150 und 151: Hintereinanderschaltung und Parallelschaltung von Selbstinduktionsspule und Kondensator als Frequenzfilter.

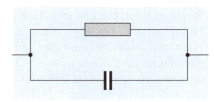

Abbildung 152: Schwingkreis aus Selbstinduktionsspule und Kondensator.

158   4.7.1 Der Kondensator im Stromkreis

sich in der Spule ein Magnetfeld auf. Wenn der Kondensator entladen ist, bricht der Stromfluss und damit auch das Magnetfeld zusammen. Nach der lenzschen Regel wird hierdurch in der Spule eine Spannung induziert, die den Kondensator erneut auflädt, jedoch mit umgekehrtem Vorzeichen. Daraufhin entlädt sich der Kondensator wieder und dasselbe Spiel beginnt von Neuem.

Die Kreisfrequenz ω, mit der diese Schwingung stattfindet, hängt von der Kapazität C des Kondensators und der Induktivität L der Spule ab und beträgt $\omega = 1/\sqrt{LC}$. Beim Radio kann die Kapazität C des Kondensators so reguliert werden, dass die Eigenfrequenz des Schwingkreises genau mit der Frequenz des gewünschten Senders übereinstimmt. Auf diese Weise wird aus der Vielzahl der elektromagnetischen Schwingungen, die die Antenne auffängt, die gewünschte Schwingung herausgefiltert. Diese wird anschließend verstärkt, damit das aufmodulierte Tonsignal abgetrennt und hörbar gemacht werden kann.

Zusammenfassend seien die Eigenschaften von Spule und Kondensator noch einmal kurz gegenübergestellt: Der Wechselstromwiderstand einer Spule steigt, der eines Kondensators sinkt mit zunehmender Frequenz.

Beide Schaltelemente speichern elektrische Energie und verursachen eine Phasenverschiebung: Bei der Spule eilt die Spannung dem Strom voraus, beim Kondensator eilt der Strom der Spannung voraus.

4.8 Elektronen im Vakuum

Der folgende Abschnitt beschäftigt sich mit dem Verhalten von Elektronen im Vakuum. Dort spielen die Eigenschaften des Leiters keine Rolle und die Bewegung der Elektronen wird nur von magnetischen und elektrischen Feldern beeinflusst. Vor dem Siegeszug der Halbleitertechnik enthielt jedes Radio- und Fernsehgerät zahlreiche Röhren, in denen Strom und Spannung durch trickreiche Anordnung verschiedener Anoden und Kathoden verstärkt wurden. Noch heute beruhen Röhrenmonitore (z.B. im Fernsehapparat) darauf, dass im Vakuum fliegende Elektronen von elektrischen und magnetischen Feldern abgelenkt werden.

Austrittsarbeit

Bevor sich Elektronen im Vakuum bewegen können, müssen sie aus dem Metallverband austreten. Dies ist ähnlich wie bei einem verdampfenden Flüssigkeitsmolekül nur unter Energieaufwand möglich. Ein Elektron kann das Metall nur verlassen, wenn seine kinetische Energie größer als die sog. Austrittsarbeit ist. Ein Elektron kann die erforderliche Energie erhalten durch
- einen Lichtquant, also durch den sog. Fotoeffekt, oder durch

- Erhitzung des Metalls, d.h. durch Glühemission.

4.8.1 Fotoeffekt (Lichtelektrischer Effekt)

Beim Fotoeffekt verleiht das Licht (gr. phos, photos: Licht) den Elektronen die notwendige Energie, um das Metall zu verlassen. Wie auf Seite 234 ausführlich erläutert wird, besteht Licht aus einzelnen „Lichtstrahlen", sog. Lichtquanten, deren Energie sich als Produkt des planckschen Wirkungsquantums h und der Frequenz des Lichtes ν (sprich ny) berechnet:

$$E = h\nu \qquad (h = 6{,}6 \cdot 10^{-34}\,\text{Nms})$$

Bei der Übertragung der Energie eines Lichtquants auf ein Elektron gewinnt dieses die Energie $E = h\nu$. Wenn die Energie $E = h\nu$ größer als die Austrittsarbeit $E_{Austritt}$ ist, kann das Elektron aus dem Metallverband der Fotokathode austreten und mit der verbliebenen Restenergie $h\nu - E_{Austritt}$ im Raum umherfliegen.

Die im Raum umherfliegenden Elektronen treffen auf die Fotoanode und laden diese negativ auf. Die Fotoanode kann sich nur so weit negativ aufladen, dass zumindest noch einzelne Elektronen – dem elektrischen Feld zum Trotz – zu ihr gelangen können. Die Spannung U zwischen Fotoanode und Fotokathode kann also nur so weit steigen, wie es die Restenergie des Elektrons $h\nu - E_{Austritt}$ erlaubt. Deshalb *steigt die Spannung U mit zunehmender Frequenz ν des Lichtes, ist aber von der Beleuchtungsstärke unabhängig.*

Wir sehen, dass **eine Spannung nur dann auftritt, wenn die Frequenz eine gewisse Grenzfrequenz ν_0 überschreitet.** Bei der Grenzfrequenz ν_0 entspricht die Energie eines Photons genau der Austrittsarbeit eines Elektrons:

$$\text{Austrittsarbeit} = h\,\nu_0$$

Physikalisch interessant ist der Fotoeffekt, weil er ein Beweis für die Doppelnatur des Lichtes ist. Das Licht als Welle ist ein räumlich ausgedehntes Gebilde, aber wenn das Licht in Wechselwirkung mit dem winzig kleinen Elektron tritt, verhält es sich wie ein Korpuskel und überträgt seine gesamte Energie auf das Elektron.

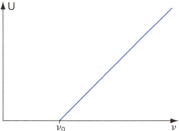

Abbildung 153: Spannung einer Vakuum-Fotozelle in Abhängigkeit von der Frequenz des auftretenden Lichtes.

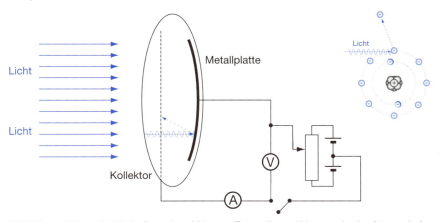

Abbildung 154 und 155: Aufbau einer Vakuum-Fotozelle und Vorgang in der Atomschale.

4.8.1 Fotoeffekt (Lichtelektrischer Effekt)

Bei offener Schalterstellung wirkt die Vakuum-Fotozelle wie eine Solarzelle, d.h. sie wandelt Strahlungsenergie des Lichtes in elektrische Energie um. Doch als Stromquelle ist die Fotozelle nicht geeignet, denn es gelangen nur die Elektronen zum Kollektor, die beim Verlassen der Metallplatte gerade die richtige Richtung aufweisen. Schließlich ist der Kollektor negativ und weist ziellos umherschwirrende Elektronen ab. Deshalb ist der Wirkungsgrad der Vakuum-Fotozelle minimal. Immerhin kann man sie benutzen, um die Austrittsarbeit verschiedener Metalle zu messen, die im Bereich einiger Elektronenvolt (eV, s.S. 200) liegt und die von Metall zu Metall unterschiedlich ist.

Will man die Vakuum-Fotozelle zur *Lichtmessung* benutzen, wird an die Fotoanode eine positive und an die Kathode eine negative Spannung angelegt (siehe Schalter), damit unter der Wirkung des elektrischen Feldes alle aus der Metallplatte geschlagenen Elektronen zur Anode gelangen. In diesem Fall wird der Stromfluss von der Lichtintensität gesteuert, denn je höher die Intensität des Lichtes, desto mehr Elektronen werden aus der Metallplatte herausgeschlagen. Voraussetzung ist auch hier, dass die Frequenz des Lichtes größer als v_0 ist.

Das Potentiometer in der Schaltskizze ermöglicht es, zwischen Metallplatte und Kollektor eine beliebige Spannung anzulegen, um unter verschiedenen Bedingungen mit der Fotozelle zu experimentieren.

4.8.2 Glühemission

Bei Erhitzung eines Metalls gewinnen die Elektronen an kinetischer Energie, sodass mit zunehmender Temperatur eine steigende Anzahl von Elektronen die Austrittsarbeit zu leisten vermag. Vakuumdiode, Verstärkerröhre, Elektronenstrahloszillograph, Fernseh- und Röntgenröhre beruhen auf dem Prinzip der Glühemission.

Vakuumdiode

Bei der Vakuumdiode wird die Kathode durch einen Heizstrom zum Glühen gebracht. Eine Spannungsdifferenz zwischen Kathode und Anode sorgt

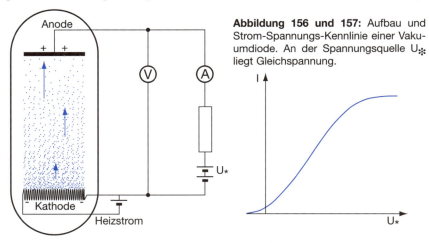

Abbildung 156 und 157: Aufbau und Strom-Spannungs-Kennlinie einer Vakuumdiode. An der Spannungsquelle U_* liegt Gleichspannung.

4.8.2 Glühemission

dafür, dass die aus der Kathode ausgetretenen Elektronen zur Anode gelangen.

Wird die Polung von Anode und Glühkathode vertauscht, so kann kein Strom fließen, da die Anode nicht geheizt ist, aus der Anode also auch keine Elektronen austreten können. *Eine Vakuumdiode lässt den Strom nur in einer Richtung durch, sie wirkt als Gleichrichter.*

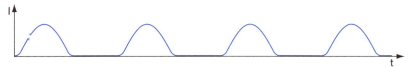

Abbildung 158: Gleichrichtung eines Wechselstromes an einer Vakuumdiode (an der Spannungsquelle U∗ liegt Wechselspannung)

Verstärkerröhre

Bei einer Verstärkerröhre (Triode) liegt ein weitmaschiges Gitter zwischen Glühkathode und Anode.

Die aus der Glühkathode austretenden Elektronen werden durch das vom Gitter aufgebaute elektrische Feld beeinflusst:

Bei negativer Gitterspannung U_G werden die Elektronen an die Kathode zurückgedrängt.

Bei positiver Gitterspannung werden die Elektronen verstärkt von der Kathode abgesaugt.

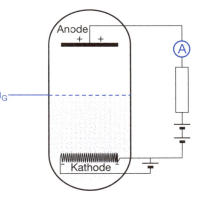

Abbildung 159: Aufbau einer Verstärkerröhre (Triode), wie sie früher in Radios und Funkgeräten verwendet wurde.

Kleine Änderungen der Gitterspannung machen sich als große Änderungen des Glühkathoden-Anoden-Stromes bemerkbar. Die Triode wirkt als Verstärker.

Elektronenstrahloszillograph

Ein Elektronenstrahloszillograph **dient dazu, den Verlauf einer sich schnell ändernden Spannung grafisch darzustellen.** Der prinzipielle Aufbau eines Elektronenstrahloszillographen sieht folgendermaßen aus: Die aus der Glühkathode austretende Elektronenwolke wird zu einem Elektronenstrahl gebündelt, der in Richtung eines Leuchtschirmes beschleunigt wird. Auf dem Weg zum Leuchtschirm durchläuft der Elektronenstrahl ein elektrisches Feld, in welchem er einer Horizontal- und Vertikalablenkung

4.8.2 Glühemission

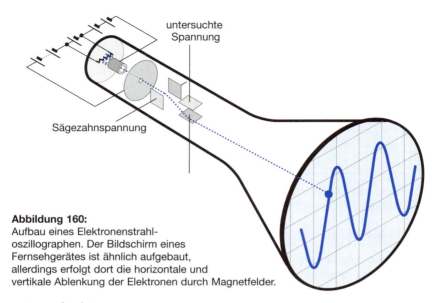

Abbildung 160:
Aufbau eines Elektronenstrahloszillographen. Der Bildschirm eines
Fernsehgerätes ist ähnlich aufgebaut,
allerdings erfolgt dort die horizontale und
vertikale Ablenkung der Elektronen durch Magnetfelder.

unterworfen ist.

Die Spannung U, deren zeitlicher Verlauf untersucht werden soll, liegt an zwei sog. *Vertikal-Ablenkplatten,* zwischen denen der Elektronenstrahl hindurchtreten muss, wobei er nach oben oder nach unten abgelenkt wird. Ohne die Wirkung der Horizontalablenkung würde man auf dem Schirm einen Leuchtpunkt erkennen, der im Rhythmus der untersuchten Spannung auf und nieder tanzt.

An den *Horizontal-Ablenkplatten* liegt eine sägezahnförmige Spannung, die für die Ablenkung in Richtung der x-Achse verantwortlich ist. Jeder Zahn der Sägezahnspannung besteht aus zwei Teilen, aus einem geradlinig ansteigenden Teil und einem abrupt abfallenden Teil. Während des langsam ansteigenden Teils wird der Leuchtpunkt kontinuierlich vom linken zum rechten Bildschirmrand bewegt, während des abrupt abfallenden Teils ist der Leuchtpunkt nicht sichtbar, er wird wieder zum linken Teil des Bildschirms zurückbewegt. Daraufhin steigt die Sägezahnspannung erneut kontinuierlich an und der Leuchtpunkt wird erneut vom linken zum rechten Rand bewegt. Damit entspricht jeder Zacken der Sägezahnspannung einer Bewegung des Leuchtpunktes vom linken zum rechten Rand des Bildschirms. Je steiler die Sägezahnspannung ist,

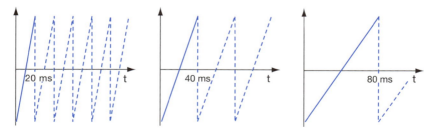

Abbildung 161 bis 163: Sägezahnförmiger Verlauf der horizontalen Ablenkspannung bei einer Frequenz von 50 Hertz, 25 Hertz und 12,5 Hertz.

desto schneller bewegt sich der Leuchtpunkt. Die Sägezahnspannung ist natürlich nicht sichtbar, sie wird von der Elektronik erzeugt, wobei die Frequenz vom Bediener einstellbar ist. Man stellt die Frequenz so ein, dass sie gleich der Frequenz der untersuchten Spannung ist, denn dann zeichnet der Leuchtpunkt bei jedem Durchgang dasselbe Bild, sodass man aus der Sägezahnfrequenz auf die Frequenz der untersuchten Wechselspannung zurückschließen kann:

Die dargestellte Sägezahnspannung hat eine Frequenz von 50, 25 und 12,5 Hz. Wenn an den Vertikalablenkplatten eine sinusförmige 50-Hz-Wechselspannung anliegt, erhalten wir die in Abb. 164 bis 166 dargestellten Leuchtschirmbilder. Pro „Zacken" der obigen Sägezahnspannung entsteht ein Leuchtschirmbild. Der nächste Zacken erzeugt ein identisches Bild, welches sich mit dem vorherigen überlagert.

Bei einer entsprechend hohen Frequenz der Sägezahnspannung kann man noch Spannungsschwankungen im Bereich von 10^{-9} s erkennen. Die Abstimmung zwischen Sägezahnfrequenz und der Frequenz der untersuchten Wechselspannung heißt Triggerung.

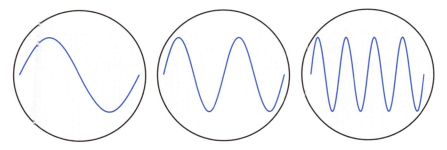

Abbildung 164 bis 166: Darstellung einer 50-Hertz-Wechselspannung auf dem Schirm eines Elektronenstrahloszillographen bei einer horizontalen Ablenkspannung mit 50, 25 und 12,5 Hertz.

Fernsehbildröhre

Die Fernsehbildröhre arbeitet im Prinzip wie der Elektronenstrahloszillograph. Der Leuchtpunkt wandert zeilenweise über den Bildschirm und erzeugt in jeder Zeile viele Bildpunkte unterschiedlicher Helligkeit. Die Ablenkung geschieht durch Magnetfelder statt durch elektrische Felder, weil man dadurch größere Ablenkwinkel erzielen und die Röhre flacher bauen kann.

4.9 Elektrolytlösungen

Salze, Säuren und Laugen zerfallen (dissoziieren) bei Auflösung in Wasser in positive und negative Ionen. Eine Wasserlösung, die Ionen enthält, wird als Elektrolytlösung bezeichnet und ist in der Lage, den elektrischen Strom zu leiten. Beim Stromfluss wandern die positiven Kationen zur negativen Kathode und die negativen Anionen zur positiven Anode.

In einer Elektrolytlösung ist ein Ladungstransport stets mit einem Materietransport verbunden.

4.9 Elektrolytlösungen

Elektrolyse

Je nach der chemischen Beschaffenheit der Ionen scheiden sie sich an den Elektroden ab oder gehen nach der Abgabe ihrer Ladung erneut in Lösung, jedoch als elektrisch neutrale Atome, wo sie weitere chemische Reaktionen auslösen können.

z. B. $NaCl \rightarrow Na^+ + Cl^-$

Na^+ geht zur Kathode, nimmt ein Elektron auf, wird zu $Na^{\pm 0}$ und reagiert mit Wasser zu $Na^+ + OH^- + H$, sodass Wasserstoffgas aufsteigt. Cl^- wandert zur Anode, gibt ein Elektron ab und steigt als Chlorgas auf.

Galvanisches Element

Beim galvanischen Element tauchen zwei Elektroden aus Elementen, die eine **unterschiedliche Stellung in der Spannungsreihe** (s. u.) haben, in eine Elektrolytlösung, zum Beispiel Elektroden aus Kupfer und Zink:

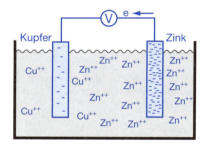

Abbildung 167: Galvanisches Element bestehend aus einer Kupfer- und Zinkelektrode, die einerseits in eine Elektrolytlösung ragen und die andererseits leitend verbunden sind.

Aus der Kupfer- und aus der Zinkelektrode reißen sich jeweils einige Atome los und gehen als positive Kationen in Lösung. Die Elektronen bleiben zurück und laden die Elektroden negativ auf.

Die negative Ladung der Elektroden erschwert es weiteren Atomen, in Lösung zu gehen, und erleichtert den bereits in Lösung gegangenen Ionen die Rückkehr. Bei einer für das jeweilige Metall charakteristischen Spannung (der „Gleichgewichtsspannung" des Metalls) stellt sich ein Gleichgewicht zwischen in Lösung gehenden und zurückkehrenden Atomen bzw. Ionen ein. **Da Zink stärker elektronegativ ist als Kupfer, gehen mehr Zinkatome in Lösung, die Zinkelektrode lädt sich stärker negativ auf als die Kupferelektrode.** Dadurch entsteht eine elektrische Spannungsdifferenz zwischen den Elektroden.

Werden die beiden Metalle durch einen Draht miteinander leitend verbunden, so fließen die Elektronen von der negativen Zinkelektrode zur positiven Kupferelektrode. Die Anordnung wirkt als **Stromquelle**.

4.9 Elektrolytlösungen   165

Hierbei wird die Zinkelektrode etwas positiver und die Kupferelektrode etwas negativer als bei der eben beschriebenen „Gleichgewichtsspannung". An der Zinkelektrode gehen weitere Atome in Lösung und stellen ihre Elektronen zur Verfügung. Die Elektronen wandern durch das Kabel zur Kupferelektrode. Die an der Kupferelektrode ankommenden Elektronen werden auf die Kationen der Elektrolytlösung übertragen. Wenn die Elektrolytlösung z.B. aus Kupferchlorid besteht, scheiden sich Kupferionen als metallisches Kupfer an der Kupferelektrode ab.

Wenn ein solches mit Kupferchlorid betriebenes galvanisches Element längere Zeit Strom liefert, nimmt die Konzentration der Kupferionen ab und die der Zinkionen zu. Anstelle der Kupferchloridlösung entsteht eine Zinkchloridlösung. Hierbei sinkt die Spannung, weil sich an der Anode keine Kupferionen mehr abscheiden.

Akkumulator

Ein Akkumulator (accumulare, lat: ansammeln) ist ein **wieder aufladbares galvanisches Element.** Die am häufigsten verwendete Form des Akkumulators besteht aus Bleiplatten, die in Schwefelsäure ragen und sich dabei mit einer Schicht von Bleisulfat überziehen. Bei der Aufladung wird eine Platte mit dem positiven und die andere Platte mit dem negativen Pol einer Gleichspannungsquelle (Lichtmaschine beim Auto) verbunden. Die negative Platte wird unter Abgabe von Sulfationen von ihrem Belag aus Bleisulfat befreit, während sich an der positiven Platte unter Verbrauch von Wasser Bleioxid, Wasserstoff- und Sulfationen bilden:

$$\text{negative Platte:} \qquad 2e + PbSO_4 \underset{\text{Entladen}}{\overset{\text{Laden}}{\rightleftarrows}} Pb + SO_4^{--}$$

$$\text{positive Platte:} \qquad PbSO_4 + 2\,H_2O \underset{\text{Entladen}}{\overset{\text{Laden}}{\rightleftarrows}} PbO_2 + 4\,H^+ + SO_4^{--} + 2e$$

Weil metallisches Blei eine geringere Elektronegativität (s.u.) als Bleioxid hat, besteht nach dem Laden zwischen den beiden Platten eine Spannungsdifferenz. Wenn es zu einem Stromfluss, d.h. zur Entladung des Akkumulators kommt, spielen sich die eben genannten Vorgänge umgekehrt ab. Unter Verbrauch von Schwefelsäure überziehen sich beide Platten mit einem Belag von Bleisulfat.

Normalwasserstoffelektrode

Unter der Normalwasserstoffelektrode versteht man einen **mit Wasserstoffgas umspülten Platinstab, der in eine 1-normale Salzsäurelösung ragt.**

Die Salzsäurelösung ist mittels einer durchlässigen Membran mit einer 1-molaren Salzlösung eines Metalls verbunden, in die eine Elektrode dieses Metalls hineinragt (z.B. eine Zinkelektrode ragt in eine 1-molare $ZnCl$-Lösung). Zwischen der Platinelektrode und der anderen Metallelektrode lässt sich mit einem hochohmigen Voltmeter eine Spannungsdifferenz messen.

4.9 Elektrolytlösungen

Falls es sich um ein edles Metall handelt (z. B. Silber), schlagen sich die Metallionen an der Metallelektrode nieder, die sich dadurch positiv auflädt. An der Wasserstoffelektrode gehen Wasserstoffmoleküle als H^+ in Lösung und laden die Wasserstoffelektrode negativ auf.

Handelt es sich um ein unedles Metall wie Zink geht dieses unter Elektronenabgabe in Lösung. An der Platinelektrode wird H^+ durch Elektonenaufnahme in H überführt, welches als Gas aufsteigt.

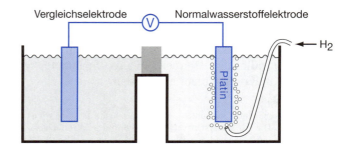

Abbildung 168: Versuchsaufbau, um die elektrochemische Spannungsreihe zu messen: Rechts die von Wasserstoffgas umspülte Normalwasserstoffelektrode.

Durch diese Versuchsanordnung lässt sich jedem Metall eine genau definierte Spannung zuordnen. Die auf diese Weise erhaltene Reihenfolge von verschiedenen Potenzialen heißt **Spannungsreihe** und **macht Aussagen über die chemischen Eigenschaften (oxidierende bzw. reduzierende Wirkung)** der untersuchten Elemente. Das Potenzial der Normalwasserstoffelektrode ist als willkürlicher Bezugspunkt von 0,0 V definiert worden.

Zur groben Orientierung sind einige Werte aus der elektrochemischen Spannungsreihe angegeben:

Natrium	−2,71 V	Wasserstoff	±0,0 V	Kupfer	+0,35 V
Zink	−0,76 V			Silber	+0,81 V
Eisen	−0,44 V			Gold	+1,38 V

4.10 Spannungen an Grenzflächen

Kontaktspannung an der Übergangsstelle zweier Metalle

Zwei Metalle, die eine unterschiedliche Stellung in der Spannungsreihe haben, entwickeln an ihrer Berührungsstelle eine Kontaktspannung. Die Höhe dieser Kontaktspannung ist temperaturabhängig. Deshalb kann diese Kontaktspannung im Thermoelement zur Temperaturmessung ausgenutzt werden. Bei der Messung der Kontaktspannung zwischen Metall I und

Metall II muss ein Stromkreis hergestellt werden, d.h. es muss *zwei* Stellen geben, an denen Metall I und II in Kontakt stehen. An beiden Kontaktstellen entsteht eine temperaturabhängige Kontaktspannung. Die im Voltmeter angezeigte Spannung ergibt sich als Differenz beider Kontaktspannungen. In der Zeichnung wird eine Kontaktstelle in Eiswasser getaucht, damit sie genau 0,0 °C aufweist, sodass die im Voltmeter angezeigte Spannung nur von der Temperatur der Kerzenflamme abhängig ist.

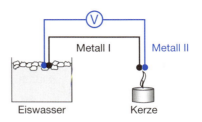

Abbildung 169: Aufbau eines Thermoelementes. Eiswasser hat eine definierte Temperatur von 0,0 °C.

4.10.1 Membranspannung

Unter der Membranspannung versteht man die elektrische Potenzialdifferenz zwischen der Innen- und Außenseite einer Zellmembran.

Die Membranspannung spielt in der Physiologie eine wichtige Rolle: So wird beispielsweise die Kontraktion einer Muskelfaser durch einen kurzfristigen Zusammenbruch ihrer Membranspannung ausgelöst. Auch die Weiterleitung des Reizes einer Nervenfaser erfolgt, indem ihre Membranspannung kurzfristig zusammenbricht.

Entstehung der Membranspannung

Die Spannung zwischen der Innen- und Außenseite einer Membran beruht auf einer ungleichmäßigen Verteilung der elektrischen Ladungen. Auf der positiven Membranseite sind mehr positive als negative Ladungen vorhanden, während auf der negativen Membranseite die negativen Ladungen überwiegen.

Als Träger der negativen Ladung wirken Anionen (z.B. Cl^-, Eiweißmoleküle) und als Träger der positiven Ladung Kationen, hauptsächlich die Natrium- und Kaliumionen. Die ungleiche Ladungsverteilung ergibt sich aus der räumlichen Anordnung, in der die betreffenden Ionen aufgrund ihrer Diffusion vorliegen. Die Diffusion wird durch zwei Faktoren bestimmt:
- Die Konzentration der beteiligten Ionen vor und hinter der Membran.
- Die Durchlässigkeit (Permeabilität) der Membran für die verschiedenen Ionen.

4.10.1 Membranspannung

Hierbei kommt es nur auf die Vorgänge in unmittelbarer Nähe der Zellmembran an. Bei einer negativ geladenen Zelle sind die negativen Ladungsträger lediglich an der Membraninnenseite gegenüber den positiven Ladungsträgern in der Überzahl, im Innern der Zelle kommt auf eine negative Ladung stets eine positive Ladung. Nur deshalb ist es auch möglich, dass die Membranspannung blitzartig (innerhalb einer Millisekunde) zusammenbrechen kann.

Die Membranspannung von Muskel- und Nervenzelle geht hauptsächlich von den Kalium- und Natriumionen aus. Andere Ionen, z.B. Cl^-, tragen ebenfalls zur Membranspannung bei, spielen jedoch quantitativ eine untergeordnete Rolle. Um das Prinzip der Entstehung der Membranspannung zu verstehen, betrachten wir deshalb nur die Kalium- und Natriumionen.

Wir gehen etwas vereinfachend davon aus, dass die negativen Ladungsträger insgesamt diesseits und jenseits der Membran in gleicher Konzentration vorhanden sind. Weiterhin nehmen wir der Einfachheit halber an, dass
- die K^+-Konzentration im Zellinneren (ca. 155 mmol/l) gleich der Na^+-Konzentration im Extrazellularraum (ca. 145 mmol/l) ist, und dass
- die K^+-Konzentration außerhalb der Zelle (ca. 4 mmol/l) gleich der Na^+-Konzentration in der Zelle (ca. 12 mmol/l) ist.

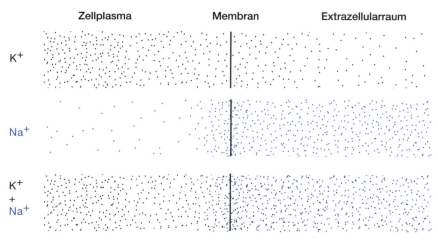

Abbildung 170–172: Verteilung der Kalium- und Natriumionen in Membrannähe im Ruhezustand. Schemazeichnung, bei der jeder Punkt ein Kalium- oder Natriumion darstellt. Abb. 170: Isolierte Darstellung der Kaliumionen mit einem flachen Gefälle von innen nach außen. Abb. 171: Isolierte Darstellung der Natriumionen mit einem steilen Gefälle von außen nach innen. Abb. 172: Gemeinsame Darstellung von Kalium- und Natriumionen, wobei deutlich wird, dass die positiven Ladungsträger unmittelbar vor und hinter der Membran ungleich verteilt sind.

4.10.1 Membranspannung

Diese Konzentrationsunterschiede werden durch einen aktiven Transport erzeugt, indem eine sog. Natrium-Kalium-Pumpe, deren biochemische Struktur noch nicht restlos aufgeklärt ist, Kaliumionen entgegen dem Konzentrationsgefälle in das Zellinnere pumpt und Natriumionen aus der Zelle nach draußen befördert. Das von der Na^+-K^+-Pumpe aufgebaute Konzentrationsgefälle ist eine unbedingte Voraussetzung für die Diffusionsvorgänge, die zur Membranspannung führen.

Eine zweite Voraussetzung für die Membranspannung besteht darin, dass die Membran der Diffusion der Kalium- und Natriumionen unterschiedlichen Widerstand entgegensetzt. Beim Ruhemembranpotenzial können die Kaliumionen erheblich leichter durch die Membran diffundieren als die Natriumionen. In der obigen Darstellung ist jedes positive Ion durch einen Punkt dargestellt. Die Ionenkonzentration ist damit aus der Dichte der Punkte ablesbar. Schon aus dieser einfachen Skizze wird ersichtlich, dass an der Membranaußenseite ein relativer Überschuss an positiven Ladungsträgern auftritt, während an der Membraninnenseite ein relatives Defizit an positiver Ladung herrscht.

Die Verteilung der Ladungsträger in der Nähe der Membran wird in der folgenden Abbildung als Diagramm dargestellt:

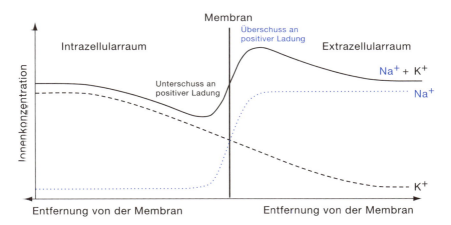

Abbildung 173: Ionenkonzentration vor und hinter der Membran als Diagramm. Die gestrichelte Linie bezieht sich auf Abb. 170, die gepunktete auf Abb. 171 und die durchgezogene auf Abb. 172.

Durch Addition der Konzentrationskurven der K^+- und Na^+-Ionen erhalten wir eine Kurve, die die Summe der positiven Ladungsträger angibt. Im großen und ganzen ist die Summe der negativen Ladungsträger (Cl^-, Eiweißmoleküle) vor und hinter der Membran konstant, sodass außen an

4.10.1 Membranspannung

der Membran ein Überschuss an positiver Ladung und innen ein Überschuss an negativer Ladung herrscht.

Zusammenfassend lässt sich sagen, dass das Ruhemembranpotenzial von den Kaliumionen erzeugt wird, indem diese dem Konzentrationsgefälle folgend von innen nach außen durch die Zellmembran diffundieren. Die Natriumionen können bei ihrer Diffusion nur eine geringe Gegenspannung aufbauen, weil sie die Zellmembran nur schwer durchdringen können.

Elektrische Erregung der Membran

Unter der elektrischen Erregung der Membran versteht man einen kurzfristigen Zusammenbruch der Membranspannung. Man spricht hierbei vom **Aktionspotenzial.** Da die Informationsübertragung von einer Zelle zur anderen durch die Weiterleitung eines Aktionspotenzials geschieht, ist die elektrische Erregbarkeit der Membran Voraussetzung dafür, dass Nerven- und Muskelzellen ihre physiologische Aufgabe erfüllen können.

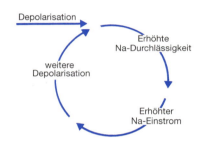

Abbildung 174: Schlagartige Depolarisation nach dem Prinzip der positiven Rückkopplung (s.S. 268).

Die Entstehung des Aktionspotenzials beruht auf folgender Eigenart der Zellmembran: **Die Durchlässigkeit für Natrium hängt von der Höhe der Membranspannung ab:** Je niedriger die Membranspannung, desto leichter kann Natrium durch die Membran hindurchdiffundieren.

Ein Natriumeinstrom in die Zelle bedeutet eine Senkung der Membranspannung und damit eine weitere Erhöhung der Durchlässigkeit für Natrium und einen weiter verstärkten Natriumeinstrom.

Wenn die Membranspannung unter einen *kritischen Schwellenwert* sinkt, dann schaukeln sich die erhöhte Natriumpermeabilität, erhöhter Natriumeinstrom, Senkung der Membranspannung und damit weitere Zunahme der Natriumpermeabilität so auf, dass es zu einem lawinenartigen Einstrom von Natriumionen in die Zelle kommt:

Die Verhältnisse liegen umgekehrt wie beim Ruhemembranpotenzial, weil die Durchlässigkeit der Membran für Natrium größer als für Kalium ist. Kurzfristig ist die Polung der Membranspannung umgekehrt wie beim Ruhemembranpotenzial (sog. Overshoot).

Aufgrund einer weiteren Eigentümlichkeit der Membran wird der Widerstand für Natrium wieder erhöht, nachdem eine gewisse Anzahl von

4.10.1 Membranspannung

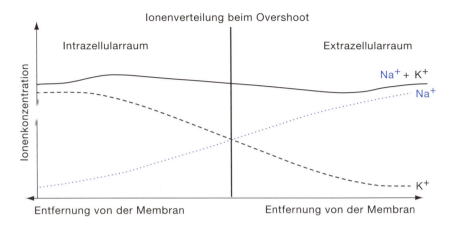

Abbildung 175: Ionenverteilung während des Aktionspotenzials. Dieses Diagramm ist in gleicher Weise aufgebaut wie Abb. 173, wegen der drastisch erhöhten Permeabilität für Natriumionen sind jetzt im Zellinnern mehr positive Ladungsträger als außerhalb, woraus sich eine Umkehrung des Membranpotenzials ergibt (Overshoot).

Natriumionen in die Zelle eingeströmt ist. Außerdem wird der Widerstand für Kalium gesenkt, sodass es zu einem starken Kaliumausstrom aus der Zelle kommt. Hierdurch werden die positiven Ladungen wieder aus der Zelle entfernt, die beim Natriumeinstrom in die Zelle getragen worden sind und das Ruhemembranpotenzial wird wiederhergestellt. Kurzfristig ist der Betrag der Membranspannung sogar höher als normalerweise. Man spricht hierbei von der Hyperpolarisation der Membran.

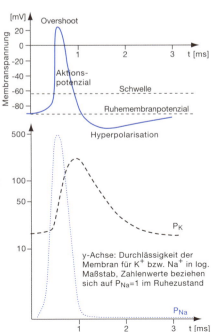

Abbildung 176 und 177: In Abb. 176 wird der zeitliche Verlauf der Membranspannung dargestellt und in Abb. 177 mit derselben Zeitachse die Permeabilität für Natrium- und Kaliumionen. Die erhöhte Durchlässigkeit für Natrium ist für die Entstehung des Aktionspotenzials verantwortlich, der Permeabilitätsabfall für die Rückkehr zur normalen Membranspannung und die kurzfristige Hyperpolarisation.

172   4.10.1 Membranspannung

Die bereits erwähnte Na^+-K^+-Pumpe transportiert die in die Zelle eingedrungenen Natriumionen wieder heraus und die ausgetretenen Kaliumionen wieder in die Zelle hinein. Da sich die Vorgänge beim Aktionspotenzial nur in unmittelbarer Nähe der Membran abspielen, sind im Verhältnis zu den insgesamt in der Zelle vorhandenen Ionen nur wenige an der Entstehung des Aktionspotenzials beteiligt. Deshalb lassen sich nach einer Inaktivierung der Natrium-Kalium-Pumpe je nach Größe und Art der Zelle noch bis zu mehrere tausend Aktionspotenziale auslösen.

Fortleitung des Aktionspotenzials

Bei einer lokalen Erregung der Membran kommt es zunächst nur zu einem örtlich begrenzten Natriumeinstrom und Zusammenbruch der Membranspannung. Es entsteht an dieser Stelle ein Aktionspotenzial, welches die direkt benachbarten Bezirke so weit depolarisiert, bis auch dort ein lawinenartiger Natriumeinstrom beginnt und es auch dort zu einem Aktionspotenzial kommt. Auf diese Weise läuft das Aktionspotenzial über die gesamte Zellmembran hinweg.

4.10.2 Wirkung des elektrischen Stroms auf den menschlichen Körper

Wenn bei einem elektrischen Schlag Ströme durch den Körper hindurchfließen, werden die Zellmembranen in pathologischer Weise de- bzw. hyperpolarisiert, was zu Schmerzen und Muskelkrämpfen führt. Wenn der Strom durch den Brustkorb fließt, kann es zu Störungen der Erregungsbildung und -ausbreitung des Herzens kommen, was schnell zum Tode führt.

Bei Gleich- bzw. 50-Hz-Wechselströmen können Stromstärken von 10 bis 100 mA bereits ausgesprochen gefährlich und evtl. tödlich sein; das entspricht je nach dem Kontakt zwischen Mensch und Spannungsquelle Spannungen von ca. 50–200 V.

Erdung

Zum Schutz vor elektrischen Unfällen sind die Gehäuse von elektrischen Geräten geerdet. Das Gehäuse ist hierbei an einen Schutzleiter angeschlossen, der eine eventuell auf dem Gehäuse befindliche Ladung an das Erdreich abführen soll.

Der Schutzleiter ist mit den Metallspangen verbunden, zwischen denen bei einer Schuko-(Schutzkontakt)-Steckdose der Stecker eingeklemmt wird. Außerdem ist der Schutzleiter mit in der Erde verlegten Wasserrohren verbunden, die ihm einen großflächigen Kontakt zum Erdreich geben. Wenn jetzt durch einen Fehler im elektrischen Gerät das Gehäuse unter

4.10.2 Wirkung des elektrischen Stroms auf den Körper

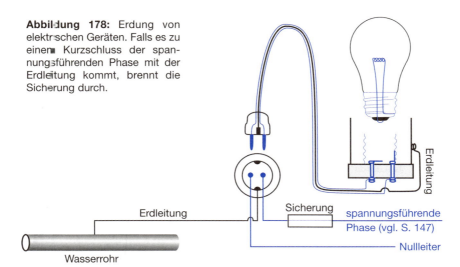

Abbildung 178: Erdung von elektrischen Geräten. Falls es zu einem Kurzschluss der spannungsführenden Phase mit der Erdleitung kommt, brennt die Sicherung durch.

Spannung gesetzt wird, so fließt die auf dem Gehäuse befindliche Ladung an die Erde ab. Da der elektrische Widerstand des Schutzleiters sehr gering ist, entsteht eine hohe Stromstärke, die die Sicherung der spannungsführenden Phase durchbrennen lässt.

Diathermie

Bei hochfrequenten Wechselströmen hat sich die Stromrichtung bereits umgekehrt, bevor die Membran de- bzw. hyperpolarisiert worden ist. Wechselströme mit einer Frequenz von 100.000 Hz und mehr üben daher selbst bei Stromstärken von einigen Ampere keine direkt schädlichen Wirkungen aus, sondern führen nur zu einer Erwärmung des stromdurchflossenen Gewebes.

Das Gewebe verhält sich dabei wie das Medium zwischen den Platten eines Plattenkondensators; die Wasserdipolmoleküle richten sich im elektrischen Feld ständig neu aus, wodurch die Energie des elektrischen Feldes in kinetische Energie der Wassermoleküle verwandelt wird. Man kann so mittels der sog. Kurzwelle den Körper von innen her erwärmen.

Neuerdings wendet man meistens die sog. Mikrowelle mit Frequenzen um 10^7 Hz an, weil man dabei nur eine Elektrode braucht, die den Wechselstrom – ähnlich wie eine Antenne (vgl. 6.4) – abstrahlt.

4.10.3 Halbleiter

Aus Halbleitern werden die Mikrochips gefertigt, die sich als Herzstück von Computern einen zentralen Platz in der modernen Welt erobert haben. Im Folgenden soll nur kurz auf die wesentlichen physikalischen Prinzipien eingegangen werden.

Die technisch wichtigsten Halbleiter sind Germanium, Silizium und Selen. Sie heißen Halbleiter, weil sie eine Zwischenstellung zwischen Isolatoren und Leitern einnehmen. Chemisch *reine* Halbleiter leiten den Strom nur bei hohen Temperaturen.

Betrachten wir z.B. einen Kristall aus Germanium, einem Halbmetall aus der IV. Hauptgruppe des Periodensystems: Die äußerste Hülle hat vier Elektronen. Bei der Anordnung der Atome in der Gitterstruktur sind (im Gegensatz zu Metallen) auch die Elektronen fest an ihre Plätze gebunden. Es genügen aber bereits 0,1 eV Abtrennarbeit, um die Elektronen aus dem Kristallverband herauszuschlagen und beweglich zu machen. Bei Isolatoren benötigt man hingegen mehrere Elektronenvolt. Diese 0,1 eV können bei Erwärmung bereits durch Gitterschwingungen aufgebracht werden, weshalb Halbleiter bei Erhitzung zu elektrischen Leitern werden.

Die in der Technik verwendeten Halbleiter sind nicht chemisch rein, sondern mit geringen Anteilen von Fremdatomen versetzt bzw. dotiert, wie es in der Fachsprache heißt.

Als Beispiel betrachten wir Germanium, welches mit fünfwertigen Fremdatomen, z.B. Arsen oder Phosphor dotiert wurde. Das fünfte Elektron in der Schale (in der Zeichnung als Überschusselektron bezeichnet) ist zwar an das Fremdatom gebunden, aber es ist nicht so fest in die Gitterstruktur eingebunden wie die vier Elektronen des Germaniums. Das fünfte Elektron kann sich deshalb zwar nicht frei bewegen, wie die Elektronen in einem Metall dies können, aber es kann beispielsweise zum benachbarten Fremdatom herüberspringen. Von diesem wiederum kann

Abbildung 179 bis 183: Aufbau einer Diode aus p- und n-leitenden Materialien. Die Breite der nicht leitenden Übergangszone hängt von der Polung ab, sodass der Strom nur in einer Richtung fließen kann.

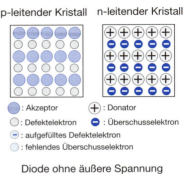

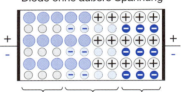
Diode ohne äußere Spannung

p-Leiter Sperrschicht n-Leiter
spontan gebildet

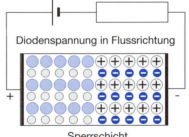
Diodenspannung in Flussrichtung

Sperrschicht verschwindet

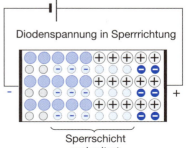
Diodenspannung in Sperrrichtung

Sperrschicht verbreitert

4.10.3 Halbleiter   175

ein Elektron zum nächsten Fremdatom springen usw., sodass trotz eingeschränkter Beweglichkeit Leitfähigkeit gegeben ist. Bei der Dotierung mit fünfwertigen Fremdatomen spricht man von (Elektronen-) **Donatoren,** wodurch ein **n-leitender Kristall** entsteht, also ein Kristall, bei dem „negative Ladungsträger" die Leitfähigkeit erzeugen.

Bei Dotierung mit dreiwertigen Fremdatomen entsteht im Kristallgitter eine „Elektronen-fehlstelle", eine Stelle, zu der ein Elektron hinspringen kann und von wo aus es dann weiter zur nächsten Fehlstelle springen kann. Man spricht in diesem Zusammenhang auch von „Löchern" oder „Defektelektronen". Die Fremdatome heißen (Elektronen-) **Akzeptoren** und der so dotierte Kristall heißt **p-leitend.** („positiv leitend" wäre irreführend, denn auch hier bewegen sich nur die Elektronen.) Weil der Kristall als Ganzes elektrisch neutral ist, sind die „Löcher" **nicht** besetzt. Es handelt sich nur um „Stützstellen", die ein Elektron bei Bedarf kurzfristig benutzen kann.

pn-Übergang

Wenn man einen p-leitenden oder einen n-leitenden Kristall in einen Schaltkreis integriert, passiert nichts Spektakuläres, der Strom fließt durch beide Kristalle hindurch. Beim p-leiten-den Kristall hüpfen die Elektronen von Fehlstelle zu Fehlstelle, beim n-leitenden Kristall springen die Elektronen von Donator zu Donator.

Wenn sich jedoch ein n-leitender und ein p-leitender Kristall unmittelbar berühren, wird es interessant: Die Elektronen des n-leitenden Kristalls springen in die Löcher des p-leiten-den Kristalls, sodass an der Übergangsstelle keine unbesetzten Fehlstellen existieren und auch keine Donatoren mit Überschusselektronen. Es entsteht eine nicht leitende Schicht.

Jetzt hängt es von der Polung ab, die an den pn-Übergang gelegt wird: Wenn der n-leiten-de Kristall negativ ist, werden Elektronen nachgeschoben, sodass an der Übergangsstelle wieder freie Ladungsträger vorhanden sind und der Strom wie gewohnt fließen kann.

Wenn jedoch der n-leitende Kristall positiv ist, werden Elektronen aus dem Kristall abge-zogen, wodurch sich die Sperrschicht verbreitert. Die in den p-leitenden Kristall gedrückten Elektronen können an der Sperrschicht nicht weiter, weil es dort keine freien Überschuss-elektronen gibt.

Der pn-Übergang läßt Strom nur in einer Richtung passieren. Er wirkt als Gleichrichter.

Transistoren und Mikrochips

Die größte technische Bedeutung haben Halbleiter als Material zum Bau von **Transistoren,** kleinen Schaltelementen, die einer Strom- und Spannungsverstärkung dienen. Es gibt ver-schiedene Typen von Transistoren, pnp-, npn- und Feldeffekt-Transistoren, die aber alle auf einem ähnlichen Prinzip beruhen wie die Diode.

Die Halbleitertechnik hat in den letzten Jahren große Fortschritte gemacht, besonders durch die Entwicklung der Mikrochips, kleiner Bauelemente, die auf engstem Raum zig-Tausende von Dioden und Transistoren enthalten. Besonders wichtig sind die Mikrochips, die als Herzstück von Computern dienen, und bei denen es vor allem darauf ankommt, wie schnell sie sich takten lassen.

Strahlungsdetektoren

Eine weitere Anwendung der Halbleitertechnik sind **Detektoren zum Nachweis von β- und γ-Strahlen.** Im Prinzip handelt es sich um Dioden, die in Sperrrichtung gepolt sind und nur dann Strom fließen lassen, wenn radioaktive Strahlung in der Übergangszone zwischen p- und n-Leitung Ladungsträger erzeugt. Hierbei ist die erzeugte Ladungsmenge der Energie der absorbierten Strahlen streng proportional.

4.11 Testfragen

Lösungen siehe Seite 287

Frage Nr.	Seite	
47	111	Nennen Sie das coulombsche Gesetz.
48	113	In welcher Richtung verlaufen die elektrischen Feldlinien?
49	114	Wodurch zeichnet sich das Innere eines Faraday-Käfigs aus?
50	116	Beziehung zwischen Coulomb und Ampere?
51	117	Zwischen den Punkten A und B besteht die Spannungsdifferenz von einem Volt. Mit welchem Energiegewinn pro Coulomb kann ein Stromfluss zwischen A und B stattfinden?
52	118	Wie ist die konventionelle Stromrichtung definiert?
53	119	Definition des Widerstandes?
54	119	An einem Widerstand von 1 000 Ohm wird ein Spannungsabfall von 1 Volt gemessen. Welcher Strom fließt durch den Widerstand?
55	124	Bei welchem Außenwiderstand nimmt die Klemmspannung ihren höchsten Wert an?
56	125	Zwei Widerstände mit je 100 Ohm werden a) parallel und b) in Reihe geschaltet. Gesamtwiderstand bei a) und b)?
57	126	Schaltung a) und b) werden mit einer Spannungsquelle von 10 Volt versehen. Gesamtstromstärke bei a) und b)?
58	127	Wie werden Voltmeter und wie Amperemeter in den Stromkreis geschaltet?
59	132	Welche Arbeit leistet ein Gleichstrom von 1 A und 1 V pro Sekunde?
60	135	Zwischen welchen magnetischen Polen treten Anziehungskräfte auf, zwischen welchen Polen Abstoßungskräfte?
61	137	Unterscheiden Sie dia- und paramagnetische Stoffe.
62	141	Die Stromstärke einer stromdurchflossenen Spule wird verdoppelt. Um welchen Faktor nimmt die magnetische Feldstärke im Innern der Spule zu?
63	145	Nennen Sie die lenzsche Regel.
64	148	Wie groß ist die Phasenverschiebung zwischen Strom und Spannung beim Wechselstrom im ohmschen Leiter?
65	150	Wie groß ist die Phasenverschiebung zwischen Strom und

4.11 Testfragen   177

Spannung in einer Selbstinduktionsspule ohne ohmschen Widerstand?

66 151 Wie errechnet sich die elektrische Leistung des Wechselstroms, wenn zwischen Strom und Spannung die Phasenverschiebung φ vorliegt?

67 153 Das Windungsverhältnis von Primär- und Sekundärspule beträgt 1:10. An der Primärspule liegt 230 V Wechselspannung an. Spannung der Sekundärspule?

68 154 Ein Kondensator speichert bei 10 000 Volt Spannung die Ladung 1 Coulomb. Kapazität?

69 154 Der Plattenabstand eines Plattenkondensators wird verdoppelt. Was folgt daraus für die Kapazität des Kondensators?

70 154 Der eben beschriebene Plattenkondensator war vor der Verdoppelung des Plattenabstandes mit der Spannung U_0 aufgeladen worden und jegliche Verbindung mit dem übrigen Stromkreis war gelöst worden, sodass die auf dem Kondensator befindliche Ladung diesen nicht verlassen konnte. Wie hoch ist die Spannung nach der Verdoppelung des Plattenabstandes?

71 156 Wie hoch ist der Gleichstromwiderstand eines Kondensators?

72 156 Welche Bedeutung hat die Zeitkonstante beim R-C-Glied?

73 158 Auf welche Weise kann ein Elektron die zur Austrittsarbeit nötige Energie erhalten?

74 160 Warum kann der Strom in der Vakuumdiode nur in einer Richtung fließen?

75 162 Wozu dient ein Elektronenstrahloszillograph?

76 163 Ist in einer Elektrolytlösung Ladungstransport ohne Materietransport möglich?

77 167 Wovon hängt die Kontaktspannung an der Übergangsstelle zweier Metalle ab?

78 168f Welche Ionen sind hauptsächlich an der Entstehung des Membranpotenzials beteiligt?

5. Kapitel
Struktur der Materie

„Atomos" heißt auf griechisch unteilbar. Unter Atomen verstand man ursprünglich die kleinsten Bausteine der Materie. Für den Bereich der Chemie können die Atome auch heute als unteilbar angesehen werden, während durch die Fortschritte der Kernphysik Atome bzw. deren Kerne gespalten, verschmolzen und durch Kernreaktionen in Atome eines anderen Elementes verwandelt werden können. Man hat gelernt, dass Atome aus Protonen, Neutronen und Elektronen aufgebaut sind und dass auch die eben genannten Bausteine keineswegs als die kleinsten existierenden Teilchen gelten können.

Atome haben einen Durchmesser in der Größenordnung von einigen Ångström (10^{-10} m) und eine Masse in der Größenordnung von etwa 10^{-23} g (relative Atommasse/Loschmidtkonstante). Die Masse des Atoms ist mit über 99,9 % im Atomkern konzentriert, obwohl der Durchmesser des Atomkerns nur ca. ein Hunderttausendstel des Atomdurchmessers beträgt.

5.1 Die Atomschale

Um die Jahrhundertwende hielt man die Atome für kleine, kugelförmige, elastische Gebilde, die gleichmäßig mit Materie gefüllt sind. Diese Annahme steht im Einklang mit den Gasgesetzen, die von elastischen Stößen zwischen den Atomen bzw. Molekülen ausgehen.

Dann zeigte **Lenard**, dass schnelle Elektronen eine ca. 2 μm dicke, d. h. aus ca. 8000 Atomschichten bestehende Aluminiumfolie durchdringen können. Hieraus lässt sich ableiten, dass das Innere der Atome weitgehend leer sein muss, denn bei einigen Tausend Atomschichten können zwischen den Atomen keine Lücken mehr bestehen. Die Elektronen müssen deshalb die Atome selbst durchdringen.

Rutherford beschoss dünne Metallfolien mit α-Teilchen. α-Teilchen werden beim radioaktiven Zerfall freigesetzt und bestehen aus zwei Protonen und zwei Neutronen. Rutherford stellte fest, dass auch α-Teilchen dünne Metallfolien weitgehend ungestört durchdringen können. Einige α-Teilchen werden von ihrem geradlinigen Weg abgelenkt, verlieren hierbei aber kaum an Geschwindigkeit. Hieraus kann man schließen, dass sie mit

Partikeln zusammengestoßen sind, die eine erheblich größere Masse besitzen als sie selber. Diese Partikel sind die Atomkerne, in denen fast die gesamte Masse des Atoms konzentriert ist.

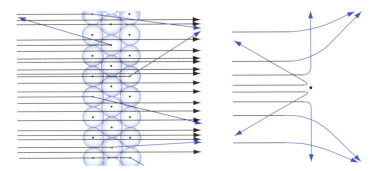

Abbildung 184: Beschuss einer dünnen Metallfolie mit α-Strahlen. Ein Teil der α-Strahlen wird seitlich abgelenkt oder sogar reflektiert. Aus zeichnerischen Gründen sind nur drei Atomschichten dargestellt, obwohl selbst dünne Metallfolien aus mehreren tausend Atomschichten bestehen.

Abbildung 185: Wechselwirkung zwischen α-Strahlen und Atomkern. Je geringer der Abstand zwischen der Flugbahn der α-Strahlen und dem Atomkern, desto größer der Ablenkwinkel. Die obige Abb. kann als stark vergrößerter Ausschnitt aus Abb. 184 verstanden werden.

Die Atomkerne sind ebenso wie die α-Teilchen positiv geladen. Beim Zusammenstoß sind deshalb coulombsche Abstoßungskräfte wirksam. Aus den beobachteten Abstoßungswinkeln kann man auf die Größe der coulombschen Kräfte schließen. Aus der Größe der coulombschen Kräfte wiederum kann man mit Hilfe des coulombschen Gesetzes errechnen, dass sich die α-Teilchen den Kernen der Metallatome bis auf weniger als 10^{-14} m nähern. Da die Atome voneinander einen Abstand von etwa $2{,}5 \cdot 10^{-10}$ m haben, folgt daraus, dass der Kerndurchmesser deutlich weniger als ein Zehntausendstel des Atomdurchmessers beträgt. Wenn der Atomkern den Durchmesser eines Stecknadelkopfes (ca. 1 mm) hätte, hätte das gesamte Atom demnach eine Größe von ca. 30 bis 100 Metern.

Das 1911 aufgestellte rutherfordsche Atommodell besagt, dass fast die gesamte Masse des Atoms im positiv geladenen Atomkern konzentriert ist, während die Elektronen in großem Abstand um den Kern kreisen. Zwischen dem positiven Kern und den negativen Elektronen bestehen coulombsche Anziehungskräfte. Andererseits entsteht bei der Kreisbewegung der Elektronen um den Kern eine Zentrifugalkraft. Damit die Elektronen auf ihrer Kreisbahn bleiben und nicht in den Kern stürzen oder nach außen

180   5.1 Die Atomschale

„wegzentrifugiert" werden, muss die Bahngeschwindigkeit der Elektronen so bemessen sein, dass sich Fliehkraft und Anziehungskraft gerade die Waage halten. Dasselbe gilt übrigens auch für die Geschwindigkeit der um die Erde kreisenden Satelliten oder des Mondes.

Das Elektron ist in seiner Kreisbahn einer ständigen Richtungsänderung unterworfen. Es erzeugt damit ein wechselndes elektrisches Feld und müsste nach den im Bereich normaler Dimensionen geltenden Gesetzen elektromagnetische Wellen abstrahlen und kontinuierlich an Energie verlieren, dadurch langsamer werden und in den Kern stürzen.

Nils Bohr hat 1913 einen Ausweg aus diesem Widerspruch gewiesen, indem er **zwei Postulate** aufstellte:

1) Es gibt bestimmte Bahnen, in denen die Elektronen ohne Energieverlust um den Kern kreisen können. Diese Bahnen haben unterschiedliche Energieniveaus.

2) Beim Sprung von einer Bahn auf eine niedrigere wird die Energiedifferenz durch die Aussendung einer elektromagnetischen Welle mit der Frequenz ν (sprich ny) abgeben:

$$\text{Energiedifferenz } \Delta E = h\,\nu$$

- Die Abgabe der Strahlungsenergie erfolgt unstetig, d.h. „portionsweise", wobei
- die Menge der in einer „Portion" abgegebenen Strahlungsenergie ΔE der Frequenz ν der Strahlung proportional ist. Der Proportionalitätsfaktor ist eine allgemeine Naturkonstante und heißt plancksches Wirkungsquantum h:

$$\Delta E = h\,\nu \qquad\qquad h = 6{,}626 \cdot 10^{-34}\ \text{Nms}$$

Man bezeichnet deshalb eine elektromagnetische Welle hoher Frequenz als **Lichtquant** und eine Welle noch höherer Frequenz als γ**-Quant.**

Wie auf Seite 232 noch näher erläutert wird, besteht kein *prinzipieller* Unterschied zwischen Wärmestrahlung, Lichtstrahlen, ultraviolettem Licht, Röntgenstrahlung und radioaktiver γ-Strahlung. In allen Fällen handelt es sich um elektromagnetische Wellen, die sich allerdings durch ihre Wellenlänge, ihre Frequenz und ihren Energiegehalt unterscheiden und dementsprechend ganz unterschiedlich mit der bestrahlten Materie in Wechselwirkung treten, genauso, wie z.B. eine Schneeflocke, ein Schneeball und eine Lawine im Prinzip auch dasselbe sind, aber aus quantitativen Gründen unterschiedliche Wirkungen hervorrufen können.

5.1.1 Das bohrsche Modell des Wasserstoffatoms

Das Wasserstoffatom ist das am einfachsten aufgebaute Atom, denn der Kern besteht nur aus einem Proton und die Schale nur aus einem Elektron. Bohr hat in seinem Postulat gefordert, dass die erlaubten Bahnen, die das Elektron um den Atomkern beschreibt, folgender Bedingung gehorchen:

$$2 \pi r m_e v = n h \qquad\qquad n = 1, 2, 3, \ldots$$

Hierbei ist r der Bahnradius, m_e die Ruhemasse und v die Geschwindigkeit des Elektrons. Die Hauptquantenzahl n gibt die verschiedenen möglichen Bahnen an.

Zusätzlich muss gelten, dass die Zentrifugalkraft gleich der coulombschen Anziehungskraft zwischen Kern und Elektron ist. Hieraus lassen sich die Bahnradien für die verschiedenen Hauptquantenzahlen errechnen. Aus der Kenntnis von Bahnradius und Geschwindigkeit wiederum lässt sich die Gesamtenergie des Elektrons als Summe seiner kinetischen und potenziellen Energie für die verschiedenen Bahnen angeben.

Das Elektron befindet sich normalerweise im Grundzustand, d. h. in der Bahn mit der niedrigsten Energie. **Unter Energieaufnahme kann das Elektron auf eine Bahn mit höherem Energieniveau gehoben werden.** Dieser Vorgang heißt **Anregung des Atoms.** Wenn das Elektron von der höheren, d. h. energiereicheren Bahn wieder auf seine normale Bahn zurückfällt, sendet es eine elektromagnetische Welle aus, deren Frequenz und Energie umso höher ist, je größer die Energiedifferenz zwischen den Bahnen ist.

Atome können angeregt werden durch

- **Erwärmung:** Hierauf beruhen z. B. das Leuchten glühend heißer Körper und die Wärmestrahlung.

- **Zusammenstöße mit Elektronen:** z. B. charakteristische Röntgenstrahlung (s. S. 202).

- **Einfang eines Lichtquants:** Fluoreszenz.

Wasserstoffgas wird im Lichtbogen zum Leuchten gebracht, weil die Elektronen infolge der heftigen Zusammenstöße der Atome auf höhere Bahnen gehoben werden, aus denen sie unter Aussendung eines Lichtquants h v spontan auf tiefere Bahnen zurückfallen. Die hierbei beobachteten Frequenzen v entsprechen genau den Energiedifferenzen h v zwischen den von Bohr postulierten Bahnen. Hierin liegt ein überzeugender Beweis für die Brauchbarkeit der bohrschen Postulate. Das nachfolgende Schema gibt die verschiedenen Bahnradien des Elektrons im Wasserstoffatom mit den betreffenden Hauptquantenzahlen wieder.

Die Pfeile deuten die Übergänge des Elektrons zwischen den Bahnen an. Je nachdem, auf welche Bahn das Elektron zurückfällt, hat man die vom Wasserstoff ausgesendeten Spektrallinien (vgl. 7.1) zu verschiedenen Serien zusammengefasst, der Lyman-Serie bei der Rückkehr auf den Grundzustand, der Balmer-Serie beim Sprung auf die Bahn mit der Hauptquantenzahl n = 2 usw.

5.1.1 Das bohrsche Modell des Wasserstoffatoms

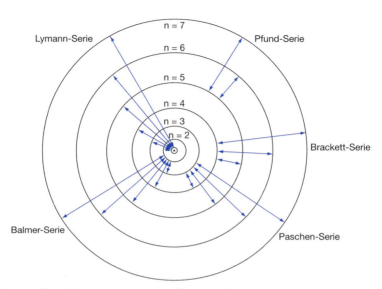

Abbildung 186: Elektronenbahnen des Wasserstoffatoms unter Angabe der Hauptquantenzahl n. Die Spektrallinien der Lyman-Serie werden beim Übergang von bzw. auf die Bahn mit der Hauptquantenzahl n = 1 absorbiert bzw. ausgestrahlt. Analoges gilt für die Spektrallinien der Balmer-, Paschen- usw. Serie.

Wenn das Wasserstoffatom durch den Einfang eines bestimmten Quantums elektromagnetischer Energie, eines sog. Lichtquants angeregt wird, wird dieses Lichtquant absorbiert. Zur Anregung eignen sich nur solche Lichtquanten, deren Energie h ν genau der Energiedifferenz zwischen verschiedenen Bahnen entspricht. Es handelt sich hierbei um genau dieselben Frequenzen ν, die von angeregten Atomen auch ausgesendet werden. Dabei kann Wasserstoff bei normaler Temperatur nur Linien der Lyman-Serie absorbieren, da die Atome im Grundzustand vorliegen. Bei höheren Temperaturen liegt ein gewisser Anteil der Atome in angeregten Zuständen vor, sodass diese Atome dann auch die Spektrallinien der Balmer-Serie, Paschen-Serie usw. absorbieren.

Zusammenfassend lässt sich sagen, dass das Emissionsspektrum des Wasserstoffs gleich dem Absorptionsspektrum ist. Es handelt sich um ein Linienspektrum, in dem die Frequenzen ν der auftretenden Linien den Energiedifferenzen h ν der von Bohr postulierten Elektronenbahnen entsprechen.

5.1.2 Allgemeiner Aufbau der Atomschale

Der folgende Abschnitt beschäftigt sich mit dem Aufbau der Atomhüllen, gehört in das Grenzgebiet zur Chemie und besitzt für den Bereich Physik nur geringe Prüfungsrelevanz.

Während das bohrsche Atommodell den Aufbau des Wasserstoffatoms in überzeugender Weise deuten kann, liegen die Verhältnisse bei anderen Atomen komplizierter, denn es sind stets mehrere Elektronen in der Atomhülle vorhanden, die sich auch untereinander beeinflussen. Die genaue Beschreibung der Vorgänge in anderen Atomen entzieht sich einem einfachen, anschaulichen Modell und ist nur durch ein abstraktes mathematisches Schema möglich, durch die sog. Wellen- oder Quantenmechanik.

In der Quantenmechanik wird der Zustand eines Elektrons durch vier Quantenzahlen beschrieben:

5.1.2 Allgemeiner Aufbau der Atomschale

- **Die Hauptquantenzahl n.** Gemäß der Hauptquantenzahl n lässt sich die Atomhülle in **verschiedene Schalen** unterteilen. Für n = 1 erhalten wir die K-Schale, für n = 2 die L-, für n = 3 die M-, für n = 4 die N-Schale usw.
- **Die Nebenquantenzahl l.** Die einzelnen Schalen bestehen aus **verschiedenen Orbitalen, die die räumliche Anordnung der Elektronen in der Schale beschreiben.** Das s-Orbital entspricht der Nebenquantenzahl l = 0 und ist kugelförmig, das p-Orbital entspricht der Nebenquantenzahl l = 1 und ist hantelförmig, das d-Orbital gilt für die Nebenquantenzahl l = 2 und ist rosettenförmig. Welche Werte die Nebenquantenzahl annehmen kann, hängt von der Hauptquantenzahl n ab, wobei l von 0 bis n−1 alle ganzzahligen Werte annehmen kann. Bei n = 2 kann l demnach die Werte 0 und 1 annehmen, d.h. die L-Schale besitzt ein s- und ein p-Orbital.
- **Die Magnetquantenzahl m**, die **die Orientierung der Elektronenbahnen beim Anlegen eines homogenen magnetischen Feldes kennzeichnet** und alle ganzzahligen Werte von $-l$ über 0 bis $+l$ annehmen kann.
- **Die Spinquantenzahl s**, die sich auf **die Eigendrehung des Elektrons um sich selber bezieht** und die Werte $+1/2$ und $-1/2$ annehmen kann.

Die eben gegebene Erläuterung der Quantenzahlen geht der besseren Anschaulichkeit halber davon aus, dass die Elektronen kleine Korpuskel sind, die sich auf bestimmten Bahnen bewegen. Diese Anschauung ist im wellenmechanischen Sinne unzutreffend, denn **in der Wellenmechanik ist das Elektron ein räumlich ausgedehntes Gebilde** (im Sinne einer Elektronenwolke), dessen Gestalt (im Sinne der Orbitalform) **seinem Energieinhalt entspricht.** Die oben zitierten „Bahnen", in denen das Elektron „kreist", sind demnach nur die Orte, an denen die Elektronenwolke eine besonders hohe Dichte hat. Die Elektronenwolke ist, ebenso wie eine stehende Welle, als statisch zu betrachten.

Nach dem Pauli-Prinzip müssen sich zwei Elektronen in der Atomhülle in mindestens einer der vier Quantenzahlen unterscheiden. In der K-Schale ist demnach für zwei Elektronen Platz mit n = 1 und s = $-1/2$ sowie n = 1 und s = $+1/2$.

In der L-Schale können acht Elektronen aufgenommen werden. Ihre Quantenzahlen lauten:

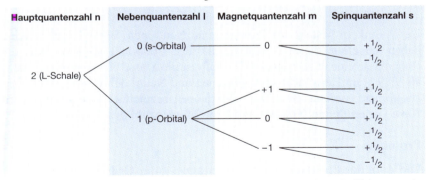

Abbildung 187: Haupt-, Neben-, Magnet- und Spinquantenzahl der acht Elektronen der L-Schale.

Edelgaskonfiguration

Der energetisch günstigste Zustand liegt vor, **wenn das s- und das p-Orbital der jeweils äußersten Schale mit Elektronen vollständig besetzt ist.** Man spricht dann von der Edelgaskonfiguration oder der Edelgasschale.

Fehlen einem Element zur Komplettierung der entsprechenden Edelgasschale nur ein oder zwei Elektronen, so ist es bestrebt, diese Lücken durch chemische Reaktionen mit anderen Atomen zu

184   5.1.2 Allgemeiner Aufbau der Atomschale

füllen, indem es Elektronen aufnimmt (Gruppe VI und VII des Periodensystems). Es ist elektronegativ und wirkt als Oxidationsmittel.

Hat ein Element über die letzte komplette Edelgasschale hinaus einige Elektronen zu viel, so gibt es diese Elektronen bei chemischen Reaktionen ab (Gruppe I und II des Periodensystems, Metalle).

Die in der äußersten Schale (Valenzschale) vorhandenen Elektronen heißen Valenzelektronen. Die **Zahl der Valenzelektronen** bestimmt die chemische Wertigkeit eines Elementes und ist **für die Einordnung in die Gruppe des Periodensystems maßgeblich.**

An der **Periode,** in der ein Element im Periodensystem steht, lässt sich ablesen, welches die **äußerste Schale** ist (K, L, M, N).

Chemische Bindungen

Wenn zwei Atome eine chemische Bindung eingehen, werden einige Elektronen in der Weise „verschoben" bzw. „umverteilt", dass die beiden beteiligten Atome ihre Edelgaskonfiguration erreichen.

Sofern die **Elektronegativität** der in einem Molekül **gebundenen Atome ungefähr gleich** ist, umkreisen die Elektronen, die die chemische Bindung vermitteln, die gebundenen Atome gleichmäßig und man spricht von **homöopolarer bzw. kovalenter bzw. Atombindung.** Beispiele: O_2, Cl_2, Kohlenstoffketten, Makromoleküle wie Proteine, PVC.

Wenn die gebundenen Atome eine **stark unterschiedliche Elektronegativität** besitzen, verbleiben die betreffenden Elektronen beim „Partner-Atom" und es liegen zwei nach außen elektrisch geladene Atome bzw. Ionen vor. Diese Ionen werden von elektrischen Anziehungskräften zusammengehalten. Man spricht hier von **Ionenbindung bzw. ionaler Bindung bzw. heteropolarer Bindung,** z. B. Salze.

5.2 Der Atomkern

Der Atomkern besteht aus Protonen und Neutronen. Beide Kernbausteine haben ungefähr dieselbe Masse, die fast 2000-mal so groß wie die Ruhemasse eines Elektrons ist. Deshalb ist die Masse eines Atoms zu mehr als 99,9 % im Kern lokalisiert. Protonen und Neutronen werden mit einem zusammenfassenden Begriff als Nukleonen bezeichnet. **Die Zahl der im Kern vorhandenen Nukleonen ist die Massenzahl des Atoms.**

Protonen

Die Zahl der Protonen heißt Kernladungs- oder Ordnungszahl.

- Man spricht deshalb von Kernladungszahl, weil die Ladung des positiven Atomkerns proportional der Anzahl der Protonen ist.

- Von der Ordnungszahl spricht man aus folgendem Grund: Weil die Zahl der Protonen gleich der Zahl der Elektronen in der Hülle ist, bestimmt die Ordnungszahl den Aufbau der Atomschale. Hiermit werden die chemischen Eigenschaften, die Zugehörigkeit zu einem bestimmten Element und die Einordnung in das Periodensystem festgelegt.

5.2 Der Atomkern

Neutronen

Die Anwesenheit der elektrisch neutralen Neutronen ist für den inneren Zusammenhalt des Atomkerns notwendig. Man kann sich die Neutronen als „Kitt" vorstellen: Der Kern zerfällt, wenn zu viel oder zu wenig Kitt vorhanden ist. *Atomkerne sind nur stabil, wenn ein bestimmtes Mischungsverhältnis zwischen Protonen und Neutronen eingehalten wird.* Für jede Ordnungszahl, also für jedes Element, gibt es bestimmte Neutronenzahlen, bei denen ein stabiler Kern existiert, bei anderen Neutronenzahlen ergibt sich ein instabiler Kern, der radioaktiv zerfällt.

Atome mit unterschiedlicher Neutronen-, aber gleicher Ordnungszahl heißen Isotope, weil sie aufgrund ihrer gleichen chemischen Eigenschaften zum selben Element gehören und am selben Platz im Periodensystem stehen (gr. isos: gleich; topos: Ort, Stelle). Ein Kern gegebener Ordnungs- und Massenzahl heißt **Nuklid**.

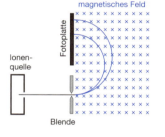

Der Massenspektrograph ist ein Gerät, mit dem man die verschiedenen Isotope eines Elementes unterscheiden kann:
Die Atome werden ionisiert und in Richtung einer Fotoplatte beschleunigt. Auf dem Weg zur Fotoplatte werden sie je nach Bauart des Gerätes durch ein elektrisches und/oder ein magnetisches Feld abgelenkt. Weil die Isotope in gleicher Weise ionisiert sind, wirkt die elektrische (coulombsche) und magnetische (Lorentz-)Kraft in gleicher Weise auf alle Atome ein. Die Isotope mit größerer Massenzahl setzen den ablenkenden Kräften eine größere Trägheit entgegen und treffen deshalb an einer anderen Stelle auf die Fotoplatte auf.

Aus solchen Messungen hat sich ergeben, dass mehr als zwei Drittel der natürlichen Elemente Gemische aus verschiedenen Isotopen sind. Hierbei ist das Mischungsverhältnis auf der Erde weitgehend konstant. So besteht z. B. der Sauerstoff aus drei Isotopen mit 8, 9 und 10 Neutronen, und zwar zu 99,7575 % aus $^{16}_{8}O$, zu 0,0392 % aus $^{17}_{8}O$, und zu 0,2033 % aus $^{18}_{8}O$.

Abbildung 188: Funktionsprinzip des Massenspektrographen. Die oben auf die Fotoplatte treffenden Isotope weisen eine größere Massenzahl auf als die unten auftreffenden.

Der linke untere Index gibt die Ordnungszahl (bei Sauerstoff 8) und der linke obere Index die Massenzahl an. Die Zahl der Neutronen ergibt sich aus der Differenz aus Massen- und Ordnungszahl.

Es gibt über hundert verschiedene Elemente, davon sind knapp 20 künstlichen Ursprungs wie z. B. Plutonium. Insgesamt sind mehr als 1 500 verschiedene Nuklide bekannt, die meisten sind künstlich erzeugt und instabil.

Kernkräfte

Durch massenspektrographische Untersuchungen kann man die Massen der verschiedenen Atome sehr genau bestimmen. Ein Vergleich der Atom-

5.2 Der Atomkern

massen mit den ebenfalls bekannten Massen eines einzelnen Protons, Neutrons und Elektrons zeigt, dass Atome stets eine etwas geringere Masse als ihre isolierten Bausteine haben:

Beim Zusammenbau von Protonen und Neutronen zum Atomkern entsteht ein Massendefizit.

Die Tatsache, dass die Atomkerne trotz der coulombschen Abstoßungskräfte zwischen den Protonen stabil sind, zeigt bereits, dass es starke Kräfte geben muss, die für den Zusammenhalt des Kerns sorgen. Aufgrund dieser Kernkräfte wird bei der Verschmelzung der Nukleonen zum Atomkern Energie frei, die an die Umgebung abgegeben wird. Gemäß der einsteinschen Äquivalenz von Masse und Energie

$$E = m c^2 \qquad (c = \text{Lichtgeschwindigkeit})$$

bedingt diese abgegebene Energie einen Massenverlust. Wir können deshalb aus dem Massendefizit errechnen, wie hoch die Bindungsenergie für die verschiedenen Atome ist. Im folgenden Diagramm ist die Höhe der Bindungsenergie pro Nukleon gegen die Massenzahl der verschiedenen Atome aufgetragen:

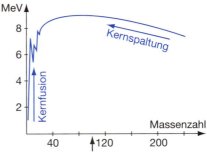

Abbildung 189: Bindungsenergie pro Nukleon in Abhängigkeit von der Massenzahl. Beispielsweise liegt bei einem Atom mit hundert Nukleonen eine Bindungsenergie von ca. 100 · 8,5 MeV = 850 MeV vor (kleiner Pfeil unterhalb der x-Achse). Die beiden großen Pfeile deuten an, dass bei der Fusion sehr kleiner oder bei der Spaltung sehr großer Kerne Energie gewonnen werden kann.

Dieses Diagramm veranschaulicht mehrere Tatsachen, die für den Bereich der Kernphysik von fundamentaler Bedeutung sind:

1) Zunächst fällt die enorme Höhe der Bindungsenergie auf: Ein Kern mit 100 Nukleonen ist unter der Freisetzung einer Bindungsenergie von ca. 850 MeV aus isolierten Nukleonen entstanden. 1 eV (Elektronenvolt) ist gleich $1{,}6 \cdot 10^{-19}$ J, wie auf Seite 201 erläutert wird. Entsprechend gilt: 1 MeV = $1{,}6 \cdot 10^{-13}$ J.

Bei der – hypothetischen – Entstehung von einem Mol (100 g) eines Elementes mit der Massenzahl 100 aus isolierten Protonen und Neutronen würde demnach eine Energie von Loschmidt-Zahl · Energie pro Atom freigesetzt:

$$6{,}02 \cdot 10^{23} \cdot 850 \cdot 1{,}6 \cdot 10^{-13} \text{ J} = 6{,}02 \cdot 1{,}6 \cdot 850 \cdot 10^{10} \text{ J} = 8{,}19 \cdot 10^{13} \text{ J}$$

Dies entspricht etwa der bei der Verbrennung von 3000 Tonnen Steinkohle frei werdenden Wärmemenge.

2) Bei niedrigen Massenzahlen ändert sich die Bindungsenergie mit Zunahme der Nukleonenzahl sprunghaft. Dies deutet auf komplizierte Gesetzmäßigkeiten der Bindungsverhältnisse im Kern hin, auf die wir im Rahmen dieser kurzen Einführung nicht weiter eingehen wollen. Hervorgehoben sei lediglich, dass Kerne mit gerader Protonenzahl und gerader Neutronenzahl eine besonders hohe Bindungsenergie haben, so z. B. der Heliumkern mit zwei Protonen und zwei Neutronen.

3) Aus dem Verlauf der Kurve wird deutlich, dass die Bindungsenergie pro Nukleon stark variiert, wobei die höchsten Werte bei Massenzahlen von etwa 40 bis 100 auftreten. **Bei einem Übergang von Kernen mit niedriger Bindungsenergie zu Kernen mit hoher Bindungsenergie je Nukleon wird Energie frei.** Hierfür gibt es zwei Möglichkeiten, die Kernfusion und die Kernspaltung.

Kernfusion

Kernfusion ist die Verschmelzung leichter Atomkerne miteinander, z.B. die Verschmelzung von Wasserstoffkernen zum Heliumkern. Aus diesem Prozess gewinnt die Sonne ihre Energie. Kerne fusionieren nur bei extrem hoher Temperatur und extrem hohem Druck. Technisch konnten diese Bedingungen bisher nur als Wasserstoffbombe realisiert werden, wo als Zünder zunächst eine normale Atombombe explodiert, die die notwendige Hitze erzeugt, damit die Kernfusion in Gang kommt. Alle Versuche, einen Fusionsreaktor zur Energiegewinnung zu bauen, scheiterten bisher am Problem, die notwendigen Temperaturen von mehreren Millionen Grad zu erzeugen und für eine gewisse Mindestzeit aufrechtzuerhalten.

Kernspaltung

Bei der Kernspaltung werden schwere Atomkerne wie z.B. Uran 235 oder Plutonium 239 mit Neutronen beschossen und zerfallen dadurch in zwei Kerne kleinerer Massenzahl. Die Bindungsenergie der Ausgangskerne beträgt etwa 7,6 MeV je Nukleon, die der entstehenden Spaltprodukte 8,4 MeV, sodass für jedes gespaltene Atom eine Energie von ca. 200 MeV frei wird. Hierauf beruhen Atombombe und Kernreaktoren, Einzelheiten s. S. 197 ff.

5.3 Radioaktivität

Unter Radioaktivität versteht man den **spontanen Zerfall instabiler Atomkerne.** Beim Zerfall wird Energie frei, die in Form sog. radioaktiver Strahlung nach außen abgegeben wird. Hierauf beruht die Bezeichnung „Radio-aktivität", denn „radio" heißt im Lateinischen „ich strahle".

Man unterscheidet zwischen der natürlichen und künstlichen Radioaktivität: Die zuerst genannte Form geht von einigen in der Natur vorkommenden Atomen aus, während die künstliche Radioaktivität beim Zerfall von Nukliden auftritt, die im Labor oder Kernkraftwerk erzeugt wurden.

5.3.1 Natürliche Radioaktivität

Zerfallsarten

Die natürlich vorkommenden radioaktiven Isotope zerfallen unter Aussendung von α- oder β-Teilchen und γ-Quanten.

Das α-Teilchen ist ein Heliumkern und besteht aus zwei Protonen und zwei Neutronen. Bei seiner Aussendung verringert sich die Kernladungszahl um 2 und die Massenzahl um 4. Das radioaktive Atom wird deshalb in das Atom eines anderen Elementes verwandelt.

Das β-Teilchen ist ein Elektron. Es entsteht, indem sich ein Neutron in ein Proton verwandelt, wobei die Ordnungszahl um 1 zunimmt, und die Massenzahl konstant bleibt. Auch hierbei entsteht ein neues Element.

Ebenso wie die Atomschale hat auch der Atomkern eine innere Struktur und kann in verschiedenen Energieniveaus, d. h. angeregten Zuständen vorliegen. Durch eine α- oder β-Emission gerät der Kern meistens in einen angeregten Zustand, aus dem er unter Aussendung eines γ-**Quants** in den Grundzustand (Zustand geringster Energie) zurückfällt.

Eine weitere Zerfallsart, die z.B. beim ^{40}K eine Rolle spielt, ist der **Elektroneneinfang**, der mit der Aussendung von **Röntgenstrahlung** verbunden ist (s.S. 195). Außerdem gibt es bei künstlich erzeugten Kernen den Zerfall durch Aussendung eines β⁺-**Teilchens**, eines sog. **Positrons** (s.S. 194).

Man kann α-, β- und γ-Strahlung unterscheiden, indem man sie durch ein Magnetfeld treten lässt:
Während die γ-Strahlung unbeeinflusst bleibt, werden die α- und β-Teilchen aufgrund ihrer entgegengesetzten Ladung in verschiedene Richtungen abgelenkt.
Die Energie der α- und β-Teilchen bzw. γ-Quanten liegt in der Größenordnung von Megaelektronenvolt (vgl. 5.4.1). Die Nachweismöglichkeiten der radioaktiven Strahlung werden im Abschnitt 5.5 Dosimetrie ausführlich besprochen.

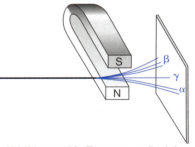

Abbildung 190: Trennung radioaktiver Strahlung in α-, β- und γ-Strahlung beim Passieren eines Magnetfeldes.

Zerfallsreihe

Häufig ist der beim radioaktiven Zerfall entstehende Kern instabil und macht einen erneuten radioaktiven Zerfall durch, wobei wiederum ein instabiles Isotop entsteht. Die Reihe von Zwischenstationen, die ein radioaktives Atom durchlaufen muss, ehe es sich in einen stabilen Kern verwandelt, heißt Zerfallsreihe.

5.3.1 Natürliche Radioaktivität

Die bedeutsamsten in der Natur vorkommenden radioaktiven Isotope lassen sich in eine der vier Zerfallsreihen einordnen, die in Abbildung 191 dargestellt sind. Die Massenzahlen innerhalb einer Zerfallsreihe unterscheiden sich nicht oder durch ein Vielfaches von 4, denn bei der Aussendung eines β-Teilchens tritt keine Änderung der Massenzahl ein, während beim α-Zerfall die Massenzahl um 4 gesenkt wird.

Weil die meisten im Labor verwendeten radioaktiven Präparate aus einer der Zerfallsreihen stammen, geht von den Präparaten α- und β-Strahlung aus, obwohl ein reines Isotop meistens nur auf eine Art, also durch Aussendung von α- oder ß-Teilchen zerfällt.

Es gibt aber auch radioaktive Isotope, die nicht in eine Zerfallsreihe einzuordnen sind, weil sie zu stabilen Atomen zerfallen, z. B. ^{40}K oder ^{14}C.

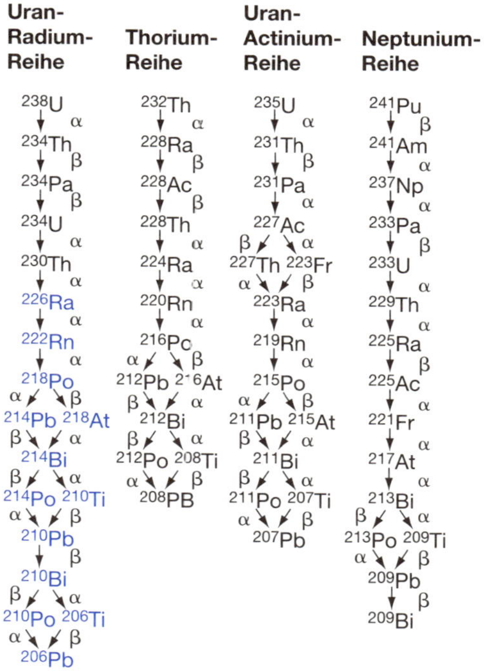

Uran-Radium-Reihe

^{238}U $\downarrow \alpha$
^{234}Th $\downarrow \beta$
^{234}Pa $\downarrow \beta$
^{234}U $\downarrow \alpha$
^{230}Th $\downarrow \alpha$
^{226}Ra $\downarrow \alpha$
^{222}Rn $\downarrow \alpha$
^{218}Po $\alpha \swarrow \searrow \beta$
^{214}Pb ^{218}At $\beta \searrow \swarrow \alpha$
^{214}Bi $\beta \swarrow \searrow \alpha$
^{214}Po ^{210}Ti $\alpha \searrow \swarrow \beta$
^{210}Pb $\downarrow \beta$
^{210}Bi $\beta \swarrow \searrow \alpha$
^{210}Po ^{206}Ti $\alpha \searrow \swarrow \beta$
^{206}Pb

Thorium-Reihe

^{232}Th $\downarrow \alpha$
^{228}Ra $\downarrow \beta$
^{228}Ac $\downarrow \beta$
^{228}Th $\downarrow \alpha$
^{224}Ra $\downarrow \alpha$
^{220}Rn $\downarrow \alpha$
^{216}Po $\alpha \swarrow \searrow \beta$
^{212}Pb ^{216}At $\beta \swarrow \searrow \alpha$
^{212}Bi $\beta \swarrow \searrow \alpha$
^{212}Po ^{208}Ti $\alpha \searrow \swarrow \beta$
^{208}PB

Uran-Actinium-Reihe

^{235}U $\downarrow \alpha$
^{231}Th $\downarrow \beta$
^{231}Pa $\downarrow \beta$
^{227}Ac $\beta \swarrow \searrow \alpha$
^{227}Th ^{223}Fr $\alpha \searrow \swarrow \beta$
^{223}Ra $\downarrow \alpha$
^{219}Rn $\downarrow \alpha$
^{215}Po $\alpha \swarrow \searrow \beta$
^{211}Pb ^{215}At $\beta \searrow \swarrow \alpha$
^{211}Bi $\beta \swarrow \searrow \alpha$
^{211}Po ^{207}Ti $\alpha \searrow \swarrow \beta$
^{207}Pb

Neptunium-Reihe

^{241}Pu $\downarrow \beta$
^{241}Am $\downarrow \alpha$
^{237}Np $\downarrow \alpha$
^{233}Pa $\downarrow \beta$
^{233}U $\downarrow \alpha$
^{229}Th $\downarrow \alpha$
^{225}Ra $\downarrow \beta$
^{225}Ac $\downarrow \alpha$
^{221}Fr $\downarrow \alpha$
^{217}At $\downarrow \alpha$
^{213}Bi $\beta \swarrow \searrow \alpha$
^{213}Po ^{209}Ti $\alpha \searrow \swarrow \beta$
^{209}Pb $\downarrow \beta$
^{209}Bi

Abbildung 191: Vier Zerfallsreihen unter Angabe der als Zwischenstufen auftretenden Isotope und ihrer jeweiligen Zerfallsart durch Aussendung von α- oder β-Strahlung.

Radiumeinlage

In der zur Krebsbehandlung eingesetzten Radiumeinlage sind Radium und seine Zerfallsprodukte enthalten (siehe blau gekennzeichnete Isotope der Uran-Radium-Reihe). Zu den Zerfallsprodukten gehört das Edelgas Radon ^{222}Rn, welches mit einer Halbwertszeit von 3,8 Tagen zerfällt. Dieses Gas darf nicht aus der Radiumeinlage entweichen, denn sonst würde es an Körperstellen gelangen, die nicht vom Krebs befallen sind und dort aufgrund seiner α-Strahlung schwere Schäden anrichten. Deshalb ist die Radiumeinlage in eine feste Metallhülse eingeschlossen. Das Metall absorbiert die α- und β-Teilchen, sodass nur die gleichzeitig emittierten γ-Quanten die Zerstörung des Krebsgewebes bewirken. Eine Radiumeinlage hat gegenüber einer von außen durchgeführten γ-Bestrahlung den Vorteil, dass die Haut geschont wird.

5.3.2 Das Gesetz des radioaktiven Zerfalls

Der Zeitpunkt, zu dem ein radioaktives Atom zerfällt, ist nur vom Zufall abhängig und lässt sich weder von außen beeinflussen noch vorausberechnen. Alle noch nicht zerfallenen Atome desselben instabilen Isotops haben die gleiche mittlere Lebensdauer. Für alle noch nicht zerfallenen Atome besteht dieselbe – meist sehr geringe – Wahrscheinlichkeit, innerhalb der nächsten Sekunde zu zerfallen.

Beispielsweise betrachten wir 1.000.000 radioaktive Kerne, wobei für jedes Atom die Wahrscheinlichkeit 1:1000 beträgt, dass es in der nächsten Sekunde zerfällt. In der nächsten Sekunde werden von den 1.000.000 radioaktiven Kernen 1000 zerfallen. Damit liegt eine Aktivität von 1000 Becquerel (Bq) vor, denn die **Aktivität** einer radioaktiven Substanz ist definiert als Anzahl der Zerfallsakte pro Sekunde:

$$\text{Aktivität} = \frac{\text{Zahl der Zerfallsakte}}{\text{Sekunde}}$$

Die kohärente Einheit im SI ist seit 1978 das **Becquerel** als 1/Sekunde. Der französische Physiker *Henri Becquerel* hat 1896 die Radioaktivität entdeckt und 1903 gemeinsam mit *Marie* und *Pierre Curie* dafür den Nobelpreis erhalten. Bis 1978 galt das Curie (Ci) als Einheit der Aktivität. Ein Curie ist gleich 37 Milliarden Becquerel und entspricht ungefähr der Aktivität von einem Gramm reinem Radium (ohne Zerfallsprodukte, siehe Uran-Radium-Reihe).

Wir kehren zurück zu unserem Beispiel mit den anfänglich 1.000.000 radioaktiven Kernen. Nach einer Sekunde sind 1000 Kerne zerfallen, von den verbleibenden 999.000 Kernen wird in der zweiten Sekunde wiederum 1 Promille zerfallen. In der zweiten Sekunde ist eine Aktivität von 999 Becquerel zu erwarten, in der dritten Sekunde wird die Aktivität auf 998 Bq abfallen usw. Anfänglich wird die Aktivität von Sekunde zu Sekunde um 1 Bq geringer.

Wenn nach einiger Zeit noch 500.000 radioaktive Kerne vorhanden sind, ist die Aktivität auf 500 Bq abgefallen. In der nächsten Sekunde sind noch 499.500 Kerne vorhanden und die zu erwartende Aktivität beträgt 499,5 Bq. Das bedeutet, dass die Aktivität jetzt nur noch mit 0,5 Bq pro Sekunde absinkt.

Wenn schließlich nur noch 1000 Kerne verblieben sind, beträgt die Aktivität 1 Bq. Eine Sekunde später liegen noch 999 Kerne vor und die Aktivität ist mit 0,999 zu veranschlagen. Damit sinkt die Aktivität nur noch um 0,001 Bq pro Sekunde.

5.3.2 Das Gesetz des radioaktiven Zerfalls

Zusammenfassend ergibt sich: **Die Aktivität sinkt proportional mit der Anzahl der noch vorhandenen radioaktiven Atome.**
Immer, wenn die Zu- bzw. Abnahme einer Größe proportional dem jeweiligen Wert dieser Größe ist, lässt sich das Wachstum bzw. die Verminderung der Größe mit einer Exponentialfunktion (e-Funktion) beschreiben. In halblogarithmischer Darstellung ergibt sich dabei eine Gerade.

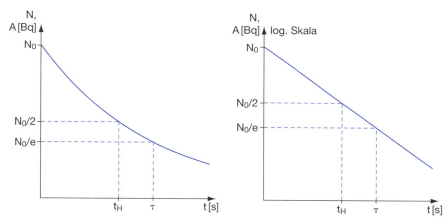

Abbildung 192 und 193: Radioaktiver Zerfall, links mit einer linear geteilten Ordinate, rechts mit einer logarithmisch geteilten Ordinate. Die Ordinate gilt in beiden Darstellungen sowohl für die Zahl N der noch vorhandenen radioaktiven Kerne als auch für die Aktivität A, weil sich die Aktivität A proportional zur Zahl N der noch vorhandenen radioaktiven Kerne verhält. Die Zeitachse ist in beiden Diagrammen linear unterteilt, t_H gibt die Halbwertszeit und τ die mittlere Lebensdauer der radioaktiven Isotope an.

Die y-Achse gilt sowohl für die Zahl N der noch nicht zerfallenen Atome als auch für die Aktivität A, da beide Größen einander proportional sind. Die zugehörige Funktion lautet:

$$N = N_0 \, e^{-\lambda t}$$

N_0: Zahl der zum Zeitpunkt t = 0 vorhandenen Atome
λ: Zerfallskonstante des betreffenden Isotopes.
e: Eulersche Zahl e = 2,7182818

Der Exponent hat ein negatives Vorzeichen, weil N bzw. A im Laufe der Zeit abnehmen.

Zerfallskonstante λ

Verschiedene Isotope unterscheiden sich durch ihre Zerfallskonstante λ (sprich: lambda): **Je größer λ, desto schneller zerfällt das Isotop** bzw. desto steiler verläuft die entsprechende e-Funktion.

192   5.3.2 Das Gesetz des radioaktiven Zerfalls

Mittlere Lebensdauer τ

Wie man mathematisch zeigen kann, ist die durchschnittliche Lebensdauer τ (sprich: tau) mit der Zeit t identisch, in der die Anzahl der radioaktiven Kerne auf den e-ten Teil des Anfangswertes abfällt, also mit der Zeit t, in der N auf N_0/e absinkt.

Um den Zusammenhang zwischen der Zerfallskonstanten λ und der mittleren Lebensdauer τ zu ermitteln, setzen wir für N den Wert N_0/e ein und erhalten:

$$N_0/e = N_0 e^{-\lambda \tau}$$

Wir dividieren beide Seiten der Gleichung durch N_0:

$$1/e = e^{-\lambda \tau}$$

$1/e$ ist identisch mit e^{-1}. Folglich erhalten wir $e^{-1} = e^{-\lambda \tau}$. Hieraus ergibt sich:

$$1 = \lambda \tau \qquad \text{oder} \qquad \frac{1}{\lambda} = \tau \qquad \text{oder} \qquad \frac{1}{\tau} = \lambda$$

Die durchschnittliche Lebensdauer τ und die Zerfallskonstante λ sind Kehrwerte. Weil $\lambda = \tau^{-1}$, kann man das Zerfallsgesetz auch als $N = N_0 e^{-t/\tau}$ schreiben.

Halbwertszeit t_H

Die Zeit, in der ein radioaktives Nuklid zur Hälfte zerfällt, heißt Halbwertszeit t_H und ist für das jeweilige Isotop eine charakteristische Größe. Die Halbwertszeit schwankt je nach Isotop zwischen 10^{-7} s und 10^{10} Jahren.

Nach der doppelten Halbwertszeit ist das Isotop auf $1/2^2 = 1/4$, nach der dreifachen Halbwertszeit auf $1/2^3 = 1/8$ zerfallen usw.

Ein Isotop wird sowohl durch seine mittlere Lebensdauer τ als auch durch seine Halbwertszeit t_H charakterisiert. Deshalb muss es eine Möglichkeit geben, τ aus t_H zu berechnen und umgekehrt. Für $t = t_H$ gilt definitionsgemäß $N = N_0/2$. Wir setzen ein und erhalten:

$$N_0/2 = N_0 e^{-t_H/\tau}$$

$$1/2 = e^{-t_H/\tau}$$

Wir logarithmieren beide Seiten der Gleichung und erhalten:

$$\ln 1/2 = -t_H/\tau \qquad \text{oder in Zahlen:} \qquad -0{,}693 = -t_H/\tau, \qquad \text{sodass} \qquad t_H = 0{,}693\,\tau$$

5.3.2 Das Gesetz des radioaktiven Zerfalls 193

Die Halbwertszeit t_H, nach der die Hälfte der ursprünglich vorhandenen Kerne zerfallen ist, beträgt 69,3 % der mittleren Lebensdauer τ.

Rechenbeispiele

Für unser Beispiel mit 1 Million radioaktiven Kernen, von denen tausend in der ersten Sekunde zerfallen, sollen λ, τ und t_H berechnet werden. Gegeben sind nur zwei Zahlenwerte: $N_0 = 1.000.000$ und N_t für den Zeitpunkt nach $t = 1$ s: $N_t = 999.000$. Wir setzen ein:

$$N_t = N_0 e^{-\lambda t}$$
$$999\,000 = 1\,000\,000\, e^{-\lambda}$$
$$0,999 = e^{-\lambda}$$
$$\ln 0,999 = -\lambda$$
$$\text{Zerfallskonstante } \lambda = 0,00100050033$$

Weil $\tau = 1/\lambda$ erhalten wir für die mittlere Lebensdauer τ: $\tau = 999,49$ s. Die Halbwertszeit t_H ergibt sich als: $t_H = 0,693\,\tau = 692,8$ s.

Aktivitätsberechnungen:

Die anfängliche Aktivität A_0 beträgt 1 000 Bq. Weil die Aktivität A und die Zahl der radioaktiven Kerne N einander proportional sind, sinkt A mit derselben Geschwindigkeit ab wie N. Damit gelten die Werte von t_H, τ und λ auch für Aktivität:

$$A_t = A_0\, e^{-\lambda t}$$

Für $A_0 = 1\,000$ Bq und $t = 3\,600$ s, also den Zeitpunkt nach genau einer Stunde, ergibt sich beispielsweise:

$$A = 1\,000 \text{ Bq } e^{-\lambda 3600} = 1\,000 \text{ Bq } e^{-0,0010005 \cdot 3600} = 1\,000 \text{ Bq } e^{-3,618} = 26,836 \text{ Bq}$$

Nach 3 600 Sekunden, also der gut fünffachen Halbwertszeit, ist die Aktivität von 1 000 auf 27 Becquerel gefallen.

Im zweiten Rechenbeispiel wollen wir ermitteln, nach welcher Zeit die Aktivität auf 1 Bq, also auf ein Tausendstel des Ausgangswerts gefallen ist: $A = 1$ Bq, $A_0 = 1\,000$ Bq

$$1 \text{ Bq} = 1\,000 \text{ Bq } e^{-\lambda t}$$
$$0,001 = e^{-\lambda t}$$
$$\ln 0,001 = -\lambda t$$
$$-6,9077 = -\lambda t$$
$$t = 6\,904 \text{ s}$$

Nach 6 904 Sekunden, also der knapp 10-fachen Halbwertszeit, ist die Aktivität auf ein Tausendstel des Ausgangswertes gefallen. Weil $2^{10} = 1024$, sinkt die Aktivität nach der 10-fachen Halbwertszeit auf genau 1/1024 des Ausgangswertes.

Anwendung des Zerfallsgesetzes

Das Zerfallsgesetz lässt sich zur Altersbestimmung von ehemals lebenden Objekten (Holz, Knochen, Stoffresten usw.) ausnutzen: Aufgrund der kosmischen Strahlung wird ständig ein – allerdings sehr geringer – Teil des Luftstickstoffs über einen Neutroneneinfang (s.S. 195) in das radioaktive Kohlenstoffisotop ^{14}C verwandelt. Dieses Isotop zerfällt mit einer Halbwertszeit von 5 760 Jahren. Die neu entstandenen Kohlenstoffatome werden zu CO_2 oxidiert und neben stabilem CO_2 von den Pflanzen zur Assimilation aufgenommen. Von dort gelangt eine konstante Mischung aus radioaktivem und stabilem Kohlenstoff in Mensch und Tier. Mit dem Tod eines Lebewesens endet seine Aufnahme von Kohlenstoff: das ^{14}C zerfällt gemäß dem Exponentialgesetz. Aus der verbliebenen Restaktivität kann man errechnen, seit wann keine Aufnahme von ^{14}C mehr stattgefunden hat.

5.3.3 Künstliche Kernumwandlungen

Unter Kernreaktionen versteht man Kernumwandlungen, die durch den Beschuss des Atomkerns mit Neutronen, α-Teilchen, Protonen und anderen Reaktionspartnern **erzwungen werden.**

Die erste künstliche Kernumwandlung wurde im Jahre 1919 von Rutherford nachgewiesen, indem er $^{14}_{7}$N-Kerne der Luft mit α-Teilchen beschoss. Hierbei entsteht neben einem Proton p das Sauerstoffisotop $^{17}_{8}$O:

$$^{14}_{7}N + \alpha \rightarrow {}^{18}_{9}F \rightarrow p + {}^{17}_{8}O$$

Bei dieser Reaktion bildet sich zunächst das radioaktive Fluorisotop $^{18}_{9}$F, welches unter Aussendung eines Protons zum stabilen Sauerstoff zerfällt. Diese Umwandlung von Stickstoff in Sauerstoff wird in Kurzschreibweise folgendermaßen wiedergegeben:

$$^{14}_{7}N \; (\alpha, p) \; {}^{17}_{8}O$$

Hierbei bezeichnet das erste Symbol in der Klammer das eingeschossene und der zweite Buchstabe das emittierte Teilchen.

Künstliche Radioaktivität

Die bei einer künstlichen Kernumwandlung entstehenden Atome sind meistens instabil und zerfallen ebenso wie die natürlichen radioaktiven Isotope mit einer charakteristischen Halbwertszeit.

Während man jedoch bei der natürlichen Radioaktivität nur zwei Zerfallsarten kennt, nämlich den α- und β-Zerfall, beobachtet man bei den künstlich hergestellten Isotopen neben dem α- und β-Zerfall **eine dritte Zerfallsart: Die Aussendung eines Positrons,** auch als β^{+}**-Zerfall** bezeichnet. Hierbei wandelt sich ein Proton in ein Neutron um und sendet die überzählige positive Ladung mittels eines Positrons aus.

Das **Positron** hat dieselbe Masse wie ein Elektron, jedoch eine positive Ladung. Das Positron gehört zur sog. *Antimaterie*: Es löst sich beim Zusammenstoß mit einem Elektron auf. Hierbei wird die Masse von Positron und Elektron gemäß der einsteinschen Äquivalenz von Masse und Energie $E = m \, c^2$ in zwei γ-Quanten entgegengesetzter Richtung zu je 0,51 MeV überführt.

5.3.3 Künstliche Kernumwandlungen   195

Als Beispiel für den Positronen- oder β^+-Zerfall wählen wir den Beschuss von $^{12}_{6}C$ mit α-Teilchen:

$$^{12}_{6}C\ (\alpha,\ n)\ ^{15}_{8}O \rightarrow ^{15}_{7}N + ^{0}_{1}e$$

n: Neutron
$^{0}_{1}e$: Positron

Zunächst entsteht ein instabiles Sauerstoffatom mit der Massenzahl 15, welches sich durch die Aussendung eines Positrons in das stabile Stickstoffatom $^{15}_{7}N$ verwandelt. Die Halbwertszeit für diesen β^+-Zerfall beträgt 2,5 Minuten.

Neutrinos

Neben dem Positron wird ein sog. Neutrino ausgesendet, welches **einen Teil der bei der Kernumwandlung freiwerdenden Energie davonträgt.** Die Ruhemasse des Neutrinos ist Null. Das Neutrino hat zumindest im Bereich der Medizin keine praktische Bedeutung, da es kaum in Wechselwirkung mit der Materie tritt. Neutrinos können völlig unverändert die gesamte Erdkugel durchdringen. Beim normalen β-Zerfall treten ebenfalls Neutrinos auf.

Die Existenz der Neutrinos ist aus folgenden Überlegungen vermutet worden: Die beim β-Zerfall desselben Isotopes emittierten Elektronen haben unterschiedliche kinetische Energien. Dies ist erstaunlich, weil mit dem Zerfall stets derselbe Sprung von einem Kern bestimmten Energieinhaltes zu einem anderen Kern mit ebenfalls konstantem Energieinhalt verbunden ist. Die hierbei freiwerdende Energiedifferenz ist also immer gleich groß. Der fehlende Energiebetrag wird von Neutrinos übernommen und ins Weltall hinausgetragen.

Beim α-Zerfall hingegen treten keine Neutrinos auf, alle ausgesendeten α-Teilchen haben dieselbe kinetische Energie.

Elektroneneinfang

In Konkurrenz zur β^+-Emission tritt häufig der so genannte Elektroneneinfang auf. Hierbei wird ein Elektron aus der innersten Atomschale, der K-Schale, in den Kern eingefangen, sodass sich ein Proton zum Neutron verwandeln kann. Auch hierbei wird ein Neutrino ausgesendet. Die K-Schale wird wieder aufgefüllt, indem ein Elektron aus einer höheren Schale in die entstandene Lücke springt. Hierbei entsteht die **charakteristische Röntgenstrahlung** (s.S. 202).

Kernbeschuss mit Neutronen

Mit den beim radioaktiven Zerfall freiwerdenden α-Teilchen lassen sich nur Kerne mit geringer Ordnungszahl umwandeln, weil Kerne mit hohen Kernladungszahlen aufgrund ihrer starken Ladung große coulombsche Abstoßungskräfte gegen die α-Teilchen entwickeln. Die α-Teilchen können deshalb nicht in den Kern eindringen, sondern werden abgestoßen. Beim Beschuss mit Neutronen treten diese Probleme nicht auf. Die Neutronen

196   5.3.3 Künstliche Kernumwandlungen

können sich dem Atomkern nähern und in ihn eindringen, ohne dass elektrostatische Kräfte auftreten. Die Atomkerne der meisten Elemente fangen Neutronen ein, sodass es zu einer Kernreaktion kommt, bei der ein neues, meist radioaktives Isotop entsteht. Von den ca. 1500 heute bekannten Kernen, die zum größten Teil künstlich erzeugt worden sind, sind ca. 75 % instabil.

Nuklearmedizin

Die Nuklearmedizin ist ein medizinisches Fachgebiet, das für diagnostische und therapeutische Zwecke radioaktive Isotope einsetzt. Die in der Nuklearmedizin benutzten radioaktiven Kerne (^{131}J, ^{198}Au, ^{99m}Tc) werden meistens hergestellt, indem man die entsprechenden Ausgangskerne einer starken Neutronenstrahlung aussetzt, wie sie z. B. in einem Kernreaktor herrscht. Weitere Herstellungsmöglichkeiten liegen im Beschuss mit Protonen oder Deuteronen (Kernen von schwerem Wasserstoff $^{2}_{1}$D), wobei diese Teilchen in einem sog. Zyklotron auf hohe Geschwindigkeiten beschleunigt werden.

^{99m}Tc ist die Abkürzung für *Technetium 99 metastabil,* eine Substanz, die in der Diagnostik eine besondere Bedeutung erlangt hat. ^{99m}Tc entsteht, wenn $^{99}_{42}$Molybdän unter Aussendung von β-Strahlung zu $^{99m}_{43}$Technetium zerfällt. Das „m" steht für metastabil und bedeutet, dass die Umwandlung von Molybdän zu Technetium noch nicht abgeschlossen ist, weil die hierbei frei werdende Energie noch nicht abgegeben worden ist. Die mit der Kernumwandlung verbundene Energieabgabe muss noch nachgeholt werden. Sie geschieht in Form eines γ-Quants der Energie 140 KeV.

Das ^{99m}Tc ist deshalb selber instabil und zerfällt mit einer Halbwertszeit von 6 Stunden zu ^{99}Tc. Hierbei wird lediglich γ-Strahlung freigesetzt, keine α- und keine β-Strahlung. Dies ist für diagnostische Zwecke ideal, denn γ-Strahlung lässt sich mit Gamma-Kameras gut nachweisen und ist für den Patienten *relativ* ungefährlich, während die α- und β-Strahlung einer in den Körper des Patienten eingedrungenen (inkorporierten) Substanz zwar Strahlenschäden verursacht, aber keine diagnostischen Möglichkeiten bietet.

^{99m}Tc wird beispielsweise eingesetzt, um Metastasen zu suchen oder um die Nierenfunktion zu prüfen, indem es je nach diagnostischer Zielsetzung an bestimmte Moleküle gekoppelt und dem Patienten eingespritzt wird. Der Verbleib der mit dem ^{99m}Tc markierten Moleküle kann von außen durch Gamma-Kameras, die auf die emittierte γ-Strahlung reagieren, verfolgt werden. Die diagnostische Methode heißt *Szintigrafie,* weil das Herzstück der Gamma-Kameras ein Szintillationszähler ist. Näheres wird auf Seite 211 besprochen.

5.3.4 Kernspaltung

Bei Kernreaktionen werden normalerweise nur Neutronen, Protonen, Elektronen, γ-Quanten und als schwerste Teilchen Heliumkerne aus dem umgewandelten Atomkern emittiert. Beim Beschuss von Uran mit langsamen, d. h. langsam fliegenden Neutronen entdeckten Otto Hahn und Fritz Straßmann 1938 einen völlig neuartigen Prozess: Das Uranisotop $^{235}_{92}U$ zerbricht nach dem Einfang eines Neutrons in zwei ungefähr gleich große Teile ($^{1}_{0}n$ bedeutet Neutron),

entweder in: $\quad ^{235}_{92}U + ^{1}_{0}n \rightarrow ^{236}_{92}U \rightarrow ^{89}_{36}Kr + ^{144}_{56}Ba + 3\,^{1}_{0}n + $ ca. 200 MeV

oder in: $\quad ^{235}_{92}U + ^{1}_{0}n \rightarrow ^{236}_{92}U \rightarrow ^{90}_{38}Sr + ^{144}_{54}Xe + 2\,^{1}_{0}n + $ ca. 200 MeV

Nach dem Diagramm im Abschnitt 5.2 beträgt die durchschnittliche Bindungsenergie pro Nukleon der Spaltprodukte ca. 8,4 MeV, während die Bindungsenergie pro Nukleon des Urans ca. 7,6 MeV beträgt. Bei über 200 beteiligten Nukleonen wird damit durch die Spaltung eines Urankernes eine Energie von ca. 200 MeV freigesetzt, weil die Bruchstücke fester gebunden sind als der Ausgangskern. Der überwiegende Teil der Energie steckt in der kinetischen Energie der mit hoher Geschwindigkeit auseinander fliegenden Bruchstücke. Dieser Anteil wird unmittelbar in Wärme überführt. Die restliche Energie wird in Form von β- und γ-Strahlung abgegeben, die bei der Spaltung unmittelbar entsteht oder beim Zerfall der radioaktiven Bruchstücke ausgesendet wird. Die 2 bis 3 bei jeder Kernspaltung freiwerdenden Neutronen besitzen jeweils eine kinetische Energie von ca. 1,5 MeV. Sie können ein unterschiedliches Schicksal erleiden:
– Sie können nach außen entweichen.
– Sie können von einem Atomkern eingefangen werden und über eine Kernreaktion ein meist radioaktives Isotop entstehen lassen.
– Sie können von einem $^{235}_{92}U$ Kern eingefangen werden und eine erneute Kernspaltung auslösen.

Bei der Kernspaltung sind grundsätzlich drei Fälle möglich:
a) Von den 2 bis 3 pro Kernspaltung freigesetzten Neutronen kann im Durchschnitt weniger als ein Neutron eine erneute Kernspaltung auslösen. Sofern kein weiterer Neutronenbeschuss von außerhalb erfolgt, sinkt in diesem Fall die Zahl der Kernspaltungen im Laufe der Zeit auf Null ab. Das Uran ist dann lediglich noch seinem radioaktiven α-Zerfall unterworfen, der jedoch extrem langsam erfolgt, weil die Halbwertszeit beim $^{235}_{92}U$ $7 \cdot 10^8$ Jahre beträgt.

b) Von den 2 bis 3 bei jeder Kernspaltung freigesetzten Neutronen können mehr als eins eine erneute Kernspaltung verursachen. Damit steigt die Zahl der Spaltungen pro Zeiteinheit mehr oder weniger schnell an. Der Extremfall eines schnellen Ablaufs dieser Kettenreaktion liegt in der Atombombe vor.

c) Die dritte Möglichkeit liegt zwischen den in a) und b) skizzierten Fällen. Sie besteht darin, dass genau eines der pro Kernspaltung freigesetzten Neutronen eine erneute Spaltung auslöst. Die Zahl der Kernspaltungen bleibt konstant, es liegt eine kontrollierte Kettenreaktion vor.

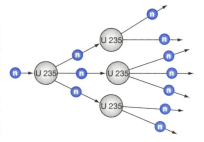

Abbildung 194: Kettenreaktion bei der Kernspaltung von Uran 235.

198   5.3.4 Kernspaltung

Kernreaktoren

In Kernreaktoren soll die bei der Kernspaltung frei werdende Bindungsenergie in elektrische Energie verwandelt werden. Das Problem besteht darin, die unter c) skizzierte kontrollierte Kettenreaktion zu unterhalten. Die entstehende Wärme wird wie bei normalen Wärmekraftwerken über Turbinen und Generatoren in elektrischen Strom überführt.
Zur Beschreibung der Wechselwirkung strahlender Teilchen mit Atomkernen hat man den sog. **Wirkungsquerschnitt** definiert: Vereinfachend gesprochen handelt es sich hierbei um das Flächenstückchen um den Atomkern herum, welches wie eine Zielscheibe getroffen werden muss, damit die entsprechende Wechselwirkung zwischen dem Neutron und dem Atomkern eintritt, für die der Wirkungsquerschnitt gilt. So gibt es z. b. verschiedene Wirkungsquerschnitte für Streuung und Einfang von Neutronen.
Je größer der Wirkungsquerschnitt ist, desto größer ist die Wahrscheinlichkeit für das Eintreffen des jeweiligen Ereignisses und umgekehrt.
Der Wirkungsquerschnitt von $^{235}_{92}U$ für den Neutroneneinfang sinkt mit zunehmender Geschwindigkeit der Neutronen. Demnach können die mit hoher Geschwindigkeit herausgeschleuderten Neutronen nur mit geringer Wahrscheinlichkeit sofort eine erneute Spaltung auslösen. Das in der Natur vorkommende Uran besteht nur zu $0,7\%$ aus $^{235}_{92}U$ und zu $99,3\%$ aus $^{238}_{92}U$.
Das Isotop $^{238}_{92}U$ spaltet sich nach dem Einfang eines Neutrons normalerweise nicht (nur bei sehr hochenergetischen Neutronen), sondern geht unter Abgabe von β-Strahlung in $^{239}_{94}$Plutonium über. **Wenn Uran 238 die Neutronen einfängt, bevor sie einen Kern des Urans 235 spalten können, kann sich keine Kettenreaktion bilden.** Zur Überwindung dieses Problems gibt es zwei Möglichkeiten:

1) Bei niedrigen Geschwindigkeiten der Neutronen ist der Einfangsquerschnitt von Uran 235 soviel größer als der von Uran 238, dass eine Kettenreaktion entstehen kann, obwohl erheblich mehr Kerne $^{238}_{92}U$ als $^{235}_{92}U$ vorhanden sind. Man muss die emittierten Neutronen deshalb möglichst schnell auf niedrige Geschwindigkeiten abbremsen. Die Abbremsung geschieht in Form elastischer Stöße mit Atomkernen. Hierzu muss man Atome verwenden, die einen möglichst geringen Einfangquerschnitt für Neutronen haben. Außerdem sollten die Atome eine möglichst geringe Massenzahl haben, denn je geringer die Masse der Kerne ist, mit denen die Neutronen zusammenstoßen, desto mehr Energie können sie bei jedem Stoß übertragen und desto schneller werden sie abgebremst.
Als **Bremssubstanz** oder **Moderator** eignet sich z. B. Kohlenstoff (Grafit) oder normales Wasser (wegen der sehr leichten Wasserstoffatome). Noch besser ist sog. schweres Wasser, bei dem der Kern des Wasserstoffatoms neben einem Proton noch ein Neutron enthält, weil der Einfangquerschnitt von $^2_1H = {}^2_1D$ (D = Deuteron) erheblich kleiner als von ^1_1H ist.
Neben dem Uran und dem Moderator besteht der Reaktor aus einem dritten wichtigen Bauelement, den **Regelstäben,** aus einem Material, z. B. Bor, mit sehr hohem Einfangsquerschnitt für Neutronen. Wenn die Regelstäbe in den Kern des Reaktors eingeschoben werden, verschlucken sie Neutronen und bringen die Kettenreaktion zum Stillstand. Ein Herausziehen der Regelstäbe hat zur Folge, dass weniger Neutronen eingefangen werden und die Zahl der Kernspaltungen pro Zeiteinheit zunimmt.

2) Die zweite Möglichkeit zur Lösung des Problems, dass die Kerne des Uran 238 zu viele Neutronen einfangen und damit die Entwicklung einer kontrollierten Kettenreaktion unterbinden, liegt darin, dass man anstelle der natürlichen Uranmischung **angereichertes Uran** verwendet. Im angereicherten Uran ist die Konzentration des $^{235}_{92}U$ höher als in der natürlichen Isotopenmischung, dementsprechend ist die Konzentration des Uran 238 geringer. Da sich hierbei die Abbremsung der Neutronen erübrigt, benötigt man auch keinen Moderator.

Meistens werden die unter 1) und 2) beschriebenen Lösungsmöglichkeiten zur Aufrechterhaltung einer kontrollierten Kettenreaktion gleichzeitig beschritten, d. h. man arbeitet sowohl mit einem

5.3.4 Kernspaltung   199

Moderator als auch mit angereichertem Uran. Das Uran braucht in diesem Fall nicht so hoch angereichert zu werden wie unter 2) und an die Moderatorsubstanz werden geringere Anforderungen
gestellt.

Schnelle Brüter

Von den 2,5 bei jeder Kernspaltung emittierten Neutronen ist nur ein Neutron zur Unterhaltung der
kontrollierten Kettenreaktion notwendig. Die restlichen 1,5 Neutronen können nutzbringend angewendet werden, indem sie $^{238}_{92}$U-Kerne in $^{239}_{94}$Plutonium umwandeln. In solchen als Schnelle Brüter
bezeichneten Reaktoren ist es theoretisch möglich, dass ungefähr die 1,2-fache Menge an
Plutonium entsteht wie an Uran 235 (oder Plutonium) verbraucht wird.

Plutonium wird ebenso wie Uran 235 beim Neutroneneinfang gespalten und eignet sich deshalb
ebenso wie $^{235}_{92}$U als Spaltmaterial für Kernreaktoren und zum Bau von Atombomben. Schnelle
Brüter heißen deshalb schnell, weil sie mit ungebremsten Neutronen arbeiten, und sie heißen deshalb Brüter, weil sie neben der Elektrizitätserzeugung mehr Kernbrennstoff erbrüten als sie verbrauchen.

Auch die unter 1) skizzierten Reaktoren, die mit abgebremsten Neutronen arbeiten, erbrüten
Plutonium, jedoch nicht in der Menge wie die Schnellen Brüter. Die 1,5 zur Erhaltung der
Kettenreaktion nicht notwendigen Neutronen verlieren sich dort zum größten Teil in der
Bremssubstanz, in den Regelstäben oder dringen nach außen.

Ursprünglich war man davon ausgegangen, dass die mit Uran 235 arbeitenden Reaktoren
zunächst nur für eine Übergangszeit von etwa 30 bis 50 Jahren die hauptsächlichen
Energielieferanten sein und dass die späteren Kernreaktoren mit dem von Schnellen Brütern
erzeugten Plutonium arbeiten sollten. Es war beabsichtigt, weltweit mehr als 50 Schnelle Brüter zu
errichten, die Energie und Plutonium im Überfluss bereitstellen sollten.

Der Schnelle Brüter von Kalkar, der nach jahrelanger Verzögerung und einer Explosion der
Baukosten wegen technischer Mängel nach seiner Fertigstellung keine Betriebsgenehmigung
erhalten hat, zeigt, wie komplex die mit solchen Anlagen verbundenen technischen Probleme sind.

Wiederaufbereitungsanlage

Um das im Schnellen Brüter oder in einem normalen Kernreaktor erzeugte Plutonium für die
Herstellung neuer Brennstäbe oder für die Produktion von Atombomben verwenden zu können,
muss es in einer *Wiederaufbereitungsanlage* aus dem Brennstab herausgelöst werden. Dieser ent-
hält nicht nur Uran 235, Uran 238 und Plutonium, sondern auch zahlreiche andere radioaktive
Elemente, die durch den starken Neutronenfluss im Reaktorkern auf dem Weg von
Kernumwandlungen erzeugt worden sind.

Die Kernbrennstäbe sind von einer festen Hülle einer besonders widerstandsfähigen
Metalllegierung umgeben, weil das gesamte Kernkraftwerk sonst innerhalb kürzester Zeit radioak-
tiv verstrahlt wäre. Bei der gefürchteten Kernschmelze im Rahmen eines GAUs schmelzen die
Hüllen der Brennstäbe.

In der Wiederaufbereitungsanlage gehört das Auftrennen der Brennstäbe zur Routine, aber das
Problem, die Radioaktivität am Entweichen zu hindern, kann noch nicht zufrieden stellend gelöst
werden. Die Anlagen von La Hague in Frankreich und Windscale/Sellafield in England machten
durch eine Serie von Leckagen von sich reden. Noch an der norwegischen Küste ist das von
Sellafield in die irische See entweichende Plutonium nachweisbar. In Wackersdorf sollte ein 200 m
hoher Schornstein gebaut werden, damit die entweichende Radioaktivität weiträumig genug verteilt und nicht die behördlich festgesetzten Grenzwerte überschreiten würde.

In einer Wiederaufbereitungsanlage kann sich bis zum Hundertfachen der Menge an radioaktiven Spaltprodukten befinden, die in einem 1 000-MW-Reaktor vorhanden sind.

Welche Folgen es hat, wenn nur ein Bruchteil der radioaktiven Isotope eines 1 000-MW-
Reaktors freigesetzt wird, hat Tschernobyl drastisch vor Augen geführt.

5.4 Röntgenstrahlung

5.4.1 Erzeugung von Röntgenstrahlung

Röntgenröhre

Die Röntgenröhre ist ein Gerät zur Erzeugung von Röntgenstrahlung. Ebenso wie bei der Vakuumdiode und der Verstärkerröhre treten Elektronen aus der geheizten Glühkathode aus und werden durch das elektrische Feld in Richtung auf die positiv geladene Anode beschleunigt. Während die Spannung zwischen Glühkathode und Anode bei Vakuumdiode und Verstärkerröhre in der Größenordnung von 100 Volt liegt, beträgt sie bei der Röntgenröhre ca. 100.000 Volt. Deshalb treffen die Elektronen mit hoher Geschwindigkeit und hoher kinetischer Energie auf die Anode. Dort werden sie abrupt abgebremst und müssen ihre kinetische Energie abgeben. Dies geschieht durch Aussendung von Röntgenstrahlen, elektromagnetischen Wellen, die noch kurzwelliger als ultraviolettes Licht sind.

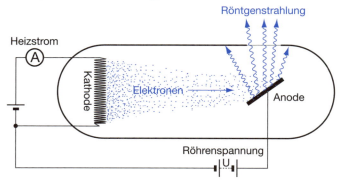

Abbildung 195: Funktionsprinzip der Röntgenröhre. Die Röhrenspannung beträgt ca. hunderttausend Volt, weitere Erläuterungen im Text.

Elektronenvolt

Da das entstehende Röntgenquant seine Energie nur von *einem* Elektron bezieht, ist die Energie eines einzelnen Elektrons besonders interessant. Die Energie, mit der ein einzelnes Elektron auf die Anode auftrifft, errechnet sich als Produkt aus der Ladung des Elektrons und der Spannung zwischen Glühkathode und Anode:

$$\text{Spannung} = \frac{\text{Energie}}{\text{transportierte Ladung}}$$

$$\text{Energie} = \text{transportierte Ladung} \cdot \text{Spannung}$$

5.4.1 Erzeugung von Röntgenstrahlung   201

Für die Energie eines Elektrons existiert eine besondere Maßeinheit, das Elektronenvolt:

Ein Elektronenvolt ist die Energie, die ein Elektron gewinnt, wenn es im elektrischen Feld zwischen zwei Punkten beschleunigt wird, die eine Potenzialdifferenz von einem Volt haben.

$$1 \text{ eV} = 1,6 \cdot 10^{-19} \text{As} \cdot 1 \text{ V} = 1,6 \cdot 10^{-19} \text{Ws}$$

Die elektrische Energie ergibt sich als Produkt von Ladung und Spannung. Die übliche Einheit ist Wattsekunde (Ws):

$$1 \text{ Ws} = 1 \text{ C} \cdot 1 \text{ V} = 1 \text{ As} \cdot 1 \text{ V}$$

Ein Coulomb bzw. eine Amperesekunde entspricht der Ladung von $6,25 \cdot 10^{18}$ Elektronen, deshalb hat ein Elektron die Ladung von $1 \text{As}/6,25 \cdot 10^{18} = 1,6 \cdot 10^{-19}\text{As}$.

Röntgenbremsspektrum

In der Röntgenröhre herrschen zwischen der Glühkathode und der Anode Spannungen von je nach Bauart etwa 30.000 V bis 200.000 V. Die einzelnen Elektronen treffen daher mit einer kinetischen Energie von 30.000 bis 200.000 Elektronenvolt auf die Anode auf. Die meisten Elektronen verwandeln ihre Energie beim Aufprall in Wärme.

Einige wenige Elektronen (einige Promille) rufen sofort beim Aufprall die Aussendung eines Röntgenquants hervor, andere bewirken die Aussendung eines Röntgenquants erst, nachdem sie einen Teil ihrer Energie bereits als Wärmeenergie abgegeben haben.

Die von den abgebremsten Elektronen erzeugten Röntgenstrahlen sind energieärmer und haben eine größere Wellenlänge als die sofort beim Aufprall der Elektronen ausgesendeten Röntgenstrahlen. Die Röntgenröhre sendet deshalb Strahlen verschiedener Wellenlänge aus: Die Verteilung der erzeugten Strahlen, das sog. **Röntgenbremsspektrum,** weist keine Lücken auf. Es handelt sich um ein *kontinuierliches Spektrum mit kurzwelliger Grenze.*

Diese Grenze entspricht den Elektronen, die sofort nach ihrem Aufprall auf die Anode ihre gesamte Energie für die Aussendung eines Röntgenquants zur Verfügung stellen. Es gibt keine noch kurzwelligeren Strahlen, weil es keine noch energiereicheren Elektronen gibt.

Die Frequenz ν_0 bzw. Wellenlänge λ_0 der kurzwelligsten Röntgenquanten errechnet sich folgendermaßen aus der Röhrenspannung U_0:

$$\nu_0 = U_0 \, e/h \qquad \text{sowie} \qquad \lambda_0 = c \, h/(U_0 \, e)$$

Je höher die Röhrenspannung U_0 ist, desto höher ist die Frequenz ν_0 und desto kleiner ist die Wellenlänge λ_0.

5.4.1 Erzeugung von Röntgenstrahlung

Herleitung: Energie eines einzelnen γ-Quantes (s.S. 180): $E = U_0 \, e = h \, \nu_0$, sodass $\nu_0 = U_0 \, e/h$. Die Lichtgeschwindigkeit $c = \nu \, \lambda$, sodass $\nu_0 = c/\lambda_0$. Eingesetzt ergibt sich $c/\lambda_0 = U_0 \, e/h$, was sich zu $\lambda_0 = c \, h/(U_0 \, e)$ umformen lässt.

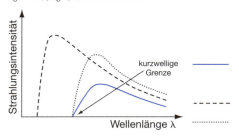

Abbildung 196: Wellenlänge und Intensität der Röntgenstrahlung in Abhängigkeit vom Heizstrom I und von der Röhrenspannung U.

— Spektrum der Röntgenstrahlung bei gegebener Röhrenspannung U_0 und gegebenem Heizstrom I_0.

----- $U > U_0$ und $I = I_0$

········· $U = U_0$ und $I > I_0$

Das Diagramm gibt an, wie sich eine Erhöhung der Röhrenspannung und eine Erhöhung des Heizstromes auf das Röntgenbremsspektrum auswirken.

Je kürzer die Wellenlänge der Röntgenstrahlen, desto größer ist ihre Durchdringungskraft. Kurzwellige Röntgenstrahlen werden daher als *harte*, langwellige als *weiche Strahlen* bezeichnet.

Mit steigender Röhrenspannung steigen Intensität und Härte der Röntgenstrahlung. Die Intensität steigt, weil mehr Elektronen von der Glühkathode abgesaugt werden; die Härte steigt, weil die Elektronen mit höherer Geschwindigkeit auf die Anode prallen.

Die Intensität lässt sich auch unabhängig von der Härte erhöhen, indem ein stärkerer Heizstrom mehr Elektronen aus der Glühkathode austreten lässt.

Charakteristische Röntgenstrahlung

Das Röntgenbremsspektrum – welches vom Anodenmaterial völlig unabhängig ist – wird durch eine charakteristische Röntgenstrahlung überlagert.

Die charakteristische Röntgenstrahlung ist ein **Linienspektrum, dessen Zusammensetzung sich nach dem Anodenmaterial richtet.** Sie entsteht, indem ein auf der Anode auftreffendes Elektron ein Elektron aus einer inneren Atomschale des Anodenmaterials auf eine höhere Bahn bringt (Anregung – siehe bohrsches Atommodell). Wenn dieses auf eine höhere Bahn gehobene Elektron wieder auf seine alte Bahn zurückfällt, sendet es seine überschüssige Energie in Form eines Röntgenquants aus.

Dieser Vorgang ist mit der Aussendung sichtbaren Lichtes zu vergleichen, mit dem Unterschied, dass es sich bei der Aussendung sichtbaren Lichtes um *äußere* Elektronen handelt, die in ihre Bahnen zurückfallen. Die charakteristische Röntgenstrahlung ist ein Linienspektrum, weil es nur bestimmte Frequenzen (Linien) enthält, die den Energiedifferenzen der möglichen Elektronenbahnen entsprechen.

5.4.2 Eigenschaften der Röntgen- und γ-Strahlung

Röntgen- und γ-Strahlung sind seit jeher Bestandteil unserer natürlichen Umwelt. Aus dem Weltall gelangt die *Höhenstrahlung* auf die Erde, die in unterschiedlicher Dosierung alle Bereiche des elektromagnetischen Spektrums umfasst, also auch die Röntgen- und γ-Strahlung.

Darüber hinaus gibt es eine Reihe von Elementen mit radioaktiven Isotopen, z.B. ^{40}K oder ^{226}Ra, sodass sich der Mensch in seiner natürlichen Umwelt durch terrestrische Strahlung, Nahrungsaufnahme und Inhalation ständig in Kontakt mit niedrigdosierter Strahlung befindet.

Röntgen- und γ-Strahlen sind elektromagnetische Wellen hoher Energie. Die Bezeichnung bezieht sich auf die Herkunft: **Röntgenstrahlung entsteht in der Atomschale, γ-Strahlung im Atomkern.** Röntgenquanten haben eine Energie im Bereich von etwa 100 eV bis 200 keV, γ-Quanten im Bereich von etwa 1000 eV bis hin zu vielen MeV, d.h. die Frequenzbereiche von Röntgen- und γ-Strahlen überschneiden sich.

Bei einer Wechselwirkung mit Materie tritt stets ein **einzelnes** Röntgen- oder γ-Quant in Wechselwirkung mit einem einzelnen Atom, Molekül oder Elektron.

Entscheidend für die Art der Wechselwirkung ist (außer dem Reaktionspartner) lediglich die Energie des Quants; die Intensität der Strahlung, also die Zahl der Quanten, spielt keine Rolle. Es spielt auch keine Rolle, ob dieses Quant in einer Atomschale oder einem Atomkern entstanden ist, also ob es sich um Röntgen- oder γ-Strahlung handelt.

Nachweisbarkeit

Röntgen- und γ-Strahlen sind für das menschliche Auge unsichtbar. Sie sind jedoch in der Lage, einen fotografischen Film zu schwärzen. Hierauf beruht das Anfertigen von Röntgenaufnahmen.

Röntgen- und γ-Quanten können über die **Fluoreszenz** direkt sichtbar gemacht werden. Hierunter versteht man die Eigenschaft bestimmter Kristalle, z.B. Natriumjodid, γ-Quanten einzufangen und Lichtstrahlen auszusenden. Der Leuchtschirm bei der Röntgendurchleuchtung beruht auf diesem Prinzip. Früher, als man über die Gefahren radioaktiver Strahlung noch wenig wusste, hat man die Ziffernblätter von Uhren mit einer Leuchtfarbe bemalt, die einerseits radioaktive Substanzen und andererseits fluoreszierende Kristalle enthielt. Diese Ziffernblätter leuchten in der Dunkelheit wegen der fluoreszierenden Wirkung der γ-Strahlen.

Außerdem sind Röntgen- und γ-Strahlen aufgrund ihrer **ionisierenden Wirkung** nachweisbar. Hierauf beruhen der *Geigerzähler* und die *Ionisationskammer* (s. S. 209 f).

204   5.4.2 Eigenschaften der Röntgen- und γ-Strahlung

Wechselwirkung mit Materie

Röntgen- und γ-Strahlen können Materie wesentlich besser durchdringen als sichtbares Licht. Hierauf beruht die Röntgendiagnostik. Beim Durchtritt von Röntgen- und γ-Strahlung durch Materie sind fünf Arten der Wechselwirkung möglich:

• Die Strahlen können **gestreut** werden.

• Die Strahlen können **absorbiert** werden.

• Sie können mit einem Elektron zusammenstoßen, wobei sie durch den so genannten **Compton-Effekt** eine Richtungsänderung erfahren und einen Teil ihrer Energie abgeben.

• γ-Quanten mit einer Energie von mehr als 1 MeV können sich auf dem Weg der **Paarbildung** in ein Elektron und ein Positron verwandeln.

• γ-Quanten mit Energien von mehreren MeV können **Kernprozesse** auslösen, sodass die durchstrahlte Materie radioaktiv wird.

Welche der hier genannten Prozesse sich im Einzelfall in welcher Häufigkeit abspielen, hängt von der Frequenz der γ-Quanten ab und davon, welche Ordnungszahl die durchstrahlte Materie aufweist.

Streuung

Bei der sogenannten klassischen Streuung geben die Röntgen- und γ-Quanten keine Energie ab, die Strahlung ändert lediglich ihre Richtung.
Röntgen- und γ-Strahlung wird erheblich stärker gestreut als sichtbares Licht. Bei Röntgenaufnahmen ist die Streustrahlung schwer kontrollierbar und stellt eine erhebliche Gefahrenquelle dar. Sie durchsetzt den ganzen Raum und ist für Arzt und Schwester auch dann gefährlich, wenn sie weit entfernt vom Strahlenkegel stehen. Deshalb verlässt das medizinische Personal nach Möglichkeit während der Röntgenaufnahme den Raum und beobachtet den Patienten durch eine Bleiglasscheibe.

Die Frequenzabhängigkeit der Streuung elektromagnetischer Wellen ist auch der Grund dafür, dass der Himmel blau ist. Das Blau des Himmels ist Sonnenlicht, welches in der Atmosphäre zum Teil mehrfach gestreut worden ist. Der blaue kurzwellige Anteil des Spektrums wird stärker gestreut als der rote langwellige Anteil. Beim Sonnenuntergang wird die Sonne, die tagsüber weißlich gelb war, plötzlich rot: Bei tief stehender Sonne ist der Weg der Sonnenstrahlen durch die Lufthülle besonders lang und dabei sind die Strahlen der Streuung in besonderem Maße ausgesetzt. Der kurzwellige blaue Anteil wird fast völlig aus dem Strahlenkegel herausgestreut, sodass der langwellige rote Anteil zurückbleibt.

5.4.2 Eigenschaften der Röntgen- und γ-Strahlung

Absorption

Die Absorption ist der wichtigste Prozess, durch den Röntgenstrahlen beim Durchgang durch Materie geschwächt werden.

Hierbei geben die Röntgen- oder γ-Quanten ihre Energie an **Elektronen** der Atomhülle weiter, die **aus der Atomschale herausgeschlagen werden.** Diese Elektronen heißen Sekundärelektronen und besitzen – ebenso wie beim Fotoeffekt – die kinetische Energie h ν – $E_{Auslösearbeit}$, mit der sie auf das durchstrahlte Material einwirken und dieselbe biologische Wirkung wie β-Strahlung entfalten.

Die Absorption der Röntgenstrahlung ist von der Zusammensetzung der durchstrahlten Materie abhängig. Hierbei kommt es nur darauf an, aus welchen Elementen die durchstrahlte Materie besteht, die Art der chemischen Bindung ist gleichgültig.

Die **Absorption steigt ungefähr mit der dritten Potenz der Ordnungszahl an.** Deshalb ist Blei mit einer Ordnungszahl von 82 ein gutes Material zur Abschirmung von Röntgenstrahlen. Die Absorption der Röntgenstrahlung erzeugt die Kontraste im Röntgenbild. Das Gewebe besteht hauptsächlich aus Wasser und damit Sauerstoff mit der Ordnungszahl 8, während der Knochen viel Kalzium mit der Ordnungszahl 20 enthält. (Blei: 82^3 = 551.368, Sauerstoff: 8^3 = 512, Kalzium: 20^3 = 8.000)

Die Absorption hängt außerdem von der Wellenlänge der Röntgenstrahlung ab, und zwar **nimmt** sie **ungefähr mit der dritten Potenz der Wellenlänge zu.** Deshalb wird langwellige, also energieärmere Röntgenstrahlung als *weiche* und kurzwellige Röntgen- und γ-Strahlung als *harte Strahlung* bezeichnet.

Compton-Effekt

Gemäß der Dualität des Lichtes (Welle-Korpuskel) können sich γ-Quanten unter bestimmten Bedingungen wie kleine Korpuskel verhalten und beim Zusammenstoß mit Elektronen einen elastischen Stoß ausüben. Das Elektron wird dabei beschleunigt, das γ-Quant wird in seiner Richtung abgelenkt und gibt einen Teil seiner Energie an das Elektron ab. Deshalb hat das γ-Quant nach dem Stoß eine größere Wellenlänge und geringere Frequenz.

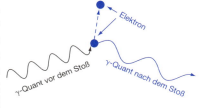

Abbildung 197: Compton-Effekt bei Zusammenstoß eines γ-Quants mit einem Elektron.

5.4.2 Eigenschaften der Röntgen- und γ-Strahlung

Paarbildung

Quanten *mit einer Energie von einigen MeV* können unter bestimmten Bedingungen ihre Energie nach der Beziehung E = m c² in Masse verwandeln. Dabei entsteht ein Paar aus einem negativen Elektron und einem positiven Positron.
Das Positron gehört zur sog. *Antimaterie*. Beim Zusammenstoß mit einem Elektron zerstrahlen Positron und Elektron, indem sie zwei entgegengesetzt gerichtete γ-Quanten von je 0,51 MeV aussenden. Die Energie 0,51 MeV entspricht nach der Beziehung E = m c² der Ruhemasse eines Elektrons bzw. Positrons.

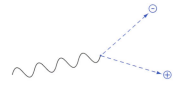

Abbildung 198: Paarbildung: ein hochenergetisches γ-Quant wandelt sich in ein Positron und ein Elektron um.

Kernreaktionen

Gelegentlich fragen Patienten, die eine Vielzahl von Röntgenaufnahmen über sich ergehen lassen müssen, ob sie dadurch radioaktiv werden können.

Diese Frage kann verneint werden, denn Röntgenquanten haben eine Energie von ca. 100.000 eV, während γ-Quanten eine Energie von mehreren Millionen eV besitzen müssen, um künstliche Kernumwandlungen einleiten zu können. Kernreaktionen spielen deshalb bei der Schwächung von Röntgenstrahlung keine Rolle, ebenso wenig wie die Paarbildung.

5.4.3 Exponentielles Schwächungsgesetz

Röntgenstrahlung wird beim Durchtritt durch Materie durch Absorption, Streuung und den Compton-Effekt geschwächt. Die Strahlung wird umso mehr geschwächt,

- je höher die Ordnungszahl der durchstrahlten Materie ist,

- je langwelliger oder weicher die Strahlung ist,

- je größer die Schichtdicke der durchstrahlten Materie ist.

Je höher die Intensität der Strahlung ist, desto mehr Strahlung wird absorbiert. Die Schwächung einer monoenergetischen Strahlung wird durch eine Exponentialfunktion beschrieben, denn immer, wenn die Zu- oder Abnahme einer Größe proportional ihrem jeweiligen Wert ist, lässt sich ihre Zu- oder Abnahme durch eine Exponentialfunktion beschreiben. (Siehe auch Gesetz des radioaktiven Zerfalls auf Seite 190 und lambert-beersches Gesetz auf Seite 260.)

$$I = I_0 \, e^{-\mu d}$$

I_0: Intensität vor der Schichtdicke d
I: Intensität hinter der Schichtdicke d

5.4.3 Exponentielles Schwächungsgesetz 207

Der *Schwächungskoeffizient* μ ist umso größer,

* je höher die Ordnungszahl der durchstrahlten Materie ist und

* je langwelliger oder weicher die Strahlung ist.

Weil die Röntgenstrahlung keine einheitliche Wellenlänge hat, gilt das exponentielle Schwächungsgesetz jedoch nur in Annäherung.

Halbwertsdicke

Die Halbwertsdicke d_H ist die **Schichtdicke, nach der die Intensität auf die Hälfte abgefallen** ist.

Nach der doppelten Halbwertsdicke fällt die Intensität der Strahlung auf ein Viertel ab, nach der dreifachen Halbwertsdicke auf ein Achtel usw. Die Halbwertsdicke d_H ist so bemessen, dass

$$I/I_0 \ = \ 0{,}5 = e^{-\mu d_H} \quad \text{, sodass}$$

$$-\mu\, d_H = \ln 0{,}5 = -\, 0{,}693$$

$$\mu\, d_H = 0{,}693$$

$$d_H = 0{,}693/\mu$$

Die Halbwertsdicke hängt vom Schwächungskoeffizienten μ und damit von der Art des durchstrahlten Materials und von der Wellenlänge bzw. Frequenz der Strahlung ab. Je höher die Frequenz, d. h. je energiereicher und härter die Strahlung ist, desto kleiner ist μ und desto größer ist d_H.

Wie aus der Abbildung 196 hervorgeht, ist Röntgenstrahlung jedoch nicht monoenergetisch, sondern besteht aus verschiedenen Wellenlängen mit jeweils einem anderen Schwächungskoeffizienten μ und damit jeweils einer anderen Halbwertsdicke d_H. Die Halbwertsdicke d_H sagt lediglich aus, nach welcher Dicke nur noch die Hälfte der ursprünglichen Strahlung vorhanden ist.

Bei der Absorption und beim Compton-Effekt entsteht aus der Röntgenstrahlung β-**Strahlung,** wobei die biologische Gefährlichkeit zunehmen kann, weil β-Strahlung eine deutlich kürzere Halbwertsdicke hat, ihre Energie also schneller auf die durchstrahlte Materie überträgt.

Die Halbwertsdicke für α-**Teilchen** liegt in festen und flüssigen Stoffen unterhalb eines Millimeters. Weil sich bei so geringen Halbwertsdicken kein Strahlenkegel aufbauen kann, ist der Begriff Halbwertsdicke für α-Teilchen nicht üblich. Insgesamt gilt die **Faustregel:**

α **Buchseite,** β **Buch,** γ **Bibliothek**

5.5 Dosimetrie

5.5.1 Maßeinheiten

Die Dosimetrie beschäftigt sich mit der Messung ionisierender Strahlung. Im Vordergrund steht die Messung der Strahlendosis (Dosi-metrie), aber natürlich wird auch die Art der ionisierenden Strahlung berücksichtigt, also, ob es sich um α-, β-, γ-, Röntgen- oder Neutronenstrahlen handelt.

Energiedosis

Die Energiedosis gibt an, *welche Energie von der Strahlung auf die bestrahlte Materie übertragen wird.* Die kohärente Einheit im SI ist das **Gray,** abgekürzt Gy, als 1 Gy = 1 Ws/kg. Gelegentlich wird auch noch die herkömmliche Einheit rad (radiation absorbed dose) verwendet: 1 Gy = 100 rad.

$$\text{Energiedosis} = \frac{\text{absorbierte Energie}}{\text{durchstrahlte Masse}}$$

Es ist zu beachten, dass sich die Energiedosis auf die durchstrahlte Masse bezieht. Beispielsweise werden bei der Bestrahlung von Tumoren Herddosen von ca. 40–60 Gy angewendet. Wenn bei einem 70 kg schweren Patienten ein 700 g schwerer Tumor eine durchschnittliche Herddosis von 50 Gy erhält und wenn im gesunden Gewebe keine Strahlung absorbiert wird, ergibt sich rechnerisch eine Ganzkörperdosis von 0,5 Gy.

Ionendosis

Eine wichtige Einheit ist auch die Ionendosis, die sich auf die durch Ionisation in Luft entstehende Ladung bezieht. Die Erzeugung von Ionen ist das gemeinsame Kennzeichen von α-, β-, γ- und Neutronenstrahlung.

$$\text{Ionendosis} = \frac{\text{durch Ionisation entstandene Ladung}}{\text{durchstrahlte Masse}}$$

Die kohärente Einheit im SI ist **Coulomb pro Kilogramm,** die frühere Einheit ist das Röntgen (R): 1 R = $2{,}57 \cdot 10^{-4}$ C/kg.

Die Energiedosis und Ionendosis lassen sich ineinander umrechnen, wobei der Umrechnungsfaktor vom durchstrahlten Material abhängt, weil die pro Ionenpaar vom Material aufgenommene Energie unterschiedlich ist.

Dieselbe Strahlung kann in verschiedenen Materialien eine unterschiedliche Ionen- bzw. Energiedosis entfalten, denn bei der Berechnung der Dosis ist nicht die auftreffende Strahlungsenergie maßgeblich, sondern *nur die absorbierte Energie.*

Unter der **Dosisleistung** versteht man die pro Zeit aufgenommene Ionen- bzw. Energiedosis.

5.5.2 Messgeräte

Die verwendeten Messgeräte beruhen auf zwei Prinzipien, auf der *Ionization* und auf der *Fluoreszenzwirkung* ionisierender Strahlung. Darüber hinaus gibt es die Möglichkeit der *Filmdosimetrie,* etwa in Form der Plaketten, die vom medizinischen Personal in Röntgenabteilungen getragen werden.

Geiger-Müller-Zählrohr

Dieses häufig auch einfach als *Geigerzähler* oder als *Zählrohr* bezeichnete Gerät besteht aus einem Metallrohr, in dessen Mitte sich ein dünner Draht befindet, der gegen die Rohrwandung eine hohe Spannung aufweist. Ein in das Rohr eintretendes α- oder β-Teilchen bzw. γ-Quant ionisiert einige Gasmoleküle, die im elektrischen Feld des Rohres so stark beschleunigt werden, dass sie beim Zusammenstoß mit anderen Molekülen diese ebenfalls ionisieren. Durch diesen **Stoßionisation** genannten Vorgang bildet sich eine Lawine von Ladungsträgern (Elektronenlawine). Es kommt zu einem kurzen Stromstoß und die am Zählrohr anliegende Spannung sinkt ab, sodass der Stromfluss zum Erliegen kommt. Im Geiger-Müller-Zählrohr ruft also jedes α-, β-Teilchen bzw. jedes γ-Quant einen kurzen Stromstoß hervor, der einzeln registriert werden kann.

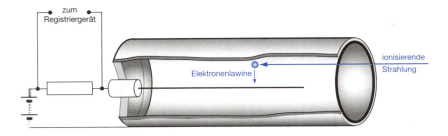

Abbildung 199: Funktionsprinzip des Geiger-Müller-Zählrohres. Zwischen dem Draht in der Mitte des Zählrohres und der Wand liegt eine sehr hohe Spannung, damit jedes ionisierte Gasmolekül eine Stoßionisation auslöst.

Um die Stoßionisation zu erleichtern, befindet sich das Gas im Inneren der meisten Zählrohre unter erniedrigtem Druck. Deshalb muss das Eintrittsfenster mechanische Stabilität aufweisen, was die Durchlässigkeit des Fensters für α-Strahlen und niederenergetische β-Strahlen einschränkt. Die Registrierung von γ-Strahlung kann nur mit geringer Empfindlichkeit erfolgen, weil nur etwa eins von hundert in das Rohr eintretenden γ-

Quanten dort eine Ionisation bewirkt, während die restlichen 99 das Zählrohr unverändert wieder verlassen. Wegen seiner geringen Empfindlichkeit wird der Geigerzähler im medizinischen Bereich fast überhaupt nicht verwendet.

Ionisationskammer

Wenn man nicht an der Anzahl der einzelnen α-, β- oder γ-Strahlen interessiert ist, sondern wissen möchte, **welche Ionenmenge durch die Strahlung erzeugt wird,** so benutzt man die Ionisationskammer:

In der Ionisationskammer befinden sich negativ und positiv geladene Elektroden, die die bei den Ionisationsvorgängen entstehenden Ionen ansaugen sollen. Das elektrische Feld in einer Ionisationskammer ist so stark, dass die entstehenden Ionen sich umgehend zur gegennamigen Elektrode bewegen, bevor sie sich wieder vereinigen. Hierbei wird das in der Ionisationskammer befindliche Gas entladen, d.h. von Ladungsträgern befreit.

Das elektrische Feld ist aber nicht so stark, dass es zur Stoßionisation kommt, also neue Ladungsträger erzeugt werden. Die an den Elektroden ankommende Ladung entspricht deshalb genau der durch Ionisation entstandenen Ladung.

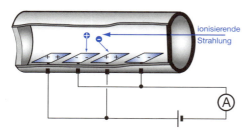

Abbildung 200: Funktionsprinzip der Ionisationskammer. Die durch Strahlenwirkung entstehenden Ionen werden zu den gegennamigen Elektroden abgesaugt und über ein empfindliches Amperemeter gemessen.

Szintillationszähler

Der Szintillationszähler (scintilla: Funke, lat.) ist ein empfindliches Nachweisgerät für γ-Strahlung. Er beruht auf der **Fluoreszenzwirkung,** die γ-Quanten in einem Natriumjodidkristall entfalten. Die in den NaJ-Kristall einfallenden γ-Quanten erzeugen Lichtblitze, deren Stärke der Energie der γ-Quanten proportional ist.

Die Lichtblitze werden in einem dem NaJ-Kristall angeschlossenen Fotomultiplier in elektrische Spannungsstöße verwandelt. Hierbei werden durch den Fotoeffekt (s.S. 159) aus der Fotokathode Elektronen ausgelöst. Diese werden auf dem Weg von einer Metallplatte zur anderen durch ein elektrisches Feld beschleunigt und schlagen beim Aufprall auf die Metallplatte stets neue Elektronen aus der Platte heraus. Die Spannungsstöße werden einem Registriergerät zugeführt, welches sowohl die Zahl als auch die Energie der einfallenden γ-Quanten erfassen kann.

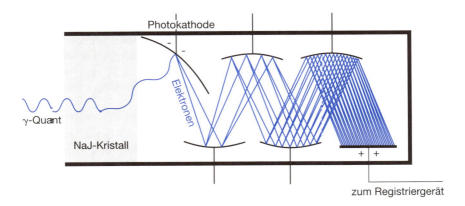

Abbildung 201: Funktionsprinzip eines Szintillationszählers: Das kurzwellige γ-Quant erzeugt in Natriumjodidkristall einen Lichtblitz, der im angeschlossenen Fotomultiplier eine Elektronenlawine auslöst.

Bei **szintigrafischen Untersuchungen,** etwa bei der Suche nach Metastasen oder bei der Funktionsdiagnostik der Nieren, wird ^{99m}Technetium an geeignete Moleküle gekoppelt und intravenös gespritzt. Die mit ^{99m}Technetium markierten Moleküle wandern zu den Metastasen oder werden über die Nieren ausgeschieden. Das ^{99m}Technetium zerfällt wie auf Seite 196 besprochen zu ^{99}Technetium und sendet dabei einen γ-Quant der Energie von 140 KeV aus. Durch die Messung der ausgesandten γ-Quanten kann von außen der Verbleib der markierten Moleküle verfolgt werden. Die Messung geschieht über sog. Gamma-Kameras. Diese bestehen aus einem Szintillationszähler, dem als „Linse" ein Bleikollimator vorgeschaltet ist, ein Bleiklotz mit vielen dünnen Bohrungen, der nur solche γ-Strahlen passieren lässt, die genau aus der Richtung dieser Bohrungen kommen.

Fast jedes in den Natriumjodid-Kristall einfallende γ-Quant erzeugt dort auch einen Lichtblitz und kann registriert werden. Daraus ergibt sich die hohe Empfindlichkeit des Szintillationszählers, die Voraussetzung dafür ist, dass die Patienten nicht stärker strahlenbelastet werden als unvermeidlich ist.

5.6 Strahlenschutz

Wilhelm Conrad Röntgen und *Madame Curie,* die Pioniere der Röntgenstrahlung und Radioaktivität, sind an den Folgen ihrer Forschungen gestorben, an Leukämie, einer von ionisierenden Strahlen ausgelösten Blutkrankheit.

Doch es dauerte lange, bis man die Gefährlichkeit ionisierender Strahlung erkannt hat. Noch in den 50er-Jahren gehörte es zum guten Ton eines modernen Schuhgeschäftes, die Füße seiner Kunden mit Röntgenstrahlen zu durchleuchten um zu überprüfen, ob die Schuhe auch bequem sitzen.

Ionen, freie Radikale, Molekülbrüche

α-, β-, γ-, Röntgen- und Neutronenstrahlen hinterlassen beim Durchtritt durch pflanzliche, tierische oder menschliche Zellen eine Spur der Zerstörung.

Sie können große Molekülketten, wie etwa die DNS-Stränge, die Träger der Erbsubstanz, direkt zerbrechen. Ihre Wirkung beruht jedoch hauptsächlich darauf, dass sie Moleküle ionisieren und in sog. freie Radikale zerspalten, extrem reaktionsfreudige Rumpfmoleküle. Die eigentliche Zerstörung erfolgt durch nachfolgende chemische Reaktionen. Hierbei spielt auch die Inaktivierung von Enzymen eine wichtige Rolle.

Die schweren α-Teilchen werden sehr schnell abgebremst, d.h. die Schäden werden unmittelbar hintereinander angerichtet. Dadurch ist eine Reparatur kaum möglich und die biologischen Schäden sind bezogen auf die übertragene Energie zwanzigmal schwerer als bei β- oder γ-Strahlen. Die Abbremsung von β-Strahlen beispielsweise erfolgt etappenweise, indem es immer wieder zu Kollisionen kommt und die Elektronen dabei schrittweise langsamer werden. Die von einem Elektron angerichteten Schäden verteilen sich deshalb auf verschiedene Zellen und können in der Regel repariert werden.

Zur Ionisation eines Moleküls oder Atoms muss Arbeit, die sog. **Ionisierungsenergie,** geleistet werden. Dies gilt für feste oder flüssige Stoffe genauso wie für Gase. Hierzu sind – je nach der chemischen Beschaffenheit des zu ionisierenden Moleküls – Quanten mit einem Energiegehalt von ca. 30−60 eV erforderlich. Dies entspricht ungefähr der Grenze zwischen UV-Licht und sehr weichen Röntgenstrahlen (vgl. Seite 232).

Im Verhältnis zur übertragenen Energie ist der Schaden umso größer, je dichter hintereinander Ionen und freie Radikale gebildet werden. Die schweren, aber relativ langsam fliegenden α-Strahlen wirken im Verhältnis ihrer Energie deshalb etwa 20-mal zerstörerischer als β- oder γ-Strahlen.

Äquivalentdosis

Die Äquivalentdosis bezieht sich auf den **biologischen Schaden, der durch α-, β-, γ-, Röntgen- und Neutronenstrahlung hervorgerufen wird** Die Einheit im SI ist das Sievert, die frühere Einheit rem (roentgen equivalent man): 1 Sievert = 100 rem

- Für β-, Röntgen- und γ-Strahlen entspricht der in Sievert (rem) gemessene Schaden der absorbierten Strahlendosis in Gray (rad).

- Für α-Strahlen ist der Sievert-Wert 20-mal größer als der Gray-Wert.

- Für Neutronenstrahlen, die in der Krebsbehandlung eingesetzt werden und bei Atombombenexplosionen auftreten, liegt der Umrechnungsfaktor je nach deren Geschwindigkeit zwischen 5 und 20.

Effektive Äquivalentdosis

Die Äquivalentdosis gibt an, welchen Schaden die Strahlung im Gewebe anrichtet. Der Schaden, den der gesamte Organismus nimmt, hängt aber auch davon ab, welche Organe betroffen sind.

Zum Zwecke der Standardisierung geht man nach der Internationalen Strahlenschutzkommission davon aus, dass der Mensch aus 13 „Organen" besteht, wobei die Gonaden den Wichtungsfaktor 0,20 besitzen, das rote Knochenmark, der Dickdarm, der Magen und die Lunge je 0,12, die Schilddrüse, die Blase, die Brust, die Leber und die Speiseröhre je 0,05, die Knochenoberfläche und die Haut je 0,01 und alle restlichen Organe zusammen nochmal 0,05.

Die effektive Äquivalentdosis des Gesamtorganismus errechnet sich als Summe der nach dem obigen Schema gewichteten in den einzelnen Organen akkumulierten Äquivalentdosis. Maßeinheit ist das **Sievert (Sv)**.

Grenzwerte

1902, noch bevor Conrad Röntgen und Marie Curie an Leukämie erkrankt waren, hielt man eine effektive Äquivalentdosis von 25 Sievert für ungefährlich, 1920 glaubte man, 1 Sv wäre unbedenklich, 1936 galten 0,25 Sv als unschädlich, 1948 wurde der Grenzwert auf 0,15 Sv festgesetzt und 1956 schließlich auf 0,05 Sv = **50 mSv pro Jahr**, den noch heute gültigen Wert, reduziert:

Beruflich strahlenexponierte Personen, z.B. Angestellte in Kernkraftwerken oder medizinisches Personal in Röntgenabteilungen, dürfen pro Jahr einer effektiven Äquivalentdosis von höchstens 0,05 Sv = 50 mSv ausgesetzt werden.

5.6 Strahlenschutz

Praktischer Strahlenschutz

Im Krankenhaus und im Isotopenlabor läuft der Strahlenschutz auf die Beachtung folgender Prinzipien hinaus:

- geringstmögliche Dosis
- größtmöglicher Abstand
- bestmögliche Abschirmung

Wie diese Prinzipien zu erfüllen sind, hängt von den Umständen des Einzelfalls ab. Geringstmögliche Dosis bei Röntgenuntersuchungen heißt z. B.: Strahlenfeld so klein wie möglich, Verwendung sog. Verstärkerfolien, automatische Belichtungssteuerung, um Überbelichtungen zu vermeiden, optimale Einstellung des Entwicklungsgerätes.

Bei der Röntgendurchleuchtung bedeutet es: Verwendung eines Bildwandlers statt eines Leuchtschirms, minimale Einschaltzeit, Strahlenfeld so klein wie möglich.

Quadratisches Abstandsgesetz

Das quadratische Abstandsgesetz besagt, dass die **Dosis mit dem Quadrat des Abstandes sinkt**. Dieses Gesetz gilt auch in der Optik und in der Akustik, denn es beruht auf der räumlichen Geometrie.

In der nebenstehenden Abbildung ist ein Strahlenkegel dargestellt. Mit zunehmender Entfernung von der Strahlenquelle steigt sowohl die Breite a als auch die Breite b des Strahlenkegels. Die Fläche a · b des Strahlenkegels steigt damit proportional zum Quadrat des Abstandes.

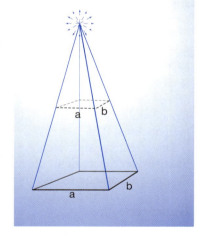

Abbildung 202: Die Breite des Strahlenkegels steigt proportional zum Abstand von der Strahlenquelle.

Natürliche Strahlenexposition

Die natürliche Strahlenexposition des Menschen beträgt etwa 2,3 mSv pro Jahr. Hiervon entfallen auf die kosmische Strahlung etwa 0,3 mSv, auf terrestrische Strahlung aus dem Erdboden und aus Baumaterialien etwa 0,5 mSv, auf Nahrungsaufnahme vor allem durch ^{40}Kalium etwa 0,4 mSv und auf Inhalation vor allem von Radon etwa 1,1 mSv.

5.6 Strahlenschutz   215

Die obigen Werte sind Mittelwerte für Deutschland. Es gibt Gegenden, z.B. im Iran oder in Indien, in denen die terrestrische Strahlung um ein Vielfaches höher ist, weil der Sand hohe Thorium-Konzentrationen enthält. In 4000 Metern Höhe beträgt die Höhenstrahlung etwa 2 mSv pro Jahr. Unter besonderen Bedingungen kann auch die Strahlenexposition durch Nahrungsaufnahme und durch Radoninhalation auf ein Mehrfaches der oben genannten Werte steigen.

Medizinische Strahlenexposition

Medizinische Maßnahmen belasten den Durchschnittsbürger mit etwa 0,5 mSv pro Jahr, während derzeit durch kerntechnische Anlagen, Tschernobyl und die Folgen der Atomwaffenversuche in den 60er-Jahren eine jährliche Belastung von nur noch knapp 0,05 mSv vorhanden ist.

Der Durchschnittswert aufgrund medizinischer Maßnahmen muss insofern relativiert werden, als er hauptsächlich ältere Menschen betrifft, bei denen das genetische Risiko keine Rolle mehr spielt und die auch häufig in so weit fortgeschrittenem Lebensalter sind, dass sie z.B. eine strahleninduzierte Leukämie nicht mehr erleben.

Als Faustregel kann man davon ausgehen, dass bei der Röntgendurchleuchtung *im Strahlenfeld* eine Dosis von etwa 10 mSv pro Minute appliziert wird. Die Höhe der Gesamtbelastung richtet sich nach der Durchleuchtungsdauer und der Größe des Strahlenfeldes. Bei einer normalen Thoraxaufnahme ohne Durchleuchtung entsteht *im Strahlenkegel* eine Belastung von ca. 0,2 mSv, eine Gonadendosis von weniger als 0,01 mSv und eine effektive Äquivalentdosis von knapp 0,1 mSv.

Gesundheitliche Risiken

Bei kerntechnischen Unfällen oder im Atomkrieg sind nach einer kurzfristigen Ganzkörperbelastung von mehr als 0,5 Sv = 500 mSv die Symptome einer akuten Strahlenkrankheit zu erwarten wie z.B. blutige Durchfälle, Erbrechen, Zusammenbruch der körpereigenen Abwehr und Infektion mit an sich harmlosen Erregern. Bei einer Dosis bis 2 Sv = 2000 mSv ist das Überleben wahrscheinlich, bei einer Belastung bis 6 Sv = 6000 mSv möglich, bei höheren Dosen unwahrscheinlich. Diese Erfahrungswerte wurden in Hiroschima gewonnen und in Tschernobyl bestätigt.

Bei niedrig dosierter Strahlung stehen die langfristigen Schäden im Vordergrund. Man muss unterscheiden zwischen der Schädigung des Erbgutes und den somatischen (soma. griech: Körper) Schäden, also der direkten Schädigung des Körpers, z.B. durch vorzeitige Alterung oder die Entstehung von Tumoren.

216   5.7 Testfragen

Bei einer zusätzlichen effektiven Äquivalentdosis von 10 mSv sind bei einer Million Menschen im Laufe der Jahre etwa 130 zusätzliche Krebserkrankungen zu erwarten.

Das genetische Risiko hängt nicht von der effektiven Äquivalentdosis ab, sondern nur von der Gonadendosis, lässt sich aber aufgrund einer schlechten Datenlage nur ungenau quantifizieren.

Darüber hinaus ist das teratogene Risiko zu bedenken, das Risiko von Missbildungen bei Strahlenexposition während der Schwangerschaft. Art und Ausmaß der Schäden hängen hier vor allem vom Zeitpunkt ab, zu dem der Embryo der Bestrahlung ausgesetzt wird.

5.7 Testfragen

Lösungen siehe Seite 288

Frage Nr.	Seite	
79	179f.	Welcher Unterschied besteht zwischen dem rutherfordschen und dem bohrschen Atommodell?
80	180	Wie errechnet sich die Energie eines Lichtquants?
81	181	Auf welche Weise kann ein Atom angeregt werden?
82	185	Was versteht man unter Nukleonen?
83	185	Unterscheiden Sie: Kernladungszahl, Ordnungszahl, Massenzahl.
84	186	Woraus kann man die Höhe der Bindungsenergie errechnen, die beim Zusammenbau der Nukleonen zum Atomkern frei wird?
85	188	Unterscheiden Sie α-, β-, γ- und Röntgenstrahlung!
86	191	Warum lässt sich der radioaktive Zerfall durch eine e-Funktion beschreiben?
87	194	Wie lassen sich künstliche Kernumwandlungen erzeugen?
88	200	Was ist ein Elektronenvolt?
89	202	Was ist harte Röntgenstrahlung?
90	203	Aufgrund welcher Eigenschaften können Röntgenstrahlen nachgewiesen werden?
91	207	Wovon hängt die Halbwertsdicke ab?
92	208	Unterscheiden Sie: Aktivität, Ionendosis, Energiedosis.
93	209f.	Mit welchen Messgeräten lässt sich radioaktive Strahlung nachweisen?
94	213	Bedeutung und Einheit der effektiven Äquivalentdosis?
95	214	Nennen Sie die wichtigsten Prinzipien des Strahlenschutzes!

6. Kapitel
Schwingungen und Wellen

Eine Schwingung ist ein *sich periodisch wiederholender Vorgang, bei dem die Schwingungsenergie abwechselnd in verschiedene Formen überführt wird.* Beispielsweise liegt die Energie einer mechanischen Schwingung abwechselnd als potenzielle und als kinetische Energie vor.

Man unterscheidet zwischen mechanischen und elektrischen Schwingungen. Die räumliche Ausbreitung einer Schwingung wird *Welle* genannt, mechanische Schwingungen breiten sich als Schallwellen aus, elektrische Schwingungen als elektromagnetische Wellen, z. B. als Radiowellen oder als Licht.

6.1.1 Mechanische Schwingungen

Mechanische Schwingungen sind dadurch gekennzeichnet, dass das schwingende System periodische und meist zu seiner Ruhelage symmetrische Bewegungen ausführt. Dabei wird die gesamte Schwingungsenergie abwechselnd in kinetische und potenzielle Energie überführt. Im folgenden sind einige schwingungsfähige Systeme dargestellt:

| Fadenpendel | Schwingungen einer Wassersäule | Federpendel | Drehpendel (z. B. Unruh einer Uhr) |

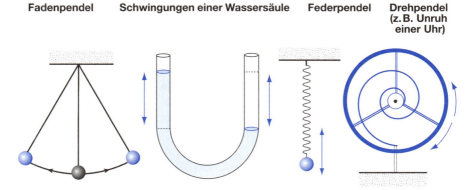

Abbildung 203 bis 206: Vier schwingungsfähige mechanische Systeme. Die Schwingungsenergie liegt abwechselnd in kinetischer und potenzieller Form vor.

In jedem der gezeigten Beispiele liegt eine schwingende Masse vor, die hin und her pendelt. Hierbei sind zwei Kräfte wirksam: die *Trägheitskraft* als „Bindeglied" zur kinetischen Energie der schwingenden Masse und die sog.

218   6.1.1 Mechanische Schwingungen

Rückstellkraft als „Bindeglied" zur potenziellen Energie. Die Rückstellkraft entspricht beim Fadenpendel und bei der schwingenden Wassersäule der Schwerkraft und beim Federpendel und dem Drehpendel der Federkraft. Durch das Zusammenwirken von Trägheitskraft und Rückstellkraft kann das schwingende System nicht zur Ruhe kommen: In der Position maximaler Auslenkung hat die Rückstellkraft ihren maximalen Wert. Die Rückstellkraft beschleunigt die Masse in Richtung auf die Ruhelage. Dort ist die Rückstellkraft Null, aber die schwingende Masse bleibt dort nicht stehen, sondern saust mit maximaler Geschwindigkeit in Richtung auf das entgegengesetzte Auslenkungsmaximum. Wenn die Masse am entgegengesetzten Auslenkungsmaximum zur Ruhe kommt, hat die Auslenkungskraft wieder ihren Maximalwert erreicht und beschleunigt die Masse erneut, worauf das Spiel von vorne beginnt.

Harmonische Schwingungen

Immer, wenn sich *die Rückstellkraft proportional zur Auslenkung s* verhält, lässt sich die Schwingung durch eine Sinusfunktion beschreiben. Man spricht dann von einer harmonischen Schwingung. Die Sinusfunktion gibt den Zusammenhang zwischen der Auslenkung s und der Zeit t an:

$$s = s_0 \sin \frac{2\pi t}{T} = s_0 \sin 2\pi \nu t = s_0 \sin \omega t$$

T = Schwingungsdauer
$\nu = 1/T$ = Frequenz
$\omega = 2\pi/T$ = Kreisfrequenz
s_0 = maximale Auslenkung

Eine Schwingung ist durch zwei Größen gekennzeichnet: durch die *Amplitude (maximale Auslenkung) s_0* und durch die *Schwingungsdauer T*. Anstelle der Schwingungsdauer T kann man auch die *Frequenz $\nu = 1/T$* oder die *Kreisfrequenz $\omega = 2\pi/T$* angeben (ν: sprich ny, ω: sprich omega). Deshalb ist die Sinusfunktion oben in drei verschiedenen Schreibweisen aufgeführt. Die Sinusfunktion wird gelegentlich auch Amplitudenfunktion genannt, weil die Amplitude s_0 neben der Schwingungsdauer T die bestimmende Größe ist.

Die Abbildung 207 zeigt die Schwingung eines Federpendels, welches in konstanten zeitlichen Abständen fotografiert wurde. Die einzelnen Aufnahmen wurden zeitgerecht nebeneinandermontiert und durch die Sinuskurve miteinander verbunden.

Der zeitliche Abstand zwischen den einzelnen Fotos beträgt etwas weniger als eine halbe Schwingungsdauer T. Weil der zeitliche Abstand der Fotos nicht genau einem ganzzahligen Bruchteil, zum Beispiel genau der Hälfte oder einem Viertel der Schwingungsdauer entspricht, wird das

6.1.1 Mechanische Schwingungen

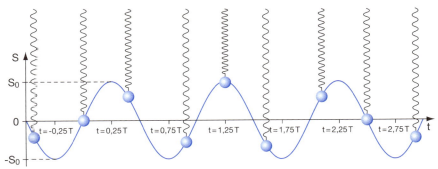

Abbildung 207: Amplitudenfunktion der ungedämpften harmonischen Schwingung. Im Koordinatensystem gibt die x-Achse die Zeit t an und die y-Achse die Auslenkung s. Für verschiedene Phasenlagen ist die an einer Spiralfeder hängende schwingende Kugel eingezeichnet. Die y-Achse ist bei t = −0,5 T eingezeichnet.

Federpendel auf jedem Foto in einer anderen *Phasenlage* abgebildet. Eine Phase kennzeichnet einen *bestimmten Schwingungszustand*, z. B. den Durchgang durch das obere Maximum. Eine Schwingungsdauer T später befindet sich das Federpendel in der identischen Phasenlage. **Die Schwingungsdauer T kennzeichnet den zeitlichen Abstand zweier gleicher Schwingungszustände oder Phasen.**

Gleiche Phasenlage ist z. B. bei t = 0 und t = T gegeben, wo die gesamte Schwingungsenergie in der kinetischen Energie des emporschnellenden Pendels vorliegt, oder bei t = 0,5 T und t = 1,5 T, wo die Kugel mit ihrer gesamten Schwingungsenergie nach unten saust. Wenn der zeitliche Abstand der Fotos beispielsweise genau $1/3$ T betragen würde, wären insgesamt nur 3 verschiedene Schwingungszustände fotografiert worden, denn das 4. Bild wäre mit dem 1. identisch, das 5. mit dem 2. usw.

Weil sin 0,5 π = +1 und sin 1,5 π = −1, werden die Maximal- und Minimalwerte s_0 und $-s_0$ bei t = 0,25 T und t = 0,75 T erreicht. Die Nulldurchgänge mit s = 0 erfolgen zu den Zeitpunkten t = 0, t = 0,5 T und t = T, denn sin 0 = 0, sin π = 0 und sin 2 π = 0.

Gedämpfte Schwingungen

Das oben beschriebene Federpendel verliert aufgrund der Reibung bei jeder Schwingung einen Teil seiner Schwingungsenergie, sodass die **Amplitude in Form einer Exponentialfunktion im Laufe der Zeit abnimmt.** Die Schwingung wird gedämpft. Die Stärke der Dämpfung hängt von den Versuchsbedingungen ab: Im Vakuum beispielsweise wird das Federpendel lediglich aufgrund der innerhalb der Feder auftretenden Reibung gedämpft

220   6.1.1 Mechanische Schwingungen

und schwingt länger als in Luft. Eine stärkere Dämpfung könnte man erreichen, indem man das Federpendel beispielsweise in Wasser schwingen ließe. Im Folgenden ist die Amplitudenfunktion einer gedämpften harmonischen Schwingung dargestellt.

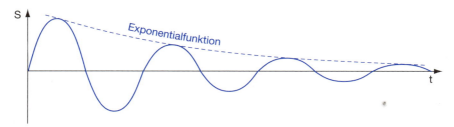

Abbildung 208: Gedämpfte harmonische Schwingung, die Amplitude nimmt mit zunehmender Zeit in Form einer Exponentialfunktion ab.

6.1.2 Elektrische Schwingungen

Elektrische Schwingungen spielen in der Radio- und Fernsehtechnik eine wichtige Rolle. Sie finden statt im sog. Schwingkreis, der aus Kondensator und Selbstinduktionsspule gebildet wird und bei dem die Schwingungsenergie zwischen dem magnetischen Feld der Spule und dem elektrischen Feld des Kondensators hin und her pendelt.

Funktion des Schwingkreises

Der Kondensator im nebenstehenden Schaltbild wird aufgeladen, danach wird der Schalter S umgelegt und der Schwingkreis wird von außen nicht weiter beeinflusst:

Der Kondensator entlädt sich, wobei der Entladungsstrom in der Selbstinduktionsspule ein magnetisches Feld erzeugt. Beim Verebben

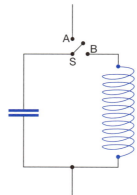

Abbildung 209: Elektrischer Stromkreis bestehend aus Kondensator und Selbstinduktionsspule. In Schalterstellung A wird der Kondensator aufgeladen, bei Schalterstellung B pendelt die Energie zwischen Kondensator und Selbstinduktionsspule hin und her.

6.1.2 Elektrische Schwingungen

des Kondensatorentladungsstromes bricht das magnetische Feld in der Selbstinduktionsspule zusammen und induziert dabei einen Strom, der den Kondensator erneut – jedoch mit umgekehrtem Vorzeichen – auflädt. Daraufhin entlädt sich der Kondensator, und derselbe Vorgang beginnt von Neuem.

Angenommen, der Schwingkreis besitzt keinen ohmschen Widerstand, was natürlich eine Modellvorstellung ist, so erzeugt der im Schwingkreis hin und her fließende Strom keine Wärme und leistet nach außen hin keine Arbeit. Die Gesamtenergie des Schwingkreises verringert sich nicht, sodass der Kondensator stets mit gleicher Spannung aufgeladen wird. Der Spannungsverlauf am Kondensator hat die Form einer Sinusfunktion mit jeweils gleichbleibenden Maximalwerten U_0:

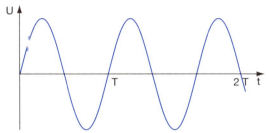

T = Schwingungsdauer
ν = 1/T = Frequenz
ω = 2 π/T = Kreisfrequenz

Abbildung 210: Amplitudenfunktion der ungedämpften harmonischen Schwingung, ebenso wie bei einer ungedämpften mechanischen Schwingung (s. Abb. 207) liegt auch bei einer ungedämpften elektrischen Schwingung eine Sinusfunktion vor.

Die Höhe der am Kondensator zur Zeit t anliegenden Spannung U berechnet sich nach der Formel:

$$U = U_0 \sin \frac{2\pi}{T} t = U_0 \sin \omega t = U_0 \sin 2\pi\nu t$$

Bei t = 0,25 T, 0,75 T, 1,25 T usw. befindet sich die gesamte Schwingungsenergie im elektrischen Feld des Kondensators.

Bei allen ganzzahligen Vielfachen der halben Schwingungsdauer ist die Kondensatorspannung Null, die gesamte Energie des Schwingkreises befindet sich im magnetischen Feld der Selbstinduktionsspule.

Der Wert ν = 1/T ist die Eigenfrequenz und gibt an, mit welcher Frequenz der Schwingkreis ohne Beeinflussung von außen schwingt.

Besitzt der Schwingkreis einen ohmschen Widerstand, so verringert sich im Laufe der Zeit die verbleibende Gesamtenergie des Schwingkreises, der Kondensator wird von Schwingung zu Schwingung schwächer aufgeladen und die Amplitude nimmt in Form einer e-Funktion ab. Es liegt dann eine gedämpfte harmonische Schwingung vor.

6.2 Erzwungene Schwingungen

Ein schwingungsfähiges System wird – gleichgültig, ob es sich um ein mechanisches System, z. B. ein Pendel, oder ein elektrisches System, also einen Schwingkreis, handelt – als *Oszillator* (oscillare, lat.: schwingen) bezeichnet.

Ein einmal angestoßenes schwingungsfähiges System führt in seiner Eigenfrequenz so lange Schwingungen aus, bis die Schwingungsenergie verbraucht ist.

Wenn dieses schwingungsfähige System jedoch fest mit einem Erreger gekoppelt ist, so überträgt der Erreger ständig neue Energie auf den Oszillator. Dafür muss das schwingungsfähige System in der Frequenz des Erregers statt in seiner Eigenfrequenz schwingen.

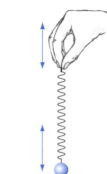

Abbildung 211: Beispiel einer erzwungenen Schwingung, die Hand dient als Erreger, die an einer Spiralfeder hängende Stahlkugel als Oszillator.

Amplitude des Oszillators

Die Amplitude des schwingungsfähigen Systems ist umso größer,
- je weniger es gedämpft ist, weil dann weniger Reibungsverluste auftreten, und
- je näher die Frequenz des Erregers an der Eigenfrequenz des schwingungsfähigen Systems liegt, weil die Kräfte von Oszillator und Erreger dann nicht gegeneinander, sondern in derselben Richtung wirken.

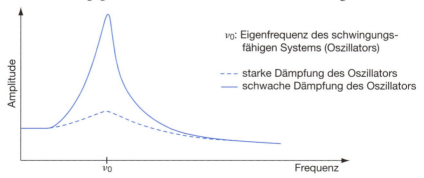

Abbildung 212: Amplitude des Oszillators in Abhängigkeit davon, wie weit die Frequenzen von Erreger und Oszillator übereinstimmen und wie stark der Oszillator gedämpft ist.

Resonanz

Resonanz (lat. re: wieder, sonare: tönen) bedeutet, dass die **Erregerfrequenz mit der Oszillatoreigenfrequenz übereinstimmt.** Bei Resonanz treten die höchsten Amplituden des Oszillators auf. Resonanz spielt beim Bau von Musikinstrumenten jeder Art eine wichtige Rolle. Auch wenn Klappergeräusche im Auto nur bei einer bestimmten Geschwindigkeit auftreten, ist Resonanz zu beobachten. Bei der betreffenden Geschwindigkeit ist die Eigenfrequenz des Motors identisch mit der Eigenfrequenz des klappernden Teils.

Bei Resonanz beträgt die Phasendifferenz $\pi/2$, d.h. wenn der Erreger gerade seine maximale Auslenkung hat, saust der Oszillator mit maximaler Geschwindigkeit durch seinen Ruhepunkt. Wenn die Frequenz des Erregers höher als die des Oszillators ist, ist die Phasendifferenz größer als $\pi/2$, andernfalls ist sie geringer als $\pi/2$.

Dieser Zusammenhang ist auch zu beobachten, wenn man ein schaukelndes Kind (= Oszillator) anschubst und dadurch als „Erreger" fungiert. Die eigenen Arme sind genau in dem Moment ausgestreckt, in dem das Kind durch den Nullpunkt saust.

6.3 Wellen

Die Ausbreitung einer Schwingung wird Welle genannt. Da zu einer Schwingung auch stets Energie gehört, ist mit der Ausbreitung einer Welle **der Transport von Energie** verbunden. Hingegen wird bei der Ausbreitung einer Welle **keine Materie** transportiert.

6.3.1 Schallwellen

Als Beispiel für die Entstehung von Schallwellen betrachten wir eine Gitarrensaite: Sie wird angezupft und schwingt. Die benachbarten Luftmoleküle werden in Schwingung versetzt und setzen ihrerseits die ihnen benachbarten Luftmoleküle in Schwingung. Damit breitet sich die Schwingung der Gitarrensaite als Schallwelle aus.

Um unsere Überlegungen zu vereinfachen, sehen wir von der Wärmebewegung der Luftmoleküle ab und stellen uns vor, die Moleküle würden still und mit gleichen Abständen an ihren Plätzen verweilen.

Bei der Schwingung schiebt die Saite die Moleküle in ihrer Nähe enger zusammen bzw. reißt sie weiter auseinander. Je geringer der Abstand zwischen den Luftmolekülen, desto größer ist der Luftdruck und umgekehrt. In der folgenden Abbildung wird eine vereinfachte Darstellung der Moleküle in der Umgebung der schwingenden Gitarrensaite gegeben:

6.3.1 Schallwellen

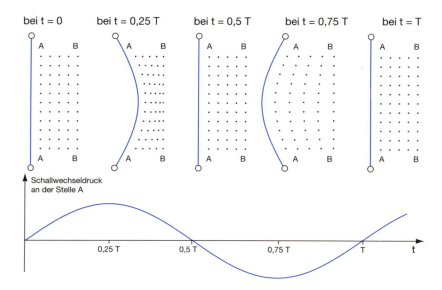

Abbildung 213 bis 218: Die Abb. 213 bis 217 zeigen in schematischer Darstellung den Spannungszustand der Gitarrensaite und den Abstand der benachbarten Luftmoleküle voneinander. Die einzelnen Abbildungen weisen einen zeitlichen Abstand von 0,25 T auf. Die Abb. 213 bis 217 sind so über das Druck-Zeit-Diagramm platziert, dass sie über dem jeweils zutreffenden t-Wert liegen. Das Druck-Zeit-Diagramm in Abb. 218 gibt den Schallwechseldruck der Stelle A an. Auch hier liegt eine sinusförmige Abhängigkeit vor.

Die Abbildungen 213 bis 217 und das Druck-Zeit-Diagramm zeigen, dass der Luftdruck an der Stelle A in der Nähe der Gitarrensaite periodischen Schwankungen unterworfen ist. Man spricht deshalb vom **Schallwechseldruck**.

Wenn der Schallwechseldruck an der Stelle A größer ist als an der Stelle B, so werden die bei A befindlichen Luftmoleküle in Richtung B beschleunigt. Die durchschnittliche Geschwindigkeit, mit der sich die Luftmoleküle dabei in Richtung B bewegen, wird **Schallschnelle** genannt.

Dabei bewegt sich jedes Molekül nur um ein ganz kleines Stückchen, um die sog. **Auslenkung** (im Bereich von 10^{-8} m), in Richtung B; doch da sich alle Moleküle in die gleiche Richtung bewegen, kommt es zu einem Druckanstieg bei B und zu einem Druckabfall bei A.

Wellenlänge – Ausbreitungsgeschwindigkeit

Ein bestimmter Schwingungszustand wird als Phase bezeichnet. Wir betrachten im Folgenden die Phase „maximaler Schallwechseldruck". Nachdem der Schallwechseldruck bei A seinen maximalen Wert erreicht hat, wandert diese Phase in den Raum hinein, während der Schallwechseldruck bei A wieder abnimmt:

6.3.1 Schallwellen 225

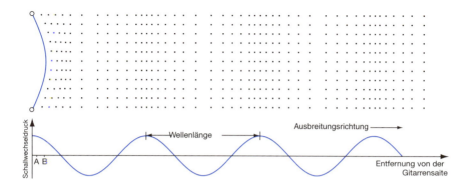

Abbildung 219 und 220: Momentaufnahme des Schallwechseldrucks in der Nähe der Gitarrensaite. Abb. 219 ist eine schematische Darstellung, bei der jeder Punkt ein Luftmolekül symbolisiert, bei der aber (ebenso wie in Abb. 213 bis 217) nur ein kleiner Bruchteil der tatsächlich vorhandenen Luftmoleküle dargestellt wird. Abb. 220 gibt die in Abb. 219 verdeutlichten Druckverhältnisse als Diagramm wieder, wobei die Abb. 219 und 220 dieselbe x-Achse (Entfernung von der Gitarrensaite) aufweisen.

Wenn der Schallwechseldruck bei A wieder auf seinen Maximalwert angestiegen ist, ist die Phase „maximaler Schallwechseldruck" inzwischen genau eine Wellenlänge weit in den Raum hineingewandert, denn **die Wellenlänge ist definiert als kleinster Abstand zwischen zwei gleichen Phasen.**

Die eben beobachtete Phase „maximaler Schallwechseldruck" benötigt für den Weg einer Wellenlänge λ genau die Zeit einer Schwingungsdauer T. Hieraus ergibt sich die Ausbreitungsgeschwindigkeit c der Schallwelle:

$$\text{Ausbreitungsgeschwindigkeit } c = \frac{\lambda}{T}$$

Da der Kehrwert der Schwingungsdauer T als Frequenz ν bezeichnet wird, erhalten wir

$$c = \nu \, \lambda$$

Die Schallgeschwindigkeit in Luft beträgt ca. 333 m/s. Die Ausbreitungsgeschwindigkeit des Schalls hängt von der Dichte und dem Elastizitätsmodul des Mediums ab; so beträgt z. B. die Ausbreitungsgeschwindigkeit in Wasser 1 500 m/s und in Aluminium 5 000 m/s. In der Physiologie des Ohres spielt der Knochenschall, das ist der von den Schädelknochen aufgenommene und an das Ohr übertragene Schall, eine wichtige Rolle.
Im Vakuum findet keine Schallausbreitung statt, weil sich das Vakuum nicht in Schwingung versetzen lässt.

226   6.3.1 Schallwellen

Schallleistung – Schallstärke

Jede Schallausbreitung ist mit dem Transport von Energie verbunden. Die pro Zeiteinheit übertragene Schallenergie heißt *Schallleistung*. Die Maßeinheit der Schallleistung ist Watt, ebenso wie bei anderen Formen der Energieübertragung.

Die *Schallstärke oder Schallintensität* ergibt sich als Quotient aus der Schallleistung und der beschallten Fläche:

$$\text{Schallstärke} = \frac{\text{Schallleistung}}{\text{beschallte Fläche}}$$

Die Maßeinheit der Schallstärke im SI ist W/m^2. Die bei Sprache und Musik üblichen Schallstärken liegen im Bereich von etwa 10^{-2} bis 10^{-10} W/m^2, erstrecken sich also über einen riesigen Bereich von vielen Zehnerpotenzen und sind sehr kleine, unhandliche Zahlen.

Deshalb wird die Einheit *Dezibel* verwendet, die logarithmisch aufgebaut ist und die in etwa die Wahrnehmung des menschlichen Ohres berücksichtigt: Bei geringen Schallstärken kann das Gehör kleine Intensitätsunterschiede wahrnehmen, bei hohen Schallstärken werden große Differenzen benötigt, um Unterschiede wahrzunehmen.

Dezibel

„Dezi-bel" heißt soviel wie „Zehntel-Bel". *Bel* ist eine nach dem Erfinder des Telefons, dem Schotten A. G. Bell (1847–1922), benannte logarithmische Vergleichseinheit. Sie ist definiert als

$$\text{Schallstärke in Bel} = \lg \frac{\text{Schallstärkepegel}}{\text{Vergleichspegel}}$$

Bel und Dezibel stehen in derselben Beziehung zueinander wie Meter und Dezimeter: 1 Meter = 10 Dezimeter. Deshalb ist Dezibel definiert als:

$$\text{Schallstärke in Dezibel} = 10 \lg \frac{\text{Schallstärkepegel}}{\text{Vergleichspegel}}$$

Der Vergleichspegel ist als 10^{-12} W/m^2 festgelegt, sodass sich folgende Werte ergeben:

$$10^{-12} W/m^2 \triangleq 10 \lg \frac{10^{-12} W/m^2}{10^{-12} W/m^2} = 10 \lg 1 \quad = 10 \cdot \mathbf{0 = 0\ Bel =\ \ 0\ Dezibel}$$

$$10^{-11} W/m^2 \triangleq 10 \lg \frac{10^{-11} W/m^2}{10^{-12} W/m^2} = 10 \lg 10 \quad = 10 \cdot \mathbf{1 = 1\ Bel = 10\ Dezibel}$$

$$10^{-10} W/m^2 \triangleq 10 \lg \frac{10^{-10} W/m^2}{10^{-12} W/m^2} = 10 \lg 100 \quad = 10 \cdot \mathbf{2 = 2\ Bel = 20\ Dezibel}$$

usw. (Fortsetzung siehe Abbildung 221 auf Seite 228.) Beispielsweise nimmt bei einer Erhöhung der Schallstärke um den Faktor 100 (z. B. von 10^{-12} W/m^2 auf 10^{-10} W/m^2) die Schallstärke um 20 Dezibel = 2 Bel = $\lg 100$ zu.

6.3.1 Schallwellen 227

Logarithmischer Maßstab

Das Besondere an der Einheit Dezibel ist ihr logarithmischer Aufbau. Immer, wenn sich der Absolutbetrag auf das Doppelte des Ausgangswertes erhöht, z. B. von 10^{-12} W/m^2 auf $2 \cdot 10^{-12}$ W/m^2 oder von 10^{-3} W/m^2 auf $2 \cdot 10^{-3}$ W/m^2, steigt die Schallstärke in der Maßeinheit Dezibel um genau 3,01 dB, denn lg 2 = 0,301.

Beim Anstieg von 10^{-12} auf $2 \cdot 10^{-12}$ W/m^2 steigt die Schallstärke von 0 auf 3,01 dB, beim Anstieg von 10^{-3} auf $2 \cdot 10^{-3}$ W/m^2 von 90 auf 93,01 dB. Der Absolutbetrag der Differenzen zwischen den Schallstärken (10^{-12} und 10^{-3} W/m^2) unterscheidet sich jedoch um den Faktor 10^9, also um den Faktor 1 Milliarde!

Dieselben Überlegungen gelten, wenn die Schallstärke um einen bestimmten Faktor vermindert wird, z. B. durch eine Schallisolierung. Wenn eine Isolierung die Schallstärke genau halbiert, so ist die Schallstärke hinter der Isolierung um 3 dB geringer als davor, denn lg 0,5 = −0,301. Auch der Hörverlust wird in Dezibel angegeben. Ein Hörverlust von beispielsweise 13 dB bedeutet, dass der Patient einen Ton nur dann gleichlaut hört wie ein Gesunder, wenn die Schallstärke um 13 dB größer als beim Gesunden ist. 13 dB entsprechen dem Faktor $10^{1,3} = 20$.

Dezibel ist nicht nur als Einheit für die Schallstärke zu verwenden, sondern auch für andere Größen, bei denen die Verwendung einer logarithmisch aufgebauten Einheit sinnvoll ist.

Auch der Schalldruck wird in Dezibel angegeben. Dabei ist der Vergleichspegel des Schalldrucks so definiert, dass der Schalldruck in Dezibel gleich der Schallstärke in Dezibel ist.

Der Schalldruck oder Schallwechseldruck ist der maximale Luftdruck im „Wellenberg" der Schallwelle (s. S. 224). Die Schallstärke steigt proportional mit dem *Quadrat* des Schalldrucks an, ähnlich wie z. B. die zur Spannung einer Feder aufgewendete Energie proportional mit dem Quadrat der Auslenkung der Feder ansteigt (s. S. 37). Trotz der quadratischen Abhängigkeit kann die Dezibelskala des Schalldrucks so definiert werden, dass die dB-Werte von Schalldruck und Schallstärke identisch sind:

$$\text{Dezibel} = 10 \lg \frac{\text{Schallstärke}}{\text{Vergleichsschallstärke}} = 20 \lg \frac{\text{Schalldruck}}{\text{Vergleichsschalldruck}}$$

$$\text{weil} \quad \lg a^2 = 2 \lg a$$

Schallstärke und Schalldruck weisen trotz unterschiedlicher SI-Einheiten (W/m^2 und N/m^2) und trotz quadratischer Abhängigkeit untereinander identische Dezibel-Werte auf.

Lautstärke in Phon

Schallstärke und Schalldruck beziehen sich nur auf die *physikalischen* Eigenschaften von Schallwellen und machen keinerlei Aussage über die Lautstärke eines Schallereignisses. Die Lautstärke ist eine physiologische Größe und als solche unter anderem von der Anatomie und Funktion des Ohres abhängig. Die Hörschwelle des menschlichen Ohres hängt von der Frequenz des Tones ab.

Töne gleicher Schallstärke, aber unterschiedlicher Frequenz werden als verschieden laut empfunden. Die Lautstärkeskala ist so festgelegt, dass Töne, die als gleich laut empfunden werden, denselben Lautstärkewert erhalten, der in Phon gemessen wird.

Die Schallstärke- und Lautstärkeskalen in Dezibel und Phon stimmen bei 1000 Hertz überein. Definitionsgemäß besitzt ein Ton beliebiger Frequenz von x Phon dieselbe Lautstärke wie ein Ton von 1000 Hz und x Dezibel.

6.3.1 Schallwellen

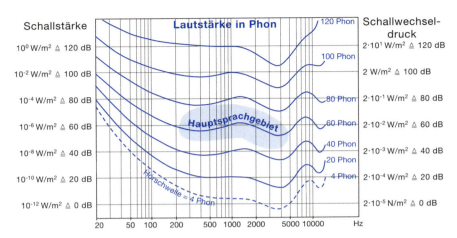

Abbildung 221: Kurven gleicher Lautstärke in Phon nach Robinson und Dadson, entsprechend DIN 45630. Die x-Achse stellt die Frequenz dar, die y-Achse die Schallstärke bzw. den Schallwechseldruck. Beide Achsen sind logarithmisch unterteilt.

Die Kurvenschar bezieht sich auf Töne gleicher Lautstärke (Isophone), wobei bei 1000 Hertz die Lautstärke in Phon gleich der Schallstärke (bzw. dem Schallwechseldruck) in Dezibel ist. Rechts und links des Diagramms sind Schallstärke und Schallwechseldruck in ihren SI-Einheiten W/m^2 bzw. N/m^2 sowie in der Verhältnismaßeinheit Dezibel dargestellt.

Während sich Schallstärkemessgeräte mit der Messung der übertragenen Schallenergie bzw. des Schallwechseldrucks (Messung erfolgt z.B. über ein Membranmikrophon auf elektrischem Weg) begnügen können, müssen Lautstärkemessgeräte gemäß dem obigen Diagramm die Frequenz berücksichtigen.

Dies geschieht, indem die für jede Frequenz getrennt gemessene Schallstärke mit einem Faktor multipliziert wird, der aus einer Bewertungskurve entnommen wird, die eine grobe Vereinfachung der in Abb. 221 dargestellten Isophonkurve darstellt. Üblicherweise wird die sog. Bewertungskurve A verwendet, bei gesundheitsgefährdenden Lautstärken oft auch die Bewertungskurve C, die im Bereich niedriger Frequenzen höhere Lautstärken ergibt. Das Ergebnis einer solchen Messung lautet dann z.B. 75 Phon dB(A).

Leises Blätterrauschen ist etwa 10 Phon laut, Flüstern hat eine Lautstärke von etwa 20 Phon, ein Gespräch findet bei 50 bis 60 Phon statt, ein Presslufthammer dröhnt mit 90 Phon, ein Motorrad mit defektem Schalldämpfer weist in einem Meter Entfernung etwa 100 Phon auf. In Diskotheken und im Discman können Lautstärken von 120 Phon und mehr auftreten, die auch bei kurzfristiger Belastung zu irreversiblen Hörschäden führen können.

Bei beruflicher Lärmexposition bei 85 Phon tritt bei 5% der Menschen innerhalb von 10 Jahren eine Lärmschwerhörigkeit auf. Ab 90 Phon muss Gehörschutz getragen werden.

Die Lautstärke in Phon vergleicht einen Ton beliebiger Frequenz mit einem Ton von 1000 Hz und sagt aus, wie groß die Schallstärke in Dezibel eines 1000 Hz-Tons sein müsste, damit dieser als gleich laut empfunden werden würde.

Zwei identische Schallquellen erhöhen im Vergleich zu einer Schallquelle die (physikalische) Schall- bzw. Lautstärke um 3 Dezibel bzw. Phon, weil $\lg 2 = 0{,}301 \triangleq 3{,}01$ dB. Zehn identische Schallquellen erhöhen die Lautstärke um 10 Phon, denn $\lg 10 = 1 \triangleq 10$ dB.

Lautheit in Sone

Die **subjektiv empfundene Lautheit** verdoppelt sich, wenn die Lautstärke um jeweils 10 Phon zunimmt, wobei sich die physikalische Schallstärke jedoch um den Faktor 10 erhöht, wie eben gezeigt wurde.
Die Lautheit in Sone sagt aus, als wie laut ein Ton empfunden wird: 40 Phon sind als 1 Sone definiert.
Zwei Sone werden als doppelt so laut empfunden und liegen bei 50 Phon vor. 60 Phon entsprechen vier Sone, 70 Phon acht Sone usw. Bei 30 Phon liegen 0,5 Sone vor, bei 20 Phon 0,25 Sone, bei 10 Phon 0,125 Sone.
Zusammenfassung: Die Einheiten Schallintensität und Schallwechseldruck beschreiben die physikalischen Eigenschaften. Die Lautstärke stellt den Vergleich mit einem Ton von 1000 Hz her, während die Lautheit ein Maß für die Stärke des Geräuschempfindens ist. 120 Dezibel haben etwa die 10^{12}-fache Schallintensität der Hörschwelle und den 10^6-fachen Schallwechseldruck, sie werden (jedoch nur) als etwa 4000-mal so laut empfunden wie ein Ton im Bereich der Hörschwelle. Zwischen 0 und 120 Phon liegen 12 Schritte mit jeweils einer Verdoppelung der Lautheit: $2^{12} = 4096$

Ultraschall

Der junge Mensch kann Töne zwischen 20 Hz und 20 kHz wahrnehmen. Töne über 20 000 Hz werden als *Ultraschall* bezeichnet.
Fledermäuse können sich im Dunkeln orientieren, indem sie Ultraschall aussenden und die reflektierten Schallwellen wahrnehmen. Auf demselben Prinzip basieren die *Ultraschalluntersuchungen* in der Medizin, die im Gegensatz zu Röntgenuntersuchungen keine Strahlenschäden hervorrufen.
Bei der **Dopplersonographie** handelt es sich um eine Ultraschalluntersuchung, um die Fließgeschwindigkeit des Blutes in Venen und Arterien zu untersuchen. Der Dopplereffekt führt zu einer Frequenzverschiebung, wenn sich die Schall- oder Lichtquelle relativ zum Beobachter bewegt: Die Frequenz wird erhöht, wenn sich die Schall- oder Lichtquelle auf den Beobachter hinbewegt und zu einer Frequenzabnahme, wenn sich die Quelle vom Beobachter wegbewegt. In der Alltagserfahrung zeigt sich der Dopplereffekt, wenn ein Zug am Bahnsteig vorbeibraust oder beim Martinshorn eines Rettungsfahrzeugs.
Bei der Dopplersonographie werden die roten und weißen Blutkörperchen dem Ultraschall ausgesetzt. Bei der Reflexion des Schalls werden die Blutkörperchen zu Schallquellen, sodass der Dopplereffekt auftritt, wenn sie sich vom Schallkopf entfernen oder wenn sie sich auf den Schallkopf zubewegen. Durch die Frequenzverschiebung kann die Fließgeschwindigkeit ermittelt werden.

6.3.2 Stehende Wellen

Eine Welle überlagert sich mit einer entgegenkommenden Welle **gleicher Frequenz und Amplitude** zu einer stehenden Welle.

Erläuterung: Wir betrachten in Abb. 221 a den Punkt P, an dem sich in Abb. b die Nullpunkte beider Wellen treffen. Die Auslenkung ergibt sich in Abb. b als:
$$0 + 0 = 0$$
Wenn jede Welle einen halben Zentimeter vorangeschritten ist, so ergibt sich Abb. c:
$$y_1 + (-y_1) = 0.$$

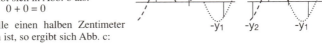

6.3.2 Stehende Wellen

Nach jeweils einem weiteren halben Zentimeter ergeben sich Abb. d, e und f:

$$y_2 + (-y_2) = 0 \text{ usw.}$$

Der Punkt P erfährt keine Auslenkung und wird als Knotenpunkt der stehenden Welle bezeichnet.

Die Schwingungsenergie der beiden Wellen kann durch die Überlagerung nicht verschwinden, und deshalb bilden sich im Abstand von jeweils

$$\frac{1}{4}, \frac{3}{4}, \frac{5}{4} \text{ usw.}$$

Wellenlängen vom Knotenpunkt Schwingungsbäuche aus, an denen die Welle mit erhöhter Amplitude schwingt. Dies wird in den Abbildungen d und f deutlich. Im weiteren Verlauf würden sich die Abb. e und f wiederholen.

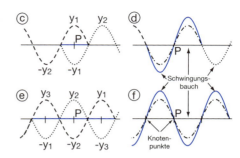

Abbildung 222 a bis f: Überlagerung zweier entgegenkommender Wellen gleicher Amplitude und Frequenz zu einer stehenden Welle. Abb. a und b: Aufeinander zulaufende Wellen. Abb. c bis f: Die durchgezogene blaue Linie stellt die Überlagerung beider Wellenzüge dar.

Die entgegenlaufende Welle kann durch Reflexion der hinlaufenden Welle an einer Wand oder einem anderen Hindernis entstehen. Je nach der Beschaffenheit der Reflexionsstelle bildet sich an der Reflexionsstelle ein Knotenpunkt oder ein Schwingungsbauch. Man spricht dabei von einem *geschlossenen* oder *offenen Ende*.

Bei der **Eigenschwingung** ausgedehnter Körper laufen die Wellen ständig von einem zum anderen Ende und überlagern sich zu einer stehenden Welle mit entsprechenden Knotenpunkten und Schwingungsbäuchen.

geschlossenes oder festes Ende   freies oder offenes Ende

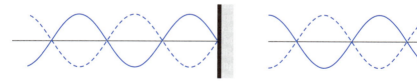

Abbildung 223 und 224: Reflexion einer Welle an einem geschlossenen bzw. freien Ende.

6.4 Elektromagnetische Wellen

Beim Schall wurde am Beispiel einer Gitarrensaite erläutert, wie sich eine mechanische Schwingung als Schallwelle auf ihre Umgebung überträgt. In diesem Abschnitt wird besprochen, wie sich eine elektrische Schwingung als elektromagnetische Welle ausbreitet.

6.4 Elektromagnetische Wellen

Elektrische Schwingungen entstehen im Schwingkreis, der auf Seite 220 besprochen wird. Wenn man eine elektromagnetische Welle erzeugen will, muss man die elektrischen Schwingungen des Schwingkreises auf eine Antenne übertragen, die über eine Spule magnetisch mit dem Schwingkreis gekoppelt wird. Außerdem muss durch eine geeignete elektronische Schaltung der mit der Abstrahlung der elektromagnetischen Welle verbundene Energieverlust laufend ausgeglichen werden.

Die Spule induziert eine Spannung in der Antenne, sodass ein Ende der Antenne negativ und das andere positiv geladen wird. Die Antenne wirkt als *elektrischer Dipol* und wird in der Eigenfrequenz des Schwingkreises periodisch umpolarisiert.

Die elektrischen Feldlinien verlaufen von einem Dipolende zum anderen, und damit herrscht eine Wechselwirkung zwischen den Dipolenden, wie sie zwischen den Platten eines Kondensators auftritt.

Bei der Umpolarisierung des Dipols ändern sich Stärke und Richtung des von ihm ausgehenden Feldes. Ein sich änderndes elektrisches Feld umgibt sich mit magnetischen Feldlinien.

Auch das entstehende magnetische Feld ändert Stärke und Richtung seiner Feldlinien ständig und erzeugt dadurch ein neues elektrisches Feld, welches wiederum ein magnetisches Feld hervorruft usw. Der Dipol hat seine elektrischen Schwingungen auf seine Umgebung übertragen. Die Schwingung des Dipols breitet sich als elektromagnetische Welle im Raum aus. Der Dipol wirkt als Senderantenne.

Die elektrischen und magnetischen Feldlinien *stehen senkrecht aufeinander und senkrecht auf der Ausbreitungsrichtung*.

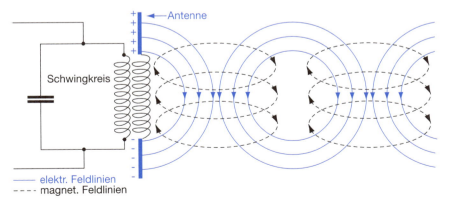

Abbildung 225: Aussendung elektromagnetischer Wellen über eine Antenne: links ein elektrischer Schwingkreis, der elektromagnetisch mit einer Antenne gekoppelt ist, von der eine hochfrequente elektrische Welle ausgeht, die sich mit Lichtgeschwindigkeit fortpflanzt.

6.4 Elektromagnetische Wellen

Transversalwelle – Longitudinalwelle

Eine Welle, bei der die Schwingungen **quer zur Ausbreitungsrichtung** erfolgen, heißt **Transversalwelle**. Elektromagnetische Wellen sind Transversalwellen. Sie lassen sich polarisieren. Hierauf wird auf Seite 262 näher eingegangen.

Wellen, deren Schwingungen **in Richtung der Ausbreitungsrichtung** erfolgen, sind **Longitudinalwellen**. Das wichtigste Beispiel sind Schallwellen.

Lichtgeschwindigkeit

Wellenlänge λ, Frequenz ν und Ausbreitungsgeschwindigkeit c einer elektromagnetischen Welle stehen in dem schon beim Schall beschriebenen Zusammenhang:

$$c = \nu \, \lambda$$

Die Ausbreitungsgeschwindigkeit c beträgt im Vakuum $c = 2{,}997\ldots \cdot 10^8$ m/s, das sind etwa 300 000 km pro Sekunde.

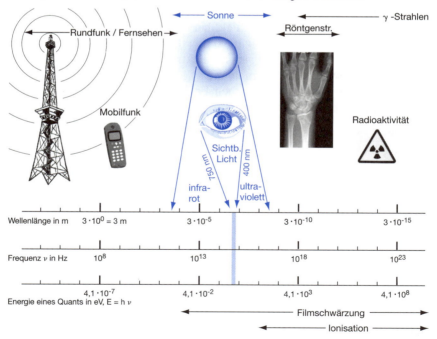

Abbildung 226: Elektromagnetisches Spektrum mit Angabe von Wellenlänge, Frequenz und der Energie eines einzelnen Quants sowie der technischen und biologischen Bedeutung der jeweiligen Strahlung.

Elektromagnetisches Spektrum

Die technische Bedeutung der elektromagnetischen Wellen hängt von ihrer Frequenz bzw. Wellenlänge ab. In der Übersicht ist das elektromagnetische Spektrum mit den wichtigsten Eigenschaften der verschiedenen Frequenzbereiche dargestellt.

Elektromagnetische Wellen erstrecken sich in Bezug auf ihre Wellenlänge und Frequenz über einen Bereich von mehr als 18 Zehnerpotenzen. Nur langwellige und damit niederfrequente Wellen können auf die beschriebene Art und Weise über Schwingkreis und Antenne erzeugt werden.

Infrarotes, sichtbares und ultraviolettes Licht entstehen durch Vorgänge in der äußeren Atomschale, wie es beim bohrschen Atommodell bereits erläutert wurde und worauf zu Beginn des Kapitels Optik nochmal näher eingegangen wird. Röntgenstrahlung wird bei der Abbremsung hochenergetischer Elektronenstrahlen erzeugt, während hochenergetische γ-Strahlen bei Vorgängen in Atomkernen entstehen.

6.5 Testfragen
Lösungen siehe Seite 288

Frage Nr.	Seite	
96	217	Nennen Sie mechanische schwingungsfähige Systeme.
97	218	Wie ergeben sich Frequenz v und Kreisfrequenz ω aus der Schwingungsdauer T?
98	220	Woraus besteht ein Schwingkreis?
99	222	Wovon hängt bei einer erzwungenen Schwingung die Amplitude des Oszillators ab?
100	223	Was ist eine Welle?
101	224	Durch welche Begriffe lässt sich eine Schallwelle beschreiben?
102	225	Wie ist die Wellenlänge definiert?
103	217	Um welchen Faktor unterscheidet sich die Schallstärke 10 Dezibel von der Schallstärke 40 Dezibel?
104	228	Wovon hängt die Hörschwelle des menschlichen Ohres ab?
105	229	Welche Bedingungen muss eine hinlaufende Welle erfüllen, damit sie sich mit einer entgegenlaufenden Welle zu einer stehenden Welle überlagert?
106	231	Welche Richtung haben das elektrische und das magnetische Feld einer elektromagnetischen Welle?
107	232	Unterscheiden Sie: Transversalwelle – Longitudinalwelle.

7. Kapitel
Optik
7.1 Die Wellennatur des Lichtes

Sichtbares Licht besteht aus elektromagnetischen Wellen mit einer Wellenlänge im Bereich von 400 bis 750 Nanometern und einer Frequenz im Bereich von $4 \cdot 10^{14}$ Hertz bis $7,5 \cdot 10^{14}$ Hertz. Die Energie eines einzelnen „Lichtstrahls", eines *Lichtquants,* errechnet sich als Produkt des planckschen Wirkungsquantums $h = 6,62 \cdot 10^{-34}$ Nms und der Frequenz v:

$$E = h\,v$$

Wie auf Seite 181 im Zusammenhang mit dem bohrschen Atommodell besprochen, werden Lichtquanten ausgesendet, wenn ein um den Atomkern kreisendes Elektron von einer energiereicheren Bahn auf eine energieärmere Bahn springt. Die Energie des Photons entspricht der Energiedifferenz zwischen den Bahnen.

Verschiedene Lichtquellen

Damit ein Elektron von einer höheren Bahn auf eine tiefere springen kann, muss es zuvor auf die energiereichere Bahn gehoben werden. Dieser Vorgang heißt **Anregung.**

Die erforderliche Energie wird bei den meisten Lichtquellen durch **Erhitzung** bereitgestellt, deshalb leuchten glühend heiße Körper. Auch das Leuchten der Sonne und das Leuchten einer Glühlampe beruhen auf der Anregung durch Erhitzung.

Die Anregung von Atomen und Molekülen ist auch auf dem Weg der **Stoßionisation** möglich. Auf diesem Prinzip beruhen Leuchtstoffröhren und Gewitterblitze. Was eine Stoßionisation ist, wird auf Seite 209 bei der Besprechung des Geigerzählers erläutert. Im Inneren einer Leuchtstoffröhre entsteht durch die Stoßionisation zum großen Teil ultraviolettes Licht. Dieses wird an der Wand der Leuchtstoffröhre auf dem Weg der Fluoreszenz in sichtbares Licht verwandelt.

Die **Fluoreszenz** ist die dritte Möglichkeit, Atome und Moleküle in einen angeregten Zustand zu versetzen. Sie beruht darauf, dass ein γ-**Quant** oder ein schnell fliegendes **Elektron** eingefangen wird. Das bekannteste Beispiel ist der Fernsehschirm, der deshalb leuchtet, weil er von hinten mit Elektronen beschossen wird. Früher waren selbstleuchtende Ziffernblätter von Uhren und selbstleuchtende Lichtschalter weit verbreitet, die einerseits

7.1 Die Wellennatur des Lichtes 235

fluoreszierende Verbindungen enthielten und andererseits radioaktive Substanzen, die bei ihrem Zerfall β- und γ-Strahlung freisetzten. Viele Sulfide und Silikate von Zink und Cadmium weisen die Eigenschaft der Fluoreszenz auf.

Von **Phosphoreszenz** spricht man, wenn ein Stoff nach Beleuchtung mit sichtbarem oder ultraviolettem Licht noch einige Zeit nachleuchtet. Hier erfolgt die Anregung der Moleküle durch Einfang von Lichtquanten. Es vergeht jedoch längere Zeit, bis die Elektronen in ihre niedrigeren Bahnen zurückfallen und die überschüssige Energie als Lichtquant aussenden.

Beim **Laser** (**L**ight **a**mplification by **s**timulated **e**mission of **r**adiation) werden die Atome zunächst in einen metastabilen Zustand gebracht. In einem metastabilen Zustand kreisen die Elektronen auf Orbitalen mit erhöhtem Energiegehalt, springen aber nicht – wie normalerweise bei angeregten Zuständen – sofort wieder in den Grundzustand zurück. Bei einem „Kommando von außen" springen dann alle gleichzeitig, wobei Licht großer Lichtstärke entsteht, welches sich extrem gut parallel bündeln lässt. Dieses „Kommando von außen" ist z. B. beim Helium-Neon-Laser ein Quant von 632,8 nm Wellenlänge.

Linienspektrum – kontinuierliches Spektrum

Bei isolierten Atomen, die im Gaszustand vorliegen, gibt es nur ganz bestimmte Bahnen, auf die die Elektronen gehoben werden können. Die Energiedifferenzen ΔE zwischen diesen Bahnen haben für das jeweilige Element charakteristische Werte, die vom Aufbau der Atomschale dieses Elementes abhängen. Gemäß der Beziehung $\Delta E = h\nu$ kann ein isoliertes Atom deshalb nur bestimmte Frequenzen ν aussenden. Ein Spektrum, in dem nur einzelne Frequenzen vorkommen, heißt Linienspektrum. Zusammenfassend lässt sich sagen, **dass isolierte Atome ein für ihr Element charakteristisches Linienspektrum aussenden.**

Die *Spektralanalyse* beschäftigt sich mit der Identifizierung eines Elementes anhand des von ihm emittierten Lichtes; so kann man z. B. ermitteln, welche Elemente auf anderen Sternen vorkommen. Wie bereits im Abschnitt 5.1.1 festgestellt wurde, können Atome genau dieselben Spektrallinien absorbieren, die sie emittieren. Das Emissionsspektrum eines Atoms ist gleich seinem Absorptionsspektrum.

Anders liegen die Verhältnisse bei festen und flüssigen Körpern. Hier sind starke Wechselwirkungen zwischen den verschiedenen Atomhüllen vorhanden, sodass die Energiedifferenz ΔE zwischen zwei Elektronenbahnen in gewissen Grenzen beliebige Werte annehmen kann. Deshalb **senden glühende flüssige und feste Körper ein kontinuierliches Spektrum aus,** welches Licht aller Frequenzen enthält.

7.1.1 Das huygenssche Prinzip

Dieses im 17. Jahrhundert von *Christiaan Huygens,* dem Erfinder der Penduhr, formulierte Prinzip lässt sich auf alle Wellen anwenden, auf Schallwellen ebenso wie auf Wasserwellen oder elektromagnetische Wellen:

Jeder Punkt einer Wellenfront kann als Ausgangspunkt einer neuen Welle, einer sog. Elementarwelle, betrachtet werden. Die sich weiter ausbreitende Wellenfront ergibt sich als Einhüllende der Elementarwellen.

Unter der Wellenfront versteht man die Linie gleicher Phasenlage, also z. B. den Wellenberg einer Wasserwelle.

Zur Veranschaulichung des huygensschen Prinzips betrachten wir zunächst eine Wasserwelle, die von einem punktförmigen Erregungszentrum ausgeht. Das punktförmige Erregungszentrum kann z. B. von einem ins Wasser fallenden Stein gebildet werden. In der Skizze ist zur Verdeutlichung des huygensschen Prinzips der Ausgangspunkt einer Elementarwelle durch einen dicken Punkt dargestellt. Die Wellenfronten der Elementarwellen sind durch gestrichelte Kreise veranschaulicht. Dort, wo sich die Elementarwellen zur neuen Wellenfront überlagern, sind die gestrichelten Linien durchgezogen.

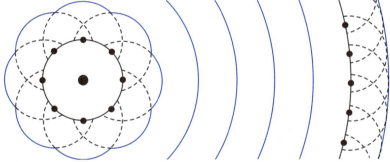

Abbildung 227: Das huygenssche Prinzip am Beispiel eines punktförmigen Erregungszentrums. Zur besseren Erläuterung sind sowohl links in unmittelbarer Nähe des Erregungszentrums als auch rechts, wo die Wellenfront bereits fast geradlinig verläuft, einige huygenssche Elementarwellen mit gestrichelten Linien eingezeichnet.

Beugung

Die Ausbreitungsrichtung der Welle wird von der räumlichen Anordnung der Elementarwellen bestimmt. *Die Wellenfront als Einhüllende der Elementarwellen verläuft nur dann geradlinig, wenn die Zentren der Elementarwellen ebenfalls geradlinig und regelmäßig angeordnet sind.* Dies wird besonders deutlich beim Passieren einer spaltförmigen Öffnung

7.1.1 Das huygenssche Prinzip

oder eines Hindernisses. Hinter dem Spalt bzw. der Ecke des Hindernisses sind zunächst keine Elementarwellen vorhanden. Bei der Ausbreitung der Wellenfront in den elementarwellenfreien Raum weicht sie von ihrem geradlinigen Verlauf ab. *Die Wellenfront wird um die Ecke gebogen oder gebeugt.*

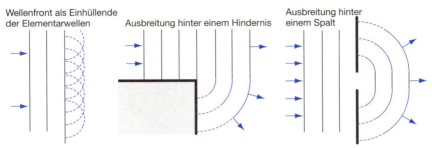

Abbildung 228 bis 230: Ausbreitung von Wasserwellen nach dem huygensschen Prinzip, links am Beispiel einer geradlinigen Wellenfront, in der Mitte bei der Ausbreitung hinter einem Hindernis und rechts bei der Ausbreitung hinter einem Spalt. In der Abb. 228 ist die Wellenfront zum Teil als Einhüllende der Elementarwellen gezeichnet.

Das Abweichen einer Welle von der ursprünglichen Ausbreitungsrichtung beim Passieren eines Hindernisses oder einer Öffnung heißt Beugung.

Die Erscheinung, dass sich Wellen um die Ecke herum ausbreiten können, ist beim Schall aus dem täglichen Leben her bekannt. Beim Licht ist die Beugung schwieriger zu beobachten, sie lässt sich jedoch durch Experimente zur Interferenz nachweisen, die auf Seite 264 besprochen werden. Außerdem wirkt sich die Beugung, die an der Fassung einer Linse auftritt, nachteilig aus und begrenzt das Auflösungsvermögen eines Mikroskopes. Abgesehen von der Interferenz und der Beugung der Randstrahlen spielt die Beugung in der Optik keine Rolle.

Reflexion

Die Reflexion ist vom täglichen Leben her bekannt, beim Schall als Echo und beim Licht als spiegelnde Wirkung glatter Oberflächen.

Auch die Reflexion beruht auf dem huygensschen Prinzip: Die an der reflektierenden Wand entstehenden Elementarwellen breiten sich nach allen Richtungen aus und bauen dabei die reflektierte Wellenfront auf. In den folgenden Skizzen sind sieben Punkte aus der auf die Wand zulaufenden Wellenfront herausgegriffen. Weiterhin sind die Elementarwellen abgebildet, die von diesen Punkten nach ihrem Auftreffen auf die Wand ausgehen.

7.1.1 Das huygenssche Prinzip

Die Einhüllende der Elementarwellen ergibt die reflektierte Wellenfront. Die vier Skizzen beziehen sich auf die Zeitpunkte t_0, $t_0 + {}^1/_3 \Delta t$, $t_0 + {}^2/_3 \Delta t$ und $t_0 + \Delta t$. Zum Zeitpunkt $t_0 + \Delta t$ hat auch P_6 die Wand erreicht. Die von P_0 oder P_1 ausgehenden Elementarwellen haben deshalb einen größeren Radius als die von P_4 oder P_5 ausgehenden Wellen, weil sie die reflektierende Wand eher erreicht haben.

Die reflektierende Wirkung einer Wand ist umso stärker, je weniger die Elementarwellen in die Wand eindringen können, denn umso größer ist die Schwingungsenergie, mit der die rückwärtige Wellenfront aufgebaut wird.

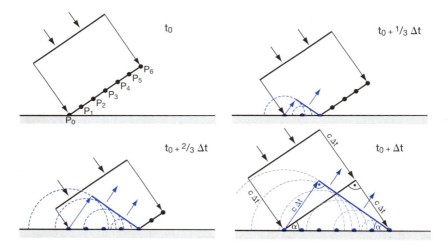

Abbildung 231 a bis d: Reflexion einer schräg auftreffenden Wellenfront nach dem huygensschen Gesetz. Die reflektierte Wellenfront ergibt sich als Einhüllende der von P_0 bis P_6 ausgehenden Elementarwellen.

Aus der räumlichen Anordnung der reflektierten Elementarwellen ergibt sich das **Reflexionsgesetz:**

Einfallswinkel = Ausfallswinkel

Einfalls- und Ausfallswinkel beziehen sich auf das Einfallslot. Der einfallende und ausfallende Strahl und das Einfallslot liegen in einer Ebene.

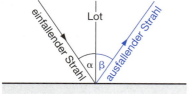

Abbildung 232: Reflexionsgesetz:
Einfallswinkel = Ausfallswinkel
Die Winkel beziehen sich jeweils auf das Lot, welches senkrecht auf der reflektierenden Fläche steht; die Wellenfronten werden als dünne Strahlenbündel behandelt.

7.1.1 Das huygenssche Prinzip

Zur Veranschaulichung konstruieren wir den Strahlengang beim ebenen Spiegel und beim Hohlspiegel:

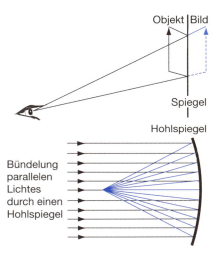

Abbildung 233: Konstruktion des Spiegelbildes für einen ebenen Spiegel. Sowohl von der Spitze als auch vom Fußpunkt des Objektes gehen Lichtstrahlen in alle Richtungen des Raumes aus, die nach dem Reflexionsgesetz Einfallswinkel = Ausfallswinkel gespiegelt werden. In Abb. 233 werden nur die Lichtstrahlen dargestellt, die in Richtung Auge reflektiert werden. Das Objekt scheint so weit hinter dem Spiegel zu liegen, wie es davor liegt.

Abbildung 234: Bündelung parallelen Lichtes durch einen Hohlspiegel. Ein Autoscheinwerfer funktioniert nach demselben Prinzip: Die Glühbirne liegt im Brennpunkt des Reflektors, sodass der Scheinwerfer weitgehend paralleles Licht abgibt.

In der Optik spricht man von Lichtstrahlen bzw. vom Strahlengang einer Abbildung. Man versteht darunter die Ausbreitungsrichtung, gewissermaßen die „Flugbahn" der Photonen oder Lichtquanten. Da es sich bei den Lichtquanten um elektromagnetische Wellen handelt, wird ihre Ausbreitungsrichtung von der Wechselwirkung der Wellen mit der durchstrahlten Materie bestimmt. Die Ausbreitungsrichtung der Lichtstrahlen ist mit der Ausbreitungsrichtung der Wellenfront identisch, wie sie sich nach dem huygensschen Prinzip ergibt. Die **Lichtstrahlen verlaufen** dabei **stets senkrecht zur Wellenfront.**

Es liegen zwei unterschiedliche Betrachtungsweisen vor, die jedoch beide zum selben Ergebnis führen: Einmal wird das Licht *als Welle* angesehen, deren Wellenfront sich nach dem huygensschen Prinzip ausbreitet, zum anderen als *Photon,* als „Lichtkörperchen", welches sich wie eine Gewehrkugel geradlinig ausbreitet.

Brechung

Die Lichtbrechung ist für die Optik von überragender Bedeutung, denn auf ihr beruht die Funktion aller Linsen:

> Brechung tritt an der Grenzfläche zwischen zwei Medien auf, in denen sich die Welle mit unterschiedlicher Geschwindigkeit ausbreitet.

7.1.1 Das huygenssche Prinzip

Es kommt nur dann zur Brechung, wenn die Wellenfront schräg auf die Grenzfläche zwischen den Medien auftrifft. In der folgenden Abbildung ist eine Wellenfront dargestellt, die in ein Medium mit geringerer Ausbreitungsgeschwindigkeit eindringt. Der zuerst in das neue Medium eintretende Flügel der Wellenfront wird etwas eher abgebremst als die erst später eindringenden Abschnitte der Wellenfront. Hieraus ergibt sich nach der unten stehenden Skizze die Richtungsänderung der Wellenfront.

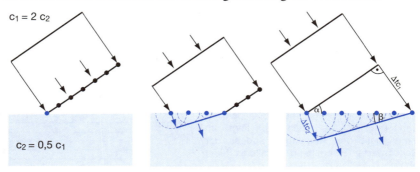

Abbildung 235 a bis c: Brechung beim Übergang vom optisch dünnen zum optisch dichten Medium. Analog zur Abb. 231 werden sieben Punkte der Wellenfront beispielhaft herausgegriffen. In den Abb. 235 b und c werden die Elementarwellen dargestellt, die sich von diesen Punkten der Wellenfront ausgehend im optisch dichteren Medium ausbreiten. Die Einhüllende ergibt den neuen Verlauf der Wellenfront.

Als Analogie zur Brechung eines Lichtstrahls kann man sich ein Auto vorstellen, welches von der Straße abkommt und schräg auf einen Acker fährt. Das zuerst mit dem Acker in Berührung kommende Rad wird abgebremst, wobei es zu einer Änderung der Bewegungsrichtung des Wagens kommt.

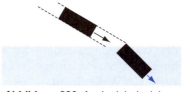

Abbildung 236: Analogiebeispiel zur optischen Brechung.

Entscheidend für die Brechung ist die Änderung der Ausbreitungsgeschwindigkeit beim Übertritt von einem Medium in ein anderes. Für sichtbares Licht ist die Ausbreitungsgeschwindigkeit in Glas niedriger als in Luft oder Vakuum. *Je kleiner die Ausbreitungsgeschwindigkeit in einem Medium ist, als desto optisch dichter wird dieses Medium bezeichnet.*

Man ordnet jedem für Licht durchlässigen Medium eine *Brechzahl n* zu, auch *Brechungsindex n* genannt, die angibt, um welchen Faktor die Lichtgeschwindigkeit im betreffenden Medium kleiner ist als im Vakuum:

$$\text{Brechzahl n} = \frac{\text{Lichtgeschwindigkeit im Vakuum}}{\text{Lichtgeschwindigkeit im betreffenden Medium}}$$

7.1.1 Das huygenssche Prinzip

Je optisch dichter ein Medium ist, desto höher ist die Brechzahl bzw. der Brechungsindex. Die folgende Tabelle gibt einige Zahlenwerte an:

Brechungsindex verschiedener Medien

Luft:	1,0003	Kronglas:	1,52–1,62
Wasser:	1,33	Flintglas:	1,61–1,76
Immersionsöl:	1,5	Diamant:	2,42

Die genannten Zahlen sind *Mittelwerte* für den Bereich des sichtbaren Lichtes. Die Ausbreitungsgeschwindigkeit des Lichtes in einem Medium hängt von der Frequenz des Lichtes ab, d.h. für die verschiedenen Frequenzanteile des Spektrums gelten unterschiedliche Brechzahlen.

Die allerhöchste Geschwindigkeit, die überhaupt möglich ist, ist die Lichtgeschwindigkeit im Vakuum mit c = 299 792 456 m/s, das sind etwa 300 000 km/s. Die Lichtgeschwindigkeit in Luft ist nur geringfügig kleiner und kann für praktische Zwecke mit der Lichtgeschwindigkeit im Vakuum gleichgesetzt werden.

==Nach dem **Brechungsgesetz von Snellius** ist das Verhältnis der Sinuswerte von Einfalls- und Ausfallswinkel gleich dem Verhältnis der Brechzahlen:==

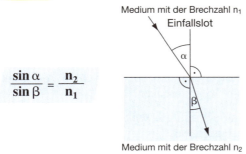

$$\frac{\sin \alpha}{\sin \beta} = \frac{n_2}{n_1}$$

Abbildung 237: Erläuterung der Begriffe des Brechungsgesetzes von Snellius: Das Licht dringt vom Medium mit der Brechzahl n_1 in das Medium mit der Brechzahl n_2 ein. Der Einfallswinkel heißt α, der Ausfallswinkel β, jeweils bezogen auf das Lot. Lot und ein- bzw. ausfallender Strahl liegen in einer Ebene.

Wenn der Lichtstrahl vom optisch dünnen ins optisch dichte Medium tritt, wird er zum Einfallslot hin gebrochen. Beim umgekehrten Weg wird der Lichtstrahl in umgekehrter Richtung gebrochen.

Die Begründung für das Brechungsgesetz kann aus Abbildung 238 abgelesen werden. Diese Abbildung bezieht sich auf den Übergang von einem Medium 1 mit der Lichtgeschwindigkeit c_1 und der Brechzahl n_1 in ein Medium 2 mit c_2 und n_2. Nach der Definition des Sinus gilt:

$$\sin \alpha = \frac{\Delta t c_1}{a} \quad \text{sodass} \quad a = \frac{\Delta t c_1}{\sin \alpha}$$

sowie

$$\sin \beta = \frac{\Delta t c_2}{a} \quad \text{sodass} \quad a = \frac{\Delta t c_2}{\sin \beta}$$

Nach Gleichsetzung erhält man:

$$\frac{\Delta t c_1}{\sin \alpha} = \frac{\Delta t c_2}{\sin \beta} \quad \text{sodass} \quad \frac{c_1}{c_2} = \frac{\sin \alpha}{\sin \beta}$$

Das Zwischenergebnis lautet: Aus dem Verhältnis der Lichtgeschwindigkeit c_1/c_2 ergibt sich das Verhältnis der Sinuswerte von Einfalls- und Ausfallswinkel. Wenn man für c_1 gemäß der Definition der Brechzahl $c_1 = c_{Vakuum}/n_1$ einsetzt und für c_2 den entsprechenden Ausdruck, ergibt sich das Brechungsgesetz $\sin \alpha / \sin \beta = n_2/n_1$.

7.1.1 Das huygenssche Prinzip

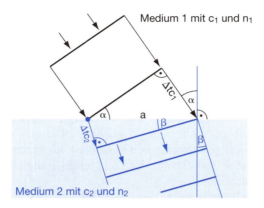

Abbildung 238: Herleitung des Brechungsgesetzes von Snellius. Der Berechnung liegt der in Abb. 235 beschriebene Aufbau der Wellenfront aus Elementarwellen zugrunde. Die obige Abbildung verdeutlicht die geometrischen Beziehungen zwischen den Lichtgeschwindigkeiten c_1 und c_2 und den Einfalls- und Ausfallswinkeln α und β.

Totalreflexion

Ein Lichtstrahl wird beim Austritt aus dem optisch dichten in das optisch dünne Medium vom Einfallslot weggebrochen.

Totalreflexion tritt ein, wenn der Einfallswinkel α so groß ist, dass der Ausfallswinkel nach dem Brechungsgesetz größer als 90° sein müsste.

Der Strahl kann das optisch dichte Medium nicht verlassen und wird mit seiner gesamten Energie reflektiert. Man spricht von Totalreflexion, weil bei einer „normalen" Reflexion, etwa an einer Glasscheibe, nur ein Teil des Lichtes reflektiert wird, während das restliche Licht gebrochen wird. Auch bei der Totalreflexion gilt das Reflexionsgesetz:

Einfallswinkel α = Ausfallswinkel β

Wie groß der Einfallswinkel α mindestens sein muss, damit Totalreflexion eintritt, hängt nach dem Brechungsgesetz $\sin\alpha/\sin\beta = n_2/n_1$ von den Brechzahlen der Medien ab. Der *Grenzwinkel* α ist so definiert, dass β = 90°, sodass $\sin\beta$ = 1. Gehen wir davon aus, dass sich außen Luft mit n_2 = 1 befindet, erhalten wir $\sin\alpha = 1/n_1$. Für Wasser mit n_1 = 1,33 ergibt sich α = 49°, für Immersionsöl mit n_1 = 1,5 gilt α = 42°, für Kronglas mit n_1 = 1,6 erhalten wir α = 39°, für Flintglas mit n_1 = 1,7 α = 36° und für Diamant mit n_1 = 2,42 α = 24°, also je größer die Unterschiede der Brechzahlen außen/innen, desto eher tritt Totalreflexion ein.

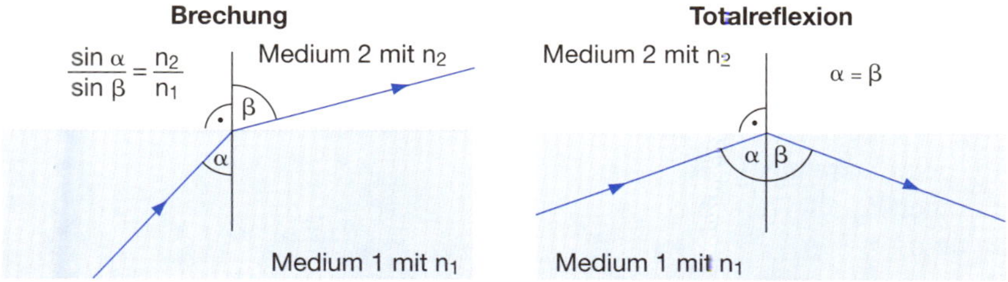

Brechung

$\dfrac{\sin \alpha}{\sin \beta} = \dfrac{n_2}{n_1}$ Medium 2 mit n_2

Medium 1 mit n_1

Totalreflexion

Medium 2 mit n_2

$\alpha = \beta$

Medium 1 mit n_1

Abbildung 239 und 240: Übergang des Lichtes vom optisch dichten in ein optisch dünneres Medium. In Abb. 239 ist das Brechungsgesetz erfüllt: der Lichtstrahl wird vom Einfallslot weggebrochen. Dieser Strahlengang ist möglich, weil der Ausfallswinkel β kleiner als 90° ist. In Abb. 240 müsste nach dem Brechungsgesetz der Ausfallswinkel β größer als 90° sein, sodass eine Brechung nicht möglich ist und stattdessen Totalreflexion eintritt.

Vor einigen Jahren war die Totalreflexion mehr eine technische Spielerei, heute gewinnt sie zunehmende Bedeutung. In der Fernmeldetechnik wegen der *Glasfaserkabel*, die neben Telefongesprächen auch Computerdaten und Fernsehbilder durch Lichtsignale übermitteln. Die Glasfasertechnik ist inzwischen so weit fortgeschritten, dass Transatlantikkabel aus Glasfasern verlegt werden, die wegen ihrer hohen Übertragungskapazität den Fernmeldesatelliten Konkurrenz machen.

In der Medizin hat sich die *Endoskopie* zu einer unverzichtbaren Methode entwickelt. Hierbei bildet ein Bündel dünner, flexibler Glasfasern eine Optik, die für diagnostische und therapeutische Eingriffe in fast alle Körperhöhlen geschoben werden kann, z.B. in die Gallengänge, um durch Spaltung der Papille festgeklemmte Gallensteine zu entfernen.

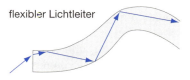

flexibler Lichtleiter

Abbildung 241: Flexibler Lichtleiter. Ein Glasfaserkabel besteht aus einem Bündel hauchdünner Glasfasern, aus denen das Licht wegen der Totalreflexion nicht seitlich austreten kann.

7.2 Linsen

Linsen sind die wichtigsten optischen Instrumente, sie kommen unter anderem vor im Auge, als Lupe, im Mikroskop und in der Kamera. Die Funktion aller Linsen beruht auf dem Brechungsgesetz, also darauf, dass das Licht sowohl beim Eintritt als auch beim Austritt aus der Linse einer Richtungsänderung unterworfen wird.

Die einfachste „Linse" ist eine planparallele Glasplatte, z.B. eine Fensterscheibe. Das Licht wird beim Durchgang durch eine planparallele Glasplatte einer zweimaligen Brechung unterworfen. Beiden Brechungen liegt dieselbe Brechzahl zugrunde und beide Einfallslote verlaufen in derselben

Richtung: Der Lichtstrahl verlässt die Glasplatte deshalb in derselben Richtung, in der er eingetreten ist, und wird beim Durchgang lediglich einer Parallelverschiebung unterworfen.

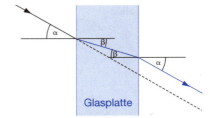

Abbildung 242: Parallelverschiebung des Lichtes beim Durchtritt durch eine planparallele Glasplatte.

Linsen

Eine Linse unterscheidet sich von einer planparallelen Glasplatte dadurch, dass die vorderen und hinteren Begrenzungsflächen gebogen zueinander stehen. Das Ausfallslot zeigt in eine andere Richtung als das Einfallslot, sodass beim Lichtausfall andere Sinuswerte zum Tragen kommen als beim Lichteinfall und der Lichtstrahl die Linse in anderer Richtung verlässt als er eingetreten ist.

Nach Form und Funktion der Linsen wird die *konkav gebogene Zerstreuungslinse* von der *konvex geformten Sammellinse* unterschieden.

Die folgenden Abbildungen geben den Strahlengang für ein paralleles Lichtbündel wieder. Im schematischen Strahlengang wird die Linse durch eine sog. *Hauptebene* ersetzt. In ihr liegen die Schnittpunkte von ein- und ausfallenden Strahlen. Die optische Achse verläuft symmetrisch durch die Linse und steht senkrecht auf der Hauptebene.

Der Strahlengang ist stets umkehrbar, d.h. der eingezeichnete Strahlengang ist auch in umgekehrter Richtung möglich.

Abbildung 243 bis 245: Links zwei Sammel-(Konvex-)linsen im Querschnitt, in der Mitte der Strahlengang einer Konvexlinse: paralleles Licht sammelt sich im Brennpunkt, rechts der schematische Strahlengang, bei dem die Linse durch eine Hauptebene ersetzt worden ist.

a) Sammellinsen (Konvexlinsen)

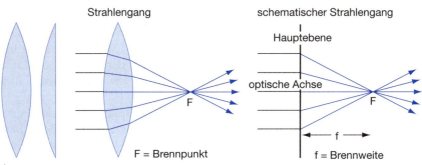

7.2 Linsen   245

a) Zerstreuungslinsen (Konkavlinsen)

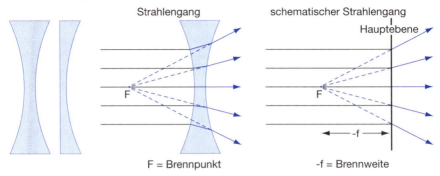

Abbildung 246 bis 248: Zerstreuungslinsen (Konkavlinsen) in gleicher Darstellung wie in den Abb. 243 bis 245. Bei der Zerstreuungslinse liegt eine negative Brennweite vor.

Brennweite

Die Zerstreuungslinse zerstreut parallel auf die Linse auffallende Strahlen so, als ob diese von einem virtuellen Brennpunkt hinter der Linse kämen.

Die Sammellinse vereinigt parallel zur optischen Achse einfallende Strahlen in ihrem Brennpunkt. Ein paralleles Strahlenbündel, welches schräg zur optischen Achse auf die Linse trifft, wird in einem Punkt vereinigt, der in der sog. Brennebene liegt. Der Abstand des Brennpunktes von der Hauptebene heißt Brennweite f.

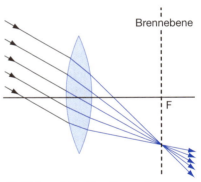

Abbildung 249: Eine Konvexlinse sammelt schräg auftreffende parallele Lichtstrahlen in einem Punkt, der in der sog. Brennebene liegt.

Eine Linse wird in ihren Eigenschaften hauptsächlich durch ihre Brennweite gekennzeichnet. Diese wird meistens in Form ihres Kehrwertes, der Brechkraft, angegeben. Die Brechkraft ist definiert als:

$$\text{Brechkraft} = \frac{1}{\text{Brennweite f (in Meter)}} \quad \text{Einheit: Dioptrie (dpt)}$$

Beispiel: Sammellinse $f = 10$ cm   Brechkraft $= 1/0{,}1$ m $= 10$ dpt

Zerstreuungslinse $f = -10$ cm   Brechkraft $= 1/{-0{,}1}$ m $= -10$ dpt

7.2.1 Bildkonstruktion

Bei der geometrischen Bildkonstruktion zeichnet man der Einfachheit halber nur die Strahlen, die für den Strahlengang charakteristisch sind. Man stellt einen Gegenstand meistens als Pfeil dar, der von der optischen Achse ausgehend nach oben oder unten zeigt. Jeder leuchtende Punkt, der auf der optischen Achse liegt, wird ebenfalls wieder auf die optische Achse abgebildet. Es genügt deshalb, die Abbildung der Pfeilspitze zu konstruieren. Dies geschieht anhand dreier charakteristischer Strahlen: des Mittelpunktstrahls, des Achsenparallelstrahls und des Brennstrahls. Für die Bildkonstruktion an Sammellinsen gelten folgende Regeln:

1) Der durch den Mittelpunkt der Linse gehende Strahl, der **Mittelpunktstrahl,** wird nicht gebrochen.

2) Ein parallel zur optischen Achse einfallender Strahl, der **Achsenparallelstrahl,** wird in Richtung des jenseitigen Brennpunktes gebrochen.

3) Ein aus Richtung des diesseitigen Brennpunktes auf die Linse fallender Strahl, der **Brennstrahl,** verlässt die Linse achsenparallel.

Es genügt, zwei der genannten drei charakteristischen Strahlen einzuzeichnen, z.B. den Mittelpunktstrahl und den Achsenparallelstrahl. Der dritte, also z.B. der Brennstrahl, kann als Kontrolle dienen, denn alle drei Strahlen müssen sich in einem Punkt schneiden. Man zeichnet die von der Pfeilspitze ausgehenden Strahlen ein, und dort, wo sich die drei Strahlen schneiden, ist die Spitze des von der Linse erzeugten Pfeilbildes. Der „Fuß" des Pfeils liegt auf der optischen Achse, denn die optische Achse ist gleichzeitig Mittelpunktstrahl, Achsenparallelstrahl und Brennstrahl.

Reelle und virtuelle Bilder

Man unterscheidet zwischen reellen und virtuellen Bildern: Bei einem **reellen Bild** vereinigen sich die Lichtstrahlen wieder, und der Gegenstand kann auf einem Schirm sichtbar gemacht werden. Beispielsweise erzeugt ein Diaprojektor ein reelles Bild des Dias auf der Leinwand. Im Fotoapparat wird auf dem Film ein reelles Bild erzeugt, ebenso wird die Umgebung als reelles Bild auf die Netzhaut des Auges projiziert (näheres s. S. 251f.).

Man würde aber nichts erkennen können, wenn man durch die Linse eines Diaprojektors in den Apparat hineinsehen würde. Alle optischen Geräte, bei denen man direkt in eine Linse hineinschaut, erzeugen ein **virtuelles Bild** (virtuell, franz.: scheinbar). Dies gilt für die Lupe, das Mikroskop und das Fernrohr. Dort, wo man das Bild zu sehen glaubt, ist es

7.2.1 Bildkonstruktion

in Wirklichkeit gar nicht. Meist erscheint der Gegenstand größer, als er in Wirklichkeit ist. Bei der Bildkonstruktion ergibt sich das virtuelle Bild durch *rückwärtige Verlängerung* von Mittelpunktstrahl, Achsenparallelstrahl und Brennstrahl.

Bildkonstruktionen bei der Sammellinse

Je nach der Entfernung des Gegenstandes von der Linse lassen sich folgende drei Fälle unterscheiden:

Gegenstand außerhalb der doppelten Brennweite

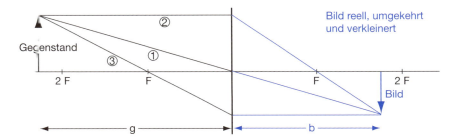

Abbildung 250: Gegenstand außerhalb der doppelten Brennweite: Der Gegenstand ist ebenso wie in den folgenden Abbildungen als aufrecht stehender Pfeil dargestellt (links außen), das Bild ist reell, umgekehrt und verkleinert (rechts außen) und liegt zwischen der einfachen und doppelten Brennweite.

Gegenstand zwischen der einfachen und doppelten Brennweite

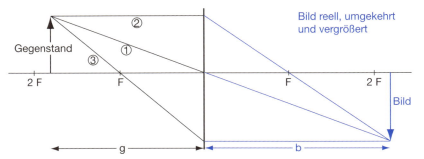

Abbildung 251: Gegenstand zwischen der einfachen und doppelten Brennweite (links außen): Das Bild ist reell, umgekehrt und vergrößert (rechts außen) und liegt außerhalb der doppelten Brennweite. Weil der Strahlengang umkehrbar ist, könnte man Bild und Gegenstand vertauschen, d. h. man könnte dort, wo das Bild ist, einen Gegenstand platzieren, sodass dort, wo jetzt der Gegenstand ist, das Bild erscheinen würde, und zwar reell, umgekehrt und verkleinert. In diesem Fall läge eine Situation wie in Abb. 250 vor.

7.2.1 Bildkonstruktion

Lupe: Gegenstand innerhalb der einfachen Brennweite

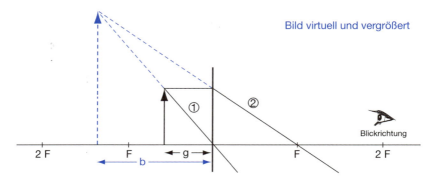

Abbildung 252: Prinzip der Lupe: Gegenstand innerhalb der einfachen Brennweite, das Bild erscheint virtuell und vergrößert, es ist mit gestrichelten Linien dargestellt. Hier ist keine Vertauschung von Bild und Gegenstand möglich.

Bildkonstruktion bei der Zerstreuungslinse

Die analoge Anwendung der bei der Sammellinse besprochenen Regeln für die Bildkonstruktion ergibt bei der Zerstreuungslinse stets ein virtuelles und verkleinertes Bild, das innerhalb der einfachen Brennweite liegt. Das virtuelle Bild ist durch einen gestrichelten Pfeil dargestellt:

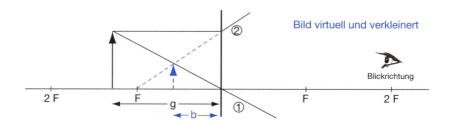

Abbildung 253: Bildkonstruktion bei der Zerstreuungslinse: Unabhängig von der Position des Gegenstandes ergibt sich stets ein verkleinertes virtuelles Bild.

Abbildungsgleichung

Die Abbildungsgleichung gibt den Zusammenhang wieder, der zwischen der Brennweite f, der Gegenstandsweite g und der Bildweite b besteht. Die Gegenstandsweite g entspricht der Entfernung des Gegenstandes von der Hauptebene. Der Abstand der Hauptebene vom Bild heißt Bildweite b und

7.2.1 Bildkonstruktion

bekommt ein negatives Vorzeichen, wenn es sich um ein virtuelles Bild handelt. Die Abbildungsgleichung lautet:

$$\frac{1}{f} = \frac{1}{g} + \frac{1}{b}$$

Linsenfehler

Die oben skizzierten Regeln des Strahlengangs beziehen sich auf eine ideale Linse, auf eine Linse mit idealen Eigenschaften. Auch bei sorgfältiger Herstellung weist der Strahlengang einer Linse Abweichungen vom idealen Strahlengang auf. Man spricht von Linsenfehlern oder Aberrationen. Die wichtigsten sind:

- **sphärische Aberration:**
  Die Strahlen werden am Rand stärker gebrochen als sie es eigentlich sollten;

- **chromatische Aberration:**
  Aufgrund der unterschiedlichen Brechungsindizes für verschiedene Frequenzen werden die verschiedenen Farben verschieden stark gebrochen. Violett wird stärker gebrochen als rot.

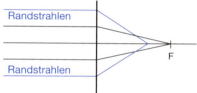

Abbildung 254: Sphärische Aberration: stärkere Brechung der Randstrahlen.

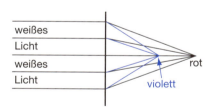

Abbildung 255: Chromatische Aberration: kurzwelliges Licht wird stärker gebrochen als langwelliges.

Weitere Linsenfehler bestehen im Astigmatismus (s.S. 253), der Verzeichnung und der Bildfeldwölbung:
  Bei der **Verzeichnung** werden gerade Linien gekrümmt abgebildet.
  Bei der **Bildfeldwölbung** wird das Bild nicht auf einer zur optischen Achse senkrecht stehenden Ebene scharf abgebildet, sondern auf einer gekrümmten Fläche. Die Bildfeldwölbung tritt auch beim menschlichen Auge auf. Sie ist hier erwünscht, weil auch die Netzhaut gekrümmt ist.
  Linsenfehler werden dadurch ausgeglichen, dass man verschiedene Linsen aus verschiedenen Glassorten so hintereinandersetzt, dass sich ihre Fehler gegenseitig aufheben. Dies erfordert einerseits die Verwendung spezieller Glassorten und andererseits einen hohen Rechenaufwand, um die optimale Kombination verschiedener Linsen zu ermitteln.

7.2.2 Zusammengesetzte optische Systeme

Die Brechkraft mehrerer dünner Linsen, die in geringem Abstand hintereinandergesetzt werden, ergibt sich als Summe der Brechkräfte der einzelnen Linsen:

$$\frac{1}{f_{ges}} = \frac{1}{f_1} + \frac{1}{f_2} + \frac{1}{f_3} + \ldots$$

Strahlengang bei dicken Linsen

Beim Durchgang durch dicke Linsen erfährt der Lichtstrahl nicht nur eine Richtungsänderung, sondern auch eine Parallelverschiebung. Die oben durchgeführte Bildkonstruktion mittels Mittelpunktstrahl, Achsenparallelstrahl und Brennstrahl erfasst nur die Richtungsänderung der durch die Linse fallenden Lichtstrahlen.

Zur Darstellung der Parallelverschiebung wird eine zweite Hauptebene benutzt. Dabei kann der zwischen den Hauptebenen liegende Raum außer Betracht gelassen werden.

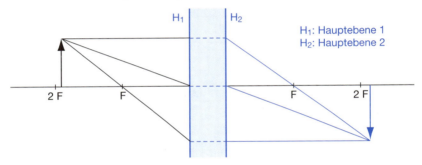

Abbildung 256: Strahlengang bei dicken Linsen, die Linse wird durch zwei Hauptebenen dargestellt, der zwischen den Hauptebenen liegende Raum wird bei der geometrischen Bildkonstruktion als nicht existent behandelt.

Linse zwischen zwei Medien verschiedener optischer Dichte

Wenn das Medium hinter der Linse optisch dichter ist als das Medium vor der Linse, so ist die hintere Brennweite länger als die vordere:

Der Mittelpunktstrahl trifft die optische Achse nicht mehr im Schnittpunkt von Hauptebene und optischer Achse, sondern dahinter. **Der Schnittpunkt von Mittelpunktstrahl und optischer Achse heißt Knotenpunkt K.**

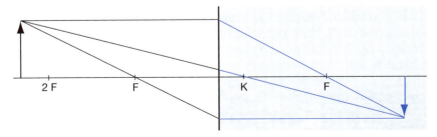

7.2.3 Das optische System des Auges

Abbildung 257: (S. 250) Strahlengang bei einer Linse zwischen zwei Medien verschiedener optischer Dichte. Der Mittelpunktstrahl schneidet die optische Achse im Knotenpunkt K, der hier nicht mit dem Schnittpunkt von optischer Achse und Hauptebene identisch ist. Die vordere und hintere Brennweite haben unterschiedliche Werte.

System mit zwei Knotenpunkten und zwei Hauptebenen
Ist die Linse, hinter der sich ein optisch dichteres Medium befindet, so dick, dass sie zwei Hauptebenen benötigt, so bekommt sie auch zwei Knotenpunkte. Hauptebenen und Knotenpunkte werden auch als Kardinalelemente bezeichnet.

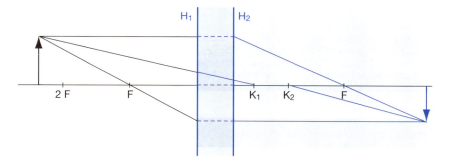

Abbildung 258: Strahlengang bei einer dicken Linse zwischen zwei Medien verschiedener optischer Dichte: zwei Hauptebenen und zwei Knotenpunkte.

7.2.3 Das optische System des Auges

Der eben beschriebene Fall trifft auch auf das menschliche Auge zu, wobei die Hauptebenen und Knotenpunkte jedoch nur einen Abstand von 0,3 mm haben, sodass man bei der geometrischen Konstruktion mit einer Hauptebene und einem Knotenpunkt auskommt. Die beiden Hauptebenen liegen 1,3 und 1,6 mm hinter dem Scheitelpunkt der Hornhaut, die Knotenpunkte 7 und 7,3 mm. Der Abstand zwischen Hornhaut und Netzhaut beträgt etwa 24,5 mm, der Abstand Knotenpunkt–Netzhaut demnach 17,2 mm. Soviel zur Anatomie.

Man sieht nur dann scharf, wenn auf der Netzhaut ein reelles Bild entworfen wird. Dies ist dann der Fall, wenn die Bildweite b genau dem Abstand des Knotenpunktes von der Netzhaut entspricht: b = 17,2 mm.

Akkommodationsbreite

Beim Blick in die Ferne entspricht die Gegenstandsweite g dem Wert Unendlich, 1/g hat also den Wert 0. Aus der Abbildungsgleichung

$$\frac{1}{f} = \frac{1}{g} + \frac{1}{b}$$

7.2.3 Das optische System des Auges

erhält man für die Brechkraft des auf die Ferne akkommodierten Auges den Wert

$$\frac{1}{f} = \frac{1}{0{,}0172 \text{ m}} = 58 \text{ dpt}$$

Bei *Nahakkommodation*, d.h. beim Blick auf einen in der Nähe gelegenen Gegenstand, muss die Brechkraft einen höheren Wert annehmen. Für einen 10 cm vor dem Auge befindlichen Gegenstand gilt g = 0,1 m. Die Gesamtbrechkraft des Auges muss

$$\frac{1}{f} = \frac{1}{g} + \frac{1}{b} = \frac{1}{0{,}1 \text{ m}} + \frac{1}{0{,}0172 \text{ m}} = 68 \text{ dpt}$$

betragen, damit der Gegenstand scharf auf der Netzhaut abgebildet werden kann.
Die Hornhaut besitzt aufgrund ihrer Krümmung eine Brechkraft von 43 Dioptrien. Die restlichen 15 bis 25 Dioptrien Brechkraft, die bei Fern- bzw. Nahakkommodation benötig werden, werden durch die Linse erzeugt. Die Linse kann sich mehr oder weniger stark abkugeln und hat deshalb eine variable Brechkraft, mit der man sich auf die Entfernung, in der man scharf sehen will, einstellen kann. Man spricht von der *Akkommodationsbreite* des Auges, die, wie oben ausgerechnet, 68 - 58 = 10 Dioptrien betragen muss, wenn man im Bereich von 0,1 m bis Unendlich scharf sehen will.
Die Akkommodationsbreite des jungen Menschen beträgt 12–14 dpt. Im höheren Lebensalter, wenn die Linse nicht mehr so elastisch ist, sinkt sie auf ca. 2 dpt ab. Eine Akkommodationsbreite von 2 dpt reicht immerhin aus, um im Bereich von 0,5 m bis Unendlich scharf zu sehen, denn für g = 0,5 m erhält man: 1/f = 1/0,5 m + 1/0,0172 m = 60 dpt.

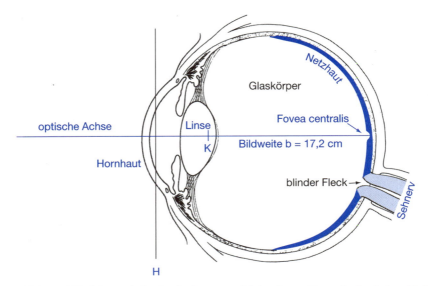

Abbildung 259: Längsschnitt durch das menschliche Auge. Die optische Achse läuft durch die Fovea centralis, die Stelle des schärfsten Sehens. Beide Hauptebenen und Knotenpunkte, die jeweils einen Abstand von 0,3 mm haben, sind zeichnerisch zu einer Hauptebene bzw. zu einem Knotenpunkt zusammengefasst.

7.2.3 Das optische System des Auges

Brillengläser

Brillengläser sind notwendig, wenn die Akkommodationsbreite der Linse nicht ausreicht, um ein scharfes Bild auf die Netzhaut zu projizieren. Dies ist einmal bei der *Altersweitsichtigkeit* (Weitsichtigkeit heißt, man kann weit sehen, aber in der Nähe sieht man verschwommen) der Fall, die durch die im Alter abnehmende Elastizität der Linse bedingt ist.

Aber auch viele junge Leute benötigen eine Brille. Wenn junge Leute **weitsichtig** sind, **hyperop**, wie es medizinisch heißt, ist der Augapfel etwas zu kurz, der Abstand Hornhaut−Netzhaut ist geringer als normal, und auch der Abstand vom Knotenpunkt zur Netzhaut beträgt weniger als die 17,2 mm, die in den obigen Rechnungen als Bildweite b eingesetzt wurden. Die Brechkraft der Linse reicht nicht aus, um bei nahe gelegenen Gegenständen ein scharfes Netzhautbild zu erzeugen, und muss durch ein konvexes Brillenglas verstärkt werden.

Bei **Kurzsichtigkeit, Myopie**, ist der Augapfel zu lang, die Brechkraft der Linse ist zu stark und zur Korrektur wird eine Konkavlinse, d.h. ein Glas mit negativer Dioptrienzahl, benutzt.

Emmetropes Auge

Ein normales, weder kurz- noch weitsichtiges Auge heißt *emmetrop* (griech: emmetros: im Maß, ops: Auge). Hierbei sind die anatomischen Verhältnisse so, dass bei entspannter, d.h. abgeplatteter Linse, paralleles Licht auf die Netzhaut fokussiert wird, sodass man in der Ferne scharf sieht. Die gesamte Akkommodationsbreite steht dann zur Nahakkommodation zur Verfügung. Wenn beispielsweise ein emmetropes Auge über eine Akkommodationsbreite von 3 dpt verfügt, liegt der Nahpunkt in 1/3 Meter = 33 cm Entfernung, bei 5 dpt kann man bis auf 1/5 Meter = 20 cm akkommodieren usw.

Beim emmetropen Auge gestaltet sich die Umrechnung von Akkommodationsbreite in Fern- und Nahpunkt einfacher, weil man davon ausgeht, dass der Fernpunkt im Unendlichen 0 dpt entspricht und dass der Nahpunkt in der Entfernung 1/Akkommodationsbreite liegt. Der tatsächliche Abstand Knotenpunkt−Netzhaut, der oben als 17,2 mm angenommen wurde, geht bei diesem Rechenweg nicht in die Berechnung ein.

Astigmatismus des Auges

Wenn die Hornhaut ungleichmäßig gekrümmt ist (z.B. horizontal stärker als vertikal), spricht man von Astigmatismus (Stigma, griech.: Punkt), weil man in diesem Fall einen Punkt nicht als Punkt erkennt, sondern als Stab. Die Therapie besteht in einem ebenfalls ungleichmäßig gekrümmten Brillenglas, einer sog. Zylinderlinse oder in einer entsprechend gekrümmten Kontaktlinse.

Die Fotokamera

Eine Fotokamera ist im Prinzip ähnlich wie das menschliche Auge aufgebaut. Es geht bei der Kamera darum, auf dem Film ein reelles Bild des zu fotografierenden Gegenstandes abzubilden.

Im Gegensatz zum Auge ist bei der Kamera die Brechkraft der Linse nicht veränderlich. Die Abbildungsgleichung

$$\frac{1}{f} = \frac{1}{b} + \frac{1}{g}$$

wird erfüllt, indem die Bildweite, also der Abstand Linse−Film variiert wird. Das ist die bekannte Entfernungseinstellung beim Fotoapparat.

Je nach der Empfindlichkeit des Filmes muss man die Blende (vergleichbar mit der Pupille) und die Belichtungszeit so einstellen, dass der Film einerseits genug Licht bekommt, andererseits nicht überbelichtet wird.

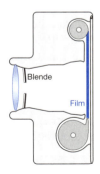

Abbildung 260: Schematischer Aufbau einer Fotokamera.

7.2.4 Vergrößerung

Der optische Apparat des Auges entwirft auf der Netzhaut ein reelles Bild. Je größer dieses Bild ist, desto größer erscheint der abgebildete Gegenstand. Die Größe des reellen Bildes auf der Netzhaut ist proportional zum Sehwinkel, unter dem der Gegenstand erscheint:

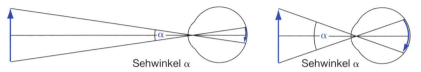

Abbildung 261 und 262: Ein Gegenstand (senkrechter Pfeil) wird unter einem umso größeren Sehwinkel gesehen, je näher er sich am Auge befindet.

Die Vergrößerung einer Lupe oder eines Mikroskopes entsteht dadurch, dass man die Gegenstände mit diesen Apparaten unter einem größeren Sehwinkel sieht. Die Vergrößerung eines optischen Gerätes ist definiert als:

$$\text{Vergrößerung} = \frac{\text{Sehwinkel mit optischem Instrument}}{\text{Sehwinkel mit bloßem Auge aus 25 cm Abstand}}$$

Am Beispiel der Lupe ist auf Seite 248 der Strahlengang dargestellt: Die Lupe entwirft ein virtuelles Bild, das unter einem vergrößerten Sehwinkel erscheint.

Mikroskop

Ein Mikroskop besteht aus *Objektiv* und *Okular*. Beides sind Sammellinsen, die das Objekt stufenweise vergrößern, wobei sich die Gesamtvergrößerung als Produkt der Einzelvergrößerungen ergibt.

Der zu betrachtende Gegenstand befindet sich außerhalb der einfa-

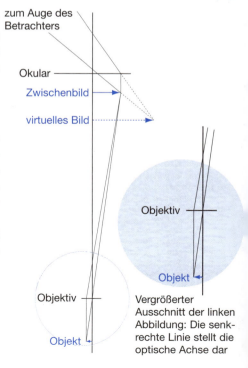

Abbildung 263: Funktionsweise des Lichtmikroskops: Das Objektiv entwirft ein vergrößertes Zwischenbild, das durch das Okular betrachtet wird und als erneut vergrößertes virtuelles Bild erscheint.

chen Brennweite des Objektivs. Das Objektiv entwirft ein *vergrößertes reelles Bild,* das sog. Zwischenbild. Dieses **Zwischenbild** befindet sich „freischwebend" im Tubus des Mikroskops und wird vom Okular, das als Lupe wirkt, in ein noch größeres virtuelles Bild verwandelt. Im Auge vereinigen sich die Strahlen auf der Netzhaut wieder zu einem reellen Bild.

Das virtuelle Bild des Okulars erscheint je nach der Brennweite von Objektiv und Okular unter einem 100- bis 1500-fach größeren Sehwinkel, als wenn der mikroskopierte Gegenstand aus 25 cm Abstand betrachtet würde. Hieraus ergibt sich eine Vergrößerung von 100 bis 1500.

Auflösungsvermögen

Das Auflösungsvermögen eines optischen Apparates **ergibt sich aus dem kleinsten Abstand d zweier Punkte, die noch getrennt wahrgenommen werden können:**

$$\text{Auflösungsvermögen} = \frac{1}{d}$$

Mit bloßem Auge kann man in der Regel aus einem Abstand von 25 cm zwei 0,1 mm voneinander entfernte Punkte getrennt wahrnehmen. Dies entspricht einem Sehwinkel von etwa einer Minute.

Das Auflösungsvermögen eines Mikroskops ist nur durch das Auflösungsvermögen des Objektivs bestimmt. Struktureinzelheiten, die durch das Objektiv nicht aufgelöst werden, können auch durch eine noch so starke Vergrößerung des Zwischenbildes mit dem Okular nicht sichtbar gemacht werden.

Selbst wenn die Linse des Objektivs keine der auf Seite 249 besprochenen Abbildungsfehler aufweist, ist ihr Auflösungsvermögen begrenzt, denn *an der Linsenfassung werden die Lichtstrahlen gebeugt.* Wegen der Beugung am Linsenrand wird ein leuchtender Punkt nicht als Punkt abgebildet, sondern als Beugungsscheibchen, das von konzentrischen Ringen umgeben ist. Diese Beugungsfiguren entstehen auf dieselbe Art wie die Maxima 1ter bis n-ter Ordnung bei der Beugung am Spalt, Doppelspalt oder Gitter. Das Auflösungsvermögen ergibt sich aus dem Mindestabstand d, den zwei Punkte aufweisen müssen, um trotz der Beugungsfiguren noch getrennt abgebildet werden zu können.

Nach der *abbeschen Abbildungstheorie* errechnet sich das Auflösungsvermögen als Quotient aus der **numerischen Apertur n sin** α und der Wellenlänge λ:

$$\frac{1}{d} = \frac{n \sin \alpha}{\lambda}$$

256   7.2.4 Vergrößerung

Hierbei ist n der Brechungsindex des Mediums zwischen Objekt und Objektiv und α ist der Öffnungswinkel des Mikroskops. α ist also umso größer, je größer der Durchmesser und je kleiner die Brennweite der Linse ist, denn der Abstand Linse–Objekt muss mindestens so groß sein wie die Brennweite, weil sonst ein virtuelles Bild entstünde (s. S. 248). α kann kaum größer als 70° sein, was einem maximalen sin α-Wert von etwa 0,95 entspricht. Wenn sich Luft (n = 1) zwischen Objekt und Objektiv befindet, entspricht das Auflösungsvermögen in etwa der Wellenlänge des Lichtes, beträgt also etwa 500 nm. Bei 1 000-facher Vergrößerung werden Strukturen mit 500 nm Abstand auf 500 μm = 0,5 mm vergrößert und sind damit für das Auge gut sichtbar. Alle darüber hinausgehenden Vergrößerungen können keine neuen Einzelheiten sichtbar machen, sie werden deshalb nach Ernst Abbe als *leere Vergrößerungen* bezeichnet.

Wenn man zwischen Objekt und Objektiv eine *Immersionsflüssigkeit,* z. B. Zedernholzöl mit n = 1,5 oder Monobromnaphthalin mit n = 1,6, einbringt, erhöht sich das Auflösungsvermögen um den Faktor 1,5 bzw. 1,6. In diesem Fall sind Vergrößerungen bis 1 600 sinnvoll.

Eine weitere Steigerung des Auflösungsvermögens lässt sich durch *Verwendung ultravioletten Lichtes* mit einer Wellenlänge von etwa 280 nm erreichen. Hierdurch ist eine förderliche Vergrößerung von knapp 2000 zu erzielen, allerdings kann man ultraviolettes Licht nicht mit dem Auge sehen, sondern ist auf Fotografien oder die Projektion auf einen Leuchtschirm angewiesen. Außerdem müssen die Linsen aus Quarzglas gefertigt sein, weil die üblichen Linsen für UV-Licht undurchlässig sind.

Das Elektronenmikroskop

Im Elektronenmikroskop verwendet man statt Licht schnelle Elektronen, die sich optisch wie Licht mit einer sehr kleinen Wellenlänge verhalten. Diese Elektronen werden mittels elektrischer und magnetischer Felder (sog. Elektronenlinsen) gebündelt und durchlaufen einen ähnlichen Strahlengang wie beim Lichtmikroskop.

Die Elektronen werden sichtbar gemacht, indem sie auf eine fotografische Platte oder einen Leuchtschirm treffen. Das erreichbare Auflösungsvermögen liegt in der Größenordnung der Atomdurchmesser, also um mehrere Zehnerpotenzen höher als beim Lichtmikroskop.

Raster-Tunnel-Mikroskop

Bei diesem 1979 erfundenen und bereits 1986 mit dem Nobelpreis ausgezeichneten Mikroskop kann man lediglich die Oberfläche eines Objektes untersuchen, nicht jedoch durch ein Objekt hindurchschauen. Eine haarfeine Nadelspitze, die so spitz sein kann, dass sie in einem einzigen Atom ausläuft, bewegt sich *im Abstand einiger Atomdurchmesser* über die zu untersuchende Oberfläche, wobei zwischen der Spitze und der Oberfläche ein Strom, der sog. Tunnelstrom, fließt, der gemessen wird. Die Oberfläche wird rasterartig abgetastet und aus den registrierten Stromwerten wird im Computer ein Bild der Oberfläche aufgebaut, bei dem man einzelne Atome erkennen kann. In der Medizin hat dieses Prinzip bisher noch keine Anwendung gefunden, weil es noch nicht gelungen ist, die interessierenden Strukturen, z. B. einen DNS-Strang, so zu fixieren, dass sie nicht denaturiert werden und dass sie den Tunnelstrom leiten können.

7.3 Fotometrie

7.3.1 Maßeinheiten für das Licht

Ein bestimmtes Lichtquant ist durch seine Frequenz ν gekennzeichnet. Wie bereits auf Seite 232 besprochen, ergibt sich die Lichtgeschwindigkeit c als Produkt aus der Frequenz ν und der Wellenlänge λ.

$$c = \nu \, \lambda$$

Die Lichtgeschwindigkeit ist jedoch keine konstante Größe, sondern hängt davon ab, in welchem Medium sich das Licht ausbreitet. Sie ist in Glas und Wasser erheblich kleiner als in Luft oder Vakuum. Da die Frequenz ν für die einzelnen Lichtquanten eine feststehende Größe ist, bedeutet eine geringere Lichtgeschwindigkeit eine kürzere Wellenlänge.

Der Farbeindruck eines Lichtes hängt von den im Licht vorhandenen Frequenzen ab. Die im Folgenden besprochenen Größen der Lichtstärke, des Lichtstromes und der Beleuchtungsstärke sind von ihrer Natur her ebenso wie die Lautstärke mehr physiologischer als physikalischer Art. Sie beziehen sich auf die Helligkeit des Lichtes, wie sie **vom normalsichtigen Beobachter wahrgenommen** wird.

Das menschliche Auge weist für die verschiedenen Spektralbereiche des Lichtes eine unterschiedliche Empfindlichkeit auf. So kann der gelbliche Anteil des Spektrums besser wahrgenommen werden als rotes Licht. Zwei Lichtquellen verschiedener Farbe müssen deshalb eine unterschiedliche Strahlungsleistung entwickeln, um vom Auge als gleich hell empfunden zu werden.

Daher kann man die **Helligkeit einer Lichtquelle** nicht in Watt angeben und musste im SI eine besondere Basiseinheit für die **Lichtstärke** schaffen: Die **Candela** cd (lat: Kerze). Ein sog. Schwarzer Körper leuchtet bei 1770 °C mit einer Lichtstärke von 60 cd pro Quadratzentimeter. Seit 1979 ist die Candela aus Gründen der besseren Eichbarkeit über eine Strahlung von 540 · 10^{12} Hz mit der Intensität von 1/683 W pro Steradiant (s.u.) definiert.

Unter einem **Schwarzen Körper** versteht man einen Körper mit absolut schwarzer Oberfläche, der alles auftreffende Licht absorbiert. Berußte oder mit schwarzem Samt überzogene Oberflächen erfüllen diese Forderung nur näherungsweise. Als Modell für eine absolut schwarze Oberfläche benutzt man deshalb eine kleine Öffnung, die in einen Hohlraum führt. So gut wie alle durch diese Öffnung eindringenden Lichtstrahlen werden durch mehrfache Reflexion an sinnvoll angeordneten Trennwänden absorbiert.

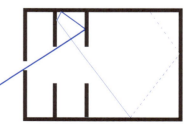

Abbildung 264: Modell eines Schwarzen Körpers.

7.3.1 Maßeinheiten für das Licht

Wenn man den Hohlraum durch Erhitzen zur Weißglut bringt, **leuchtet** die Öffnung **stärker als alle anderen Oberflächen gleicher Temperatur.** Die vom Schwarzen Körper ausgehende Strahlung folgt genau untersuchten Gesetzen. So steigt z. B. die von ihm insgesamt ausgehende Strahlungsleistung proportional zur vierten Potenz seiner absoluten Temperatur.

Lichtstrom

Die Lichtmenge, die eine Lichtquelle definierter Lichtstärke auf einen Gegenstand wirft, hängt von der Größe des Gegenstandes und von seiner Entfernung von der Lichtquelle ab.

Wenn wir davon ausgehen, dass die Lichtquelle punktförmig ist und in allen Richtungen mit gleicher Intensität leuchtet, können wir die Lichtmenge auch aus dem Raumwinkel errechnen, unter dem der beleuchtete Gegenstand aus der Sicht der Lichtquelle erscheint. Wir sprechen vom **Lichtstrom,** der in **Lumen** lm (lat: Licht) angegeben wird. Er errechnet sich als **Produkt der Lichtstärke der Lichtquelle und dem Raumwinkel,** den die beleuchtete Fläche einnimmt:

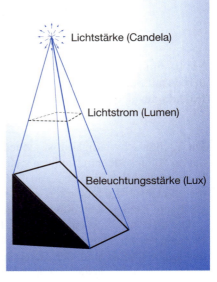

Abbildung 265: Strahlenkegel zur Erläuterung der Begriffe Lichtstärke, Lichtstrom und Beleuchtungsstärke.

Lichtstrom = Lichtstärke · Raumwinkel

1 lm = 1 cd · 1 sr

Die Einheit des **Raumwinkels** ist der Steradiant sr. Er ist definiert als:

$$\text{Steradiant} = \frac{\text{vom Strahlenkegel durchsetzte Kugeloberfläche}}{\text{Quadrat des Kugelradius}}$$

Bei der Definiton des Raumwinkels geht man davon aus, dass die Lichtquelle als Zentrum des Strahlenkegels im Mittelpunkt einer Kugel mit beliebigem Radius angeordnet ist. Die vom Strahlenkegel durchsetzte Oberfläche der Kugel steigt proportional mit dem Quadrat des Kugelradius. Der Wert des Steradiants ist demnach vom Kugelradius unabhängig und nur ein Maß für den räumlichen Öffnungswinkel des Strahlenkegels.

Beleuchtungsstärke

Die **Beleuchtungsstärke** bezieht sich auf die **Intensität, mit der eine Oberfläche beleuchtet wird,** unabhängig von Art, Zahl, Stärke und Entfernung der Lichtquelle(n). Die Beleuchtungsstärke ist definiert als Quotient aus dem Lichtstrom und der von ihm bestrahlten Oberfläche:

$$\text{Beleuchtungsstärke} = \frac{\text{Lichtstrom}}{\text{Oberfläche}} \qquad 1\,\text{lx} = \frac{1\,\text{lm}}{1\,\text{m}^2}$$

Die Einheit ist das **Lux** lx (lat: Glanz) als ein Lumen pro Quadratmeter. Arbeitsplätze weisen je nach Art der Tätigkeit eine Beleuchtungsstärke im Bereich von ca. 200–800 Lux auf. Eine 60-W-Glühbirne bzw. 11-W-Energiesparlampe leuchtet mit einer Lichtstärke von ca. 300 Candela, was in der Regel eine Beleuchtungsstärke von einigen 100 Lux ergibt. Unter Berücksichtigung der Reflexion ist der „resultierende effektive" Raumwinkel mit etwa 1 anzusetzen.

7.3.2 Fotometer

Lichtdispersion

Bei der Besprechung des Brechungsgesetzes (s.S. 241) wurde bereits erwähnt, dass die **Ausbreitungsgeschwindigkeit des Lichtes in Glas frequenzabhängig** ist. Damit ist die Brechzahl eines Glases für die verschiedenen Spektralanteile unterschiedlich. Hierauf beruht die Zerlegung (Dispersion) des Lichtes in seine Frequenzanteile im Prisma:

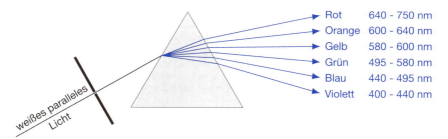

Abbildung 266: Lichtdispersion im Prisma: Ein schmales Bündel von weißem und parallelem Licht wird in seine Spektralfarben zerlegt. Bei einem breiteren Bündel oder bei nicht parallel verlaufendem Licht findet die Lichtdispersion in gleicher Weise statt, aber beim Verlassen des Prismas vermischen sich die verschiedenen Spektralfarben wieder, sodass sie nicht isoliert beobachtet werden können.

Das Prisma spaltet Licht in seine Spektralfarben, also seine monochromatischen oder monofrequenten Anteile auf. Während die Frequenz ν des Lichtes unabhängig davon ist, in welchem Medium sich das Licht ausbreitet, ist die Wellenlänge λ umso kleiner, je optisch dichter das Medium ist und je kleiner die Lichtgeschwindigkeit c ist: $c = \nu \lambda$. Die in der Abbildung angegebenen Werte für λ beziehen sich auf Luft bzw. Vakuum.

Ein Prisma bildet das Herzstück eines Spektralapparates und eines Monochromators. Ein Spektralapparat zerlegt das Licht in seine Spektralfarben, z.B. für die Spektralanalyse (s.S. 235), während ein Monochromator monochromatisches Licht z.B. für ein Fotometer bereitstellt.

Spektralfotometer

Mit dem Spektralfotometer kann man messen, wie stark Licht genau definierter Wellenlänge beim Durchgang durch eine mit Farbstofflösung gefüllte Küvette geschwächt wird. Hieraus kann man nach dem lambert-beerschen Gesetz die Konzentration der Farbstofflösung errechnen. Der Strahlengang im Spektralfotometer sieht folgendermaßen aus:

7.3.2 Fotometer

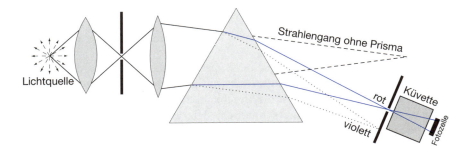

Abbildung 267: Lichtweg in einem Spektralfotometer. Die Linse zwischen Lichtquelle und Spalt verstärkt den Lichtstrom, mit dem der Spalt beleuchtet wird. Die Linse zwischen Spalt und Prisma ist nötig, damit sich die Spektralfarben hinter dem Prisma nicht wieder zu weißem Licht überlagern. Die gewünschte Wellenlänge lässt sich durch Drehung des Prismas einstellen. Hinter der Küvette befindet sich eine Fotozelle, die die Intensität des Lichtes in Abhängigkeit vom Inhalt der Küvette misst.

Lambert-beersches Gesetz

Licht wird beim Durchgang durch eine Farbstofflösung mit zunehmender Schichttiefe in Form einer Exponentialfunktion geschwächt, weil die in einer bestimmten Schichttiefe absorbierte Lichtmenge der dort vorhandenen Lichtmenge proportional ist. Immer, wenn die Änderung einer Größe proportional dem jeweiligen Wert dieser Größe ist, lässt sich die Ab- oder Zunahme der Größe mit einer e-Funktion beschreiben. Näheres wird auf Seite 191 f. erläutert. Wir erhalten demnach:

$$I = I_0\, e^{-k\,d}$$

I_0 = Intensität vor dem Durchgang durch die Lösung
I = Intensität nach dem Durchgang durch die Lösung
d = Schichtdicke

Der Proportionalitätsfaktor k heißt *Extinktionskonstante* und hängt von der Art und Konzentration der Farbstofflösung sowie der Wellenlänge des Lichtes ab.

Die Schwächung oder *Extinktion* (lat.: Auslöschung) des Lichtes errechnet sich aus dem Quotienten von I und I_0:

$$\frac{I}{I_0} = e^{-k\,d}$$

Durch Bildung des Kehrwertes erhält man die Extinktion E = I_0/I:

$$\text{Extinktion } E = \frac{I_0}{I} = e^{k\,d}$$

Meistens rechnet man mit dem Logarithmus der Extinktion. Für den natürlichen Logarithmus $\ln(I_0/I)$ gilt:

7.3.2 Fotometer   261

$$\ln \frac{I_0}{I} = k \, d$$

Mit dem Faktor 0,43 kann man vom natürlichen auf den dekadischen Logarithmus umrechnen:

$$\lg \frac{I_0}{I} = 0{,}43 \, k \, d = \varepsilon \, c \, d$$

Hierbei ist ε der *molare dekadische Extinktionskoeffizient* des betreffenden Farbstoffs für die verwendete Wellenlänge und c die molare Konzentration des Farbstoffs. Die Konzentration c verhält sich proportional zum Logarithmus der Extinktion I_0/I.

Bei höheren Konzentrationen treten allerdings Abweichungen vom lambert-beerschen Gesetz auf.

Farbfilter

Die meisten Fotometer arbeiten anstelle eines Prismas mit einem Farbfilter. Bei **Absorptionsfiltern** (z.B. farbigen Gläsern) werden bestimmte Frequenzanteile verstärkt absorbiert. Die Farbe des Lichtes ergibt sich als Mischfarbe der nicht absorbierten Spektralanteile.

Andere Farbfilter beruhen auf der auf Seite 264 besprochenen Interferenz der Lichtwellen. Ein **Interferenzfilter** besteht aus mehreren dünnen (meist aufgedampften) Schichten, deren Dicke im Bereich der Wellenlänge des Lichtes liegt.

Das hindurchfallende Licht wird an den Begrenzungsflächen der Schichten teilweise reflektiert. Die reflektierten Lichtanteile interferieren mit dem hindurchtretenden Licht. Auslöschung tritt auf, wenn der Gangunterschied zwischen vor- und rückwärtslaufender Welle genau eine halbe Wellenlänge beträgt oder 1,5 bzw. 2,5 Wellenlängen usw.

Die blauen Pfeile in der nebenstehenden Skizze stellen das reflektierte Licht dar. Der Gangunterschied zwischen vor- und rückwärts laufender Welle hängt von der Dicke der Schichten und von der Wellenlänge des Lichtes ab. Die hell- und dunkelgrauen Schichten besitzen unterschiedliche Brechungsindizes. Der Glasträger ist hellblau dargestellt. Der Glasträger ist in der Regel mehrere Tausend Mal so dick wie die Interferenzschichten.

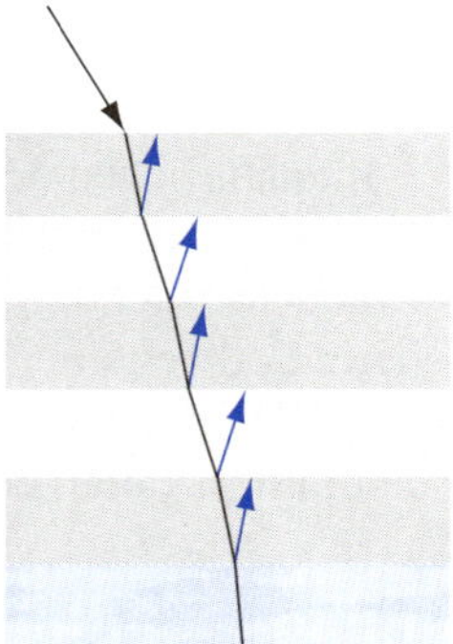

Abbildung 268: Interferenzfilter. In der Zeichnung fällt das Licht schräg durch den Filter, damit die reflektierten Strahlen dargestellt werden können. Üblicherweise tritt das Licht senkrecht durch den Filter, sodass die hindurchtretende Welle direkt mit den reflektierten Anteilen interferiert.

7.4 Polarisation des Lichtes

Licht ist eine elektromagnetische Welle und damit eine Transversalwelle, d. h. eine senkrecht zur Ausbreitungsrichtung schwingende Welle.

Als Modell stellen wir uns eine Seil vor, das in einigen Metern Entfernung befestigt wird, stramm gezogen und durch „Wackeln" in Schwingung versetzt wird. Das „Wackeln" pflanzt sich als Transversalwelle fort. Man kann hoch-runter, rechts-links oder in jede andere Richtung „wackeln". Stets geschieht das „Wackeln" senkrecht zur Ausbreitungsrichtung.

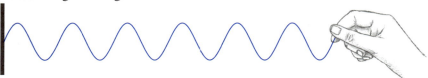

Abbildung 269: Beispiel einer Transversalwelle: ein Seil wird in Schwingung versetzt.

Beim Licht gibt es ein magnetisches und ein elektrisches Feld: beide Felder schwingen

a) *senkrecht aufeinander* und

b) *senkrecht zur Ausbreitungsrichtung.*

Ebenso wie die „Wackelrichtung" eines Seiles beliebig ist, ist auch die Richtung des elektrischen bzw. magnetischen Feldes beliebig, solange beide Felder senkrecht aufeinander und senkrecht zur Ausbreitungsrichtung schwingen.

Im natürlichen oder unpolarisierten Licht ist keine Richtung für das elektrische Feld vorgegeben, das elektrische Feld zeigt abwechselnd in verschiedene Richtungen. Im Beispiel mit dem Seil kann man linear polarisierte Seilwellen erzeugen, indem man das Seil durch einen Schlitz laufen lässt, der nur eine Schwingungsebene durchlässt. Analog dazu schwingt beim linear polarisierten Licht das elektrische Feld nur in einer Ebene.

7.4.1 Erzeugung polarisierten Lichtes

Natürliches Licht lässt sich auf folgende Weise polarisieren:
- durch dichroitische Polarisationsfolien
- durch Doppelbrechung
- durch Reflexion unter dem Brewster-Winkel
- durch Streuung

7.4.1 Erzeugung polarisierten Lichtes

Polarisationsfolien

Polarisationsfolien bestehen aus einem dichroitischen Material, einem Material, welches aufgrund seiner inneren Struktur (ähnlich wie der Schlitz beim Seil) nur Licht einer bestimmten Polarisationsrichtung passieren lässt, d. h. es werden nur die Vektorkomponenten des elektrischen Feldes durchgelassen, die in einer bestimmten Ebene ausgerichtet sind. Gibt man unpolarisiertes Licht auf eine Polarisationsfolie, so wird ein Teil des Lichtes absorbiert, ein Teil verlässt die Folie als linear polarisiertes Licht. Die Absorption bereits polarisierten Lichts hängt von der Stellung der Polarisationsebene des Lichtes zur Polarisationsebene der Folie ab. Bei Übereinstimmung tritt keine Absorption ein, bei einem Winkel von 90° wird das Licht völlig absorbiert.

Anwendung

Unter einer **optisch aktiven Substanz** versteht man eine **Substanz, die die Polarisationsebene polarisierten Lichts drehen kann** (z. B. einige Zuckerlösungen). Der Drehwinkel einer solchen Zuckerlösung ist der Konzentration der optisch aktiven Moleküle sowie der Schichtdicke proportional. Dieser Drehwinkel wird bestimmt, indem man das von einer Polarisationsfolie kommende Licht durch die Zuckerlösung und dann durch eine zweite Polarisationsfolie treten lässt. Man dreht die zweite Polarisationsfolie solange, bis völlige Auslöschung eintritt.

Doppelbrechung

Viele Mineralien zeigen den Effekt der Doppelbrechung. Bei der Doppelbrechung wird das einfallende Licht in zwei Teilbündel aufgespalten: in den *ordentlichen Strahl* und in den *außerordentlichen Strahl*. Der ordentliche Strahl hält sich an das bekannte Brechungsgesetz, der außerordentliche Strahl folgt komplizierteren Regeln. Ordentlicher und außerordentlicher Strahl sind senkrecht zueinander polarisiert.

Ein *nicolsches Prisma* ist ein schräg durchtrennter und wieder zusammengeklebter Kalkspatkristall, bei dem der ordentliche Strahl an der schrägen Trennfläche einer Totalreflexion unterworfen wird. Auf diese Weise werden die beiden zueinander polarisierten Strahlenbündel voneinander getrennt.

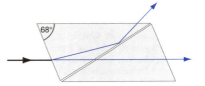

Abbildung 270: Nicolsches Prisma. Der ordentliche Strahl wird totalreflektiert.

Reflexion

Bei der Reflexion des Lichtes an der Grenzfläche zweier Medien wird ein Teil des Lichtes nach dem Reflexionsgesetz α = β reflektiert und ein Teil dringt in das dahinterliegende Medium ein und wird nach dem Brechungsgesetz gebrochen. Der Brewster-Winkel ist der Einfallswinkel des Lichtes, bei dem der reflektierte Strahl und der gebrochene Strahl einen Winkel von 90° bilden. Das unter diesem Winkel reflektierte Licht ist vollständig linear polarisiert.

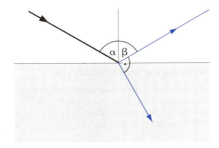

Abbildung 271: Polarisation durch Reflexion unter dem Brewster-Winkel. Hierbei bilden der reflektierte und der gebrochene Strahl einen Winkel von 90°.

Streuung

Kleine Streuteilchen streuen das einfallende Licht in der senkrecht zur Einfallsrichtung stehenden Ebene bevorzugt als linear polarisiertes Licht. Bienen sollen auf diese Weise den Stand der Sonne auch bei wolkenverzogenem Himmel orten können.

7.5 Interferenz

Unter Interferenz versteht man die Überlagerung zweier oder mehrerer Wellen. Unter bestimmten Bedingungen kann es zur stellenweisen gegenseitigen Auslöschung der Wellen kommen. An einer Stelle, wo *zwei Wellen gleicher Frequenz und gleicher Amplitude* so aufeinander treffen, dass sie *um genau eine halbe Wellenlänge phasenverschoben* sind, addiert sich Minimum zu Maximum und die resultierende Auslenkung ist Null. Auf Seite 229f. wird bei der Besprechung der stehenden Welle erläutert, wie sich an den Knotenpunkten die Amplituden von hin- und zurücklaufender Welle zu Null addieren.

Auch in der Optik kann man Interferenz beobachten, was ein Beweis für die Wellennatur des Lichtes und deshalb vor allem von theoretischem Interesse ist.

Um die stellenweise Auslöschung zweier Lichtbündel beobachten zu können, müssen die Lichtbündel

- *monochromatisch* sein, d.h. sie dürfen nur Licht *einer Wellenlänge* enthalten, dies kann man durch Farbfilter erreichen, und

- *kohärent* sein, d.h. von derselben Lichtquelle stammen.

Kohärentes Licht

Eine Lichtquelle ist kein einheitliches Gebilde, sondern besteht aus vielen unabhängig voneinander strahlenden Atomen. Die Atome senden in wechselnden zeitlichen Abständen kurze Wellenzüge aus, deren Länge als **Kohärenzlänge** bezeichnet wird. Da die Atome eng benachbart sind, überlagern sich die von ihnen emittierten Wellenzüge zu einem Wellenzug großer Amplitude. Der durch Überlagerung entstehende Wellenzug ist über längere Zeit etwas unregelmäßig, weil die Atome ihre Lichtquanten in wechselnden zeitlichen Abständen aussenden.

Angenommen, das von zwei getrennten Lichtquellen kommende Licht überlagert sich an einer bestimmten Stelle mit einer Phasendifferenz von 180° und löscht sich aus, so wird aufgrund der Unregelmäßigkeit der von den Lichtquellen kommenden Wellenzüge die Phasendifferenz innerhalb kürzester Zeit 0° oder 360° und dann wieder 180° betragen usw. Weil die Phasendifferenz nicht konstant ist, tritt am selben Ort in schnellem Wechsel Auslöschung und Verstärkung auf, und man nimmt lediglich eine gleichmäßig ausgeleuchtete Fläche wahr.

Bei der Verwendung von kohärentem Licht sind die sich überlagernden Lichtbündel denselben Unregelmäßigkeiten unterworfen, sodass die Phasendifferenz stets konstant ist und lediglich von der Wegdifferenz der Lichtbündel abhängt. Allerdings darf die Wegdifferenz nicht größer als die Kohärenzlänge des Lichtes sein.

Strahlengang bei der Interferenz

Es sind viele Versuchsaufbauten bekannt, mit denen sich die Interferenz von Lichtwellen nachweisen lässt. Das Prinzip besteht jeweils darin, dass ein monochromatisches, kohärentes Strahlenbündel in zwei oder mehr Strahlenbündel aufgeteilt wird, die einen unterschiedlich langen Weg zurücklegen müssen, bis sie sich wieder vereinigen. Wenn die Wegdifferenz genau $1/2$, $1 1/2$, $2 1/2$ usw. Wellenlängen beträgt, weisen die Wellenzüge eine Phasendifferenz von einer halben Wellenlänge bzw. 180° auf und löschen sich gegenseitig aus. Wenn die Wegdifferenz eine ganze oder mehrere volle Wellenlängen beträgt, tritt Verstärkung auf.

Aus der Geometrie des Strahlenganges lässt sich die Wellenlänge λ bestimmen.

Verschiedene Versuchsaufbauten

Als erster hat 1816 *Fresnel* einen Versuch beschrieben, bei dem ein kohärentes Strahlenbündel dadurch in zwei Strahlenbündel unterteilt wird, dass es an zwei zueinander geneigten Spiegeln reflektiert wird.

Ebenfalls durch *Reflexion eines Teils des Strahlenbündels* werden die *newtonschen Ringe* und die *schillernden Farben von Seifenblasen und dünnen Ölfilmen* verursacht: Wenn sich der reflektierte Teil mit dem nicht oder erst später reflektierten Teil des Strahlenbündels vereinigt, weisen beide Teile des Strahlenbündels einen Wegunterschied auf, sodass sie sich auslöschen oder verstärken. Ob Auslöschung oder Verstärkung auftritt, hängt sowohl vom Einfallswinkel als auch von der Wellenlänge des Lichtes ab. Aus weißem Licht werden je nach Einfallswinkel bestimmte Frequenzanteile herausgefiltert. Deshalb sind die Farben so schillernd.

Bei der Interferenz am **Gitter,** am **Spalt,** am **Doppelspalt** und am **Draht** wird paralleles, monochromatisches und kohärentes Licht auf das Gitter, den Spalt, den Doppelspalt oder den Draht gegeben.

Beim Durchtritt durch die jeweilige Öffnung wird das Licht seitlich gebeugt. Wenn sich die gebeugten Strahlen überlagern, weisen sie wegen des unterschiedlich langen inzwischen zurückgelegten Weges eine Phasendifferenz auf, sodass Verstärkung oder Auslöschung auftritt.

7.6 Testfragen

Lösungen siehe Seite 289

Frage Nr.	Seite	
108	235	Senden isolierte Atome ein Linienspektrum oder ein kontinuierliches Spektrum aus?
109	236	Was besagt das huygenssche Prinzip?
110	237	Was versteht man unter Beugung?
111	238	Nennen Sie das Reflexionsgesetz!
112	239	Wo tritt Brechung auf?
113	240	Welche Bedeutung hat die Brechzahl?
114	244	Wie beeinflusst eine planparallele Glasplatte den Strahlengang?
115	245	Was versteht man unter Brennweite?
116	245	Welches Vorzeichen hat die Brechkraft einer Konkavlinse?
117	246	Nennen Sie die Regeln für die Bildkonstruktion.
118	248	Wie lautet die Abbildungsgleichung?
119	250	Zwei Linsen mit $+10$ und $-1,0$ Dioptrien werden in geringem Abstand hintereinandergesetzt. Gesamtbrechkraft?
120	251	Wann sieht man scharf?
121	254f.	Unterscheiden Sie: Vergrößerung – Auflösungsvermögen.
122	259	Wie erklärt sich die Lichtdispersion in Gläsern?
123	262	Wie unterscheidet sich natürliches Licht vom polarisierten Licht?
124	264	Unter welchen Bedingungen löschen sich zwei interferierende Wellen an einer bestimmten Stelle gegenseitig aus?

8. Kapitel
Kybernetik

8.1 Steuerung und Regelung

Biologische Organismen können nur existieren, wenn ihre Teilfunktionen aufeinander abgestimmt sind. Beispielsweise erfordert eine einfache Körperbewegung wie das Heben eines Armes das Zusammenspiel zahlreicher Muskeln, von denen sich einige kontrahieren und andere ihre Spannung reduzieren müssen. Die Kybernetik als Wissenschaft der Steuer- und Regeltechnik beschäftigt sich mit dem Zusammenwirken verschiedener Größen, wobei insbesondere die Reaktion auf von außen einwirkende Signale und Störgrößen von Interesse ist.

Im Sinne der Kybernetik spricht man von **Steuerung,** wenn ein bestimmtes Eingangssignal (z.B. ein Knopfdruck, eine Hebelstellung) **ein genau festgelegtes** und gleich bleibendes **Ausgangssignal,** d.h. eine genau definierte Wirkung hat. Das ist immer dann der Fall, wenn keine Störungen oder Störgrößen in das Geschehen eingreifen.

Beispiel: Ein Auto fährt im 3. Gang auf einer geraden ebenen Landstraße. Wenn das Gaspedal zur Hälfte durchgedrückt ist, beträgt die Geschwindigkeit 60 km/h, wenn das Gaspedal ganz durchgedrückt ist 80 km/h. Eine bestimmte Gaspedalstellung hat stets eine ganz bestimmte Geschwindigkeit zur Folge.

Begriff der Regelung

Unter einem Regelkreis versteht man eine Struktur, bei der auf **von außen einwirkende Störgrößen aktiv reagiert wird.**

Beispiel: Um die Geschwindigkeit auf einer Straße mit wechselndem Gefälle auf einem Sollwert konstant zu halten, muss der Fahrer den Tachostand mit dem Sollwert vergleichen und je nach Abweichung das Gaspedal weiter durchdrücken oder zurücknehmen. Der Fahrer *(Regler)* kann die Geschwindigkeit *(Regelstrecke)* konstant halten, da er

a) eine Rückmeldung *(Istwert, Regelgröße)* über die aktuelle Höhe der Geschwindigkeit bekommt, und

b) über das Gaspedal *(Stellgröße)* auf die Geschwindigkeit Einfluss nehmen kann.

8.1 Steuerung und Regelung

Aufbau eines Regelkreises

Ein Regelkreis dient dazu, den Wert der sog. Regelstrecke allen Störungen zum Trotz auf einem gewünschten Sollwert konstant zu halten. Dem Regler wird von außen lediglich der Sollwert, auf dem er die Regelstrecke konstant halten soll, vorgegeben.

In einem Regelkreis hat der Regler die Aufgabe, aus der Abweichung der Regelgröße x von der Führungsgröße w die benötigte Stellgröße y zu ermitteln und an die Regelstrecke weiterzugeben. Hierbei unterscheidet man zwei Arten der Rückkopplung: die Gegenkopplung und die Mitkopplung.

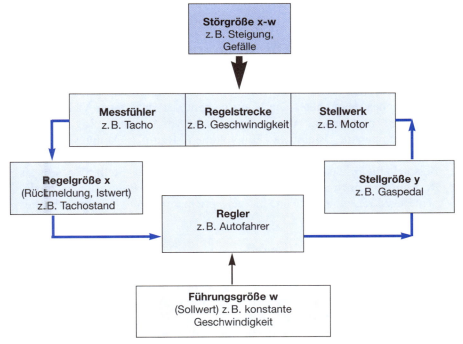

Abbildung 272: Schema eines Regelkreises. Es hängt von der Reaktion des Reglers auf die Abweichung zwischen Führungsgröße w und Regelgröße x ab, ob es sich um einen mit- oder gegengekoppelten Regelkreis handelt.

Gegenkopplung (negatives Feedback)

Die Stellgröße y wirkt so auf die Regelstrecke ein, dass sich die Regelstrecke dem Sollwert nähert. Dadurch ist der Regelkreis gegengekoppelt oder stabilisiert. Im obigen Beispiel sorgt der Fahrer dem Gefälle und der Steigung zum Trotz für eine konstante Geschwindigkeit.

Mitkopplung (positives Feedback)

Die Stellgröße y wirkt so auf die Regelstrecke ein, dass **sich die Regelstrecke immer weiter vom Sollwert entfernt.** Der Regelkreis wird als mitgekoppelt bezeichnet. Im obigen Beispiel würde der Fahrer bei einer Steigung den Wagen anhalten und bei einem Gefälle das Gaspedal durchdrücken und mit voller Fahrt den Berg hinuntersausen.

Auch mitgekoppelte Regelkreise können biologisch sinnvoll sein. Sie beschleunigen und verstärken einen Prozess. Ein wichtiges physiologisches Beispiel ist die Entstehung eines Aktionspotenzials an der Membran einer Muskel- oder Nervenzelle (s.S. 170).

8.1.1 Die biologische Bedeutung des Regelkreises

Die Aufrechterhaltung eines konstanten inneren Milieus gehört zu den Kennzeichen des Lebens. Die Natur bedient sich dazu einer Vielzahl von zum Teil miteinander vermaschten, d.h. verkoppelten Regelkreisen. Körpertemperatur, Blutdruck, Blutvolumen, Blut-pH, Atmung, Hunger, Durst, Wasserausscheidung, Elektrolythaushalt und Blutzucker sind Beispiele für Größen, die teils als Regelstrecke, teils als Stellgröße, teils als Regelgröße dienen und teilweise mehrere dieser Funktionen in verschiedenen Regelkreisen innehaben, hierbei spricht man von *Vermaschung der Regelkreise*.

Der monosynaptische Eigenreflex

Ein wichtiges Beispiel für einen biologischen Regelkreis ist der monosynaptische Eigenreflex. Er dient zur Regulierung der Muskellänge.

Zwischen den einzelnen Fasern eines Muskels befinden sich sog. **Muskelspindeln,** die selber spezi-

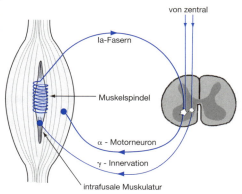

Abbildung 273: Aufbau einer Muskelspindel, die als Rezeptor für die Muskellänge dient, aber gleichzeitig durch die Vorspannung der intrafusalen Muskelspindeln eine Führungsgröße erhält und selbstständig Nervenimpulse an die motorischen Vorderhornzellen abgibt, sodass die Muskelspindeln sowohl die Funktion eines Messfühlers wie auch die Funktion eines Reglers übernehmen.

8.1.1 Die biologische Bedeutung des Regelkreises

elle Muskelfasern enthalten, die sog. intrafusale Muskulatur, und die als **Rezeptoren für die Muskellänge** dienen. Von den Muskelspindeln gehen die Ia-Fasern zu den motorischen Vorderhornzellen im Rückenmark und innervieren von dort über die α-Motorneurone den Muskel, zu dem sie gehören. Die Muskelspindeln geben über diesen Weg ständig eine gewisse Zahl von Nervenimpulsen an ihren Muskel und erzeugen damit seinen Ruhetonus.

Wenn der gesamte Muskel gedehnt wird, werden auch die Muskelspindeln gedehnt. Diese beantworten die Dehnung mit einer erhöhten Impulsrate an ihren Muskel, der sich dadurch wieder auf seine ursprüngliche Länge verkürzt.

Der vom Gehirn gewünschte Sollwert der Muskellänge wird eingestellt, indem die intrafusalen Muskelfasern über die γ-Innervation innerviert und damit vorgedehnt werden: Ist z.B. eine Verkürzung des Muskels erwünscht, so dehnen die intrafusalen Muskelfasern die Muskelspindeln. Die Muskelspindeln „denken", der gesamte Muskel sei gedehnt worden, und verkürzen über eine Impulssalve an die Muskelfasern den Muskel.

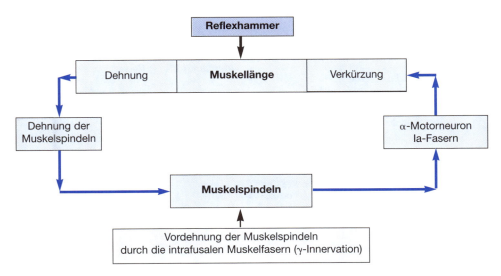

Abbildung 274: Regelkreis zur Konstanthaltung der Muskellänge.

Man überprüft die Funktionsfähigkeit dieses Regelkreises, indem man durch einen Schlag mit dem Reflexhammer auf die Sehne des Muskels diesen kurzfristig dehnt. Die Muskelspindeln beantworten die Dehnung mit einer Impulssalve an den Muskel. Die Muskelfasern kontrahieren sich, um die ursprüngliche Muskellänge wiederherzustellen. Da inzwischen der Schlag des Reflexhammers nachgelassen hat, tritt jetzt eine Verkürzung (Zuckung) des Muskels ein.

8.1.2 PDI-Verhalten

Ein Regler ist dadurch gekennzeichnet, wie er auf die Abweichung des Istwertes x vom Sollwert w reagiert. Wir haben bereits die beiden grundsätzlichen Möglichkeiten der positiven und negativen Rückkopplung kennen gelernt. Auch bei einer negativen Rückkopplung, bei der die Stellgröße y die Regelstrecke wieder ihrem Sollwert w nähert, gibt es verschiedene Möglichkeiten, wie stark und wie lange der Regler auf die Regelstrecke einwirkt. Abbildung 275 stellt eine Regelabweichung (x-w) dar, die der Regelstrecke aufgezwungen wird. Die folgenden Diagramme veranschaulichen, wie die verschiedenen Regler hierauf reagieren.

Man unterscheidet ein Proportional-, Differenzial- und Integralverhalten. Das sog. PDI-Verhalten gibt an, welche Beziehung zwischen der Regelabweichung (x-w) und der Stellgröße y besteht:

Proportional-Regler

Bei einem Proportional-Regler (P-Regler) ist die Stellgröße stets proportional der Regelabweichung.

Differenzial-Regler

Bei einem Differenzial-Regler (D-Regler) ist die Stellgröße proportional der zeitlichen Änderung der Regelabweichung:

$$y \sim d(x-w)/dt$$

Der D-Regler springt bereits an, wenn der Betrag von (x−w) noch so klein ist, dass der P-Regler untätig bleibt. Demgegenüber bleibt der D-Regler bei einer konstanten Abweichung der Regelgröße von der Führungsgröße untätig.

Integral-Regler

Außerdem gibt es einen sog. Integral-Regler (I-Regler), der auf das Integral der Regelabweichung nach der Zeit anspricht und sehr langsam, aber sehr genau arbeitet.

Die in der Technik und in der Natur vorkommenden Regler zeigen meistens ein gemischtes PDI-Verhalten; die meisten im menschlichen Körper vorkommenden Rezeptoren zeigen ein PD-Verhalten.

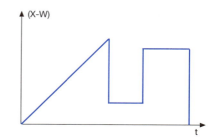

Abbildung 275: Der Regelstrecke aufgezwungene Regelabweichung. In den Abb. 276 bis 278 wird gezeigt, wie ein P-, D-, oder I-Regler darauf reagiert. Der Maßstab der Zeitachse ist jeweils identisch

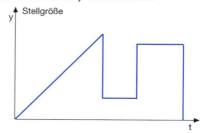

Abbildung 276: P-Regler

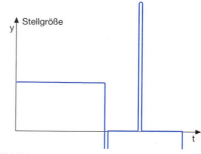

Abbildung 277: D-Regler

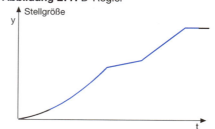

Abbildung 278: I-Regler

8.2 Informationsübertragung

Begriff der Information

Man kann Informationen weder abwiegen noch mit dem Zollstock messen, fotografieren oder mit einem sonstigen physikalischen Messverfahren erfassen. Man kann allenfalls die Träger der Information, also die geschriebener und gesprochenen Worte, Zahlen, Bilder usw. mit physikalischen Methoden messen, dabei kann man aber keine sicheren Aussagen über den in diesen Informationsträgern enthaltenen Informationswert erhalten. So mag es z.B. Situationen geben, in denen man einem Augenzwinkern einen größeren Informationswert beimisst als einem dicken Lexikon.

Die Information, die ein Zeichen (ein Buchstabe, eine Zahl, ein mathematisches Symbol etc.) trägt, hängt von den zu diesem Zeichen gemachten Vereinbarungen ab. Information ist definiert als **Verminderung der Ungewissheit.**

Die Einheit der Information ist das bit. **Ein bit liegt vor, wenn die Ungewissheit zwischen zwei gleich wahrscheinlichen Alternativen beseitigt wird.** Dies ist zum Beispiel bei der Frage der Fall, ob der nächste Münzwurf Zahl oder Wappen ergeben wird.

Der Informationsgehalt einer Nachricht richtet sich nach der Wahrscheinlichkeit ihres Auftretens. Wenn man beispielsweise einen beliebigen Buchstaben aus einem deutschen Text herausgreift, ist die Wahrscheinlichkeit für ein „e" deutlich höher als für ein „q". Deshalb besitzt ein „q" einen höheren Informationsgehalt als ein „e".

Der Informationsgehalt einer Nachricht ist als negativer dualer Logarithmus ihrer Wahrscheinlichkeit p definiert:

$$\text{Informationsgehalt} = -\text{ld } p = \text{ld } 1/p = 3{,}322 \lg 1/p$$

Der Logarithmus dualis oder Logarithmus zur Basis 2 wird als ld abgekürzt, ist jedoch auf den üblichen Taschenrechnern nicht vertreten. Er lässt sich über den Faktor 3,322 aus dem dekadischen Logarithmus berechnen.

Bei unserem obigen Beispiel mit dem Münzwurf haben die beiden möglichen Ergebnisse „Zahl" und „Wappen" jeweils die Wahrscheinlichkeit p = 0,5. Der Informationsgehalt ergibt sich demnach als ld 1/0,5 = ld 2 = 1, denn der Logarithmus 2 zur Basis 2 ist 1, weil $2^1 = 2$. In diesem Fall erübrigt sich die Berechnung über den dekadischen Logarithmus, weil sich der Wert bereits aus der Definition des Logarithmus ableitet.

Betrachten wir eine Zeichenfolge aus Nullen und Einsen, die mit unterschiedlichen Wahrscheinlichkeiten vorkommen:

Für den Fall der Gleichverteilung hat jedes Zeichen die Wahrscheinlichkeit p = 0,5, sodass sich für jedes Zeichen der Informationsgehalt 1 bit ergibt. Eine Zeichenkette aus beispielsweise 100 Zeichen hat demnach den Informationsgehalt von 100 bit.

272   8.2 Informationsübertragung

Wenn die Nullen und Einsen jedoch ungleich verteilt sind, ergibt sich ein anderes Bild, welches wir im folgenden für vier Wahrscheinlichkeiten durchrechnen wollen:

$p = 0,01$	$ld (1/p) = 3,322 \lg 100$	$= 6,644$ bit
$p = 0,1$	$ld (1/p) = 3,322 \lg 10$	$= 3,322$ bit
$p = 0,9$	$ld (1/p) = 3,322 \lg 1,111$	$= 0,1519$ bit
$p = 0,99$	$ld (1/p) = 3,322 \lg 1,0101$	$= 0,0145$ bit

Eine Zeichenkette aus 99 Nullen und einer Eins hat demnach den Informationsgehalt von $99 \cdot 0,0145 + 6,644 = 8,08$ bit, also weit weniger als bei der Gleichverteilung von Einsen und Nullen. Strukturierte Informationen lassen sich einfacher übertragen als ungeordnete Daten. Auf diesem Prinzip beruhen auch die Kompressions- und Dekompressionsprogramme, mit denen z.B. Bilddateien vor und nach dem Versenden ge- und entpackt werden.

Auch die Betrachtung des Morsealphabets in Abbildung 281 zeigt, dass häufige Zeichen wie „e" oder „t" mit weniger Morsezeichen verschlüsselt werden als seltene Zeichen wie z.B. „z". Hier wurde im 19. Jahrhundert bereits aus Gründen der Arbeitsökonomie intuitiv vorweggenommen, was erst in der Mitte des 20. Jahrhunderts theoretisch hergeleitet wurde: der Informationsgehalt eines Zeichens entspricht dem negativen Logarithmus dualis seiner Wahrscheinlichkeit.

Byte

Anders als im Morsealphabet werden in Textverarbeitungssytemen Ziffern und Zeichen in der Regel einheitlich mit 8 Bit verschlüsselt. Acht Bit werden als ein **Byte** bezeichnet. Die Kennzeichnung der Speichermedien von Computern bezieht sich auf die Einheit Byte: Eine 160-GB-Festplatte kann 160 Milliarden Byte und damit auch 160 Milliarden Schriftzeichen speichern.

Anmerkung zur Nomenklatur: Die **Informationseinheit bit** wird klein geschrieben und bedeutet *„basic indissoluble information unit"*. **Bit als Codierungszeichen** wird groß geschrieben, es steht für *„binary digit"*.

Informationsübertragung

Es gibt vielfältige Möglichkeiten, Informationen von einem Ort zum anderen zu übertragen. Die menschlichste Art der Informationsübertragung ist die Sprache. Auch im Tierreich sind vielfältige Arten der Informationsübertragung üblich: Drohgebärden, Duftstoffe, Lockrufe und das Zwitschern der Vögel sind einige Beispiele. Die Technik der Informationsübertragung begann mit Rauchzeichen und Trommelsignalen und entwickelte sich über den Morseapparat und das Telefon zum Fernschreiber, Telefax und Nachrichtensatelliten.

Das Gemeinsame dieser vielfältigen Beispiele ist das Prinzip: die zu übermittelnde Nachricht wird zunächst **codiert,** d. h. in solche Zeichen verschlüsselt, die im benutzten **Kanal** übertragen werden können. Der Kanal ist das eigentliche Medium der Informationsübertragung. Beim Sprechen sind die Schallwellen der Kanal, beim Telefonieren ist die Telefonleitung der Kanal, beim Schriftwechsel das Briefpapier und der Postbote. Beim Empfänger wird die Nachricht wieder **decodiert,** d. h. entschlüsselt.

8.2 Informationsübertragung

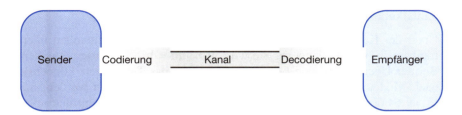

Abbildung 279: Allgemeines Schema der Informationsübertragung: Sender und Empfänger können unterschiedlich strukturiert sein, lediglich die Codierung und Decodierung auf einem gemeinsamen Kanal muss gewährleistet sein.

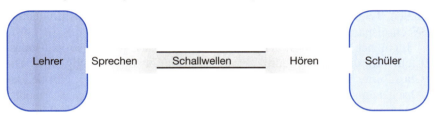

Abbildung 280: Informationsübertragung am Beispiel des Unterrichts in der Schule.

Ein typisches Beispiel für die Verschlüsselung ist das Morsealphabet, welches der Übermittlung von Buchstaben in einem Kanal dient, der nur zwei Signale übertragen kann: „kurz" oder „lang". Dieser Kanal kann eine elektrische Leitung sein, es kann sich aber auch um die Übermittlung von Lichtsignalen oder Klopfzeichen handeln.

```
a . -         j . - - -      t -           Ziffern
ä . - . -     k - . -        u . . -       1 . - - - -
b - . . .     l . - . .      ü . . - -     2 . . - - -
c - . - .     m - -          v . . . -     3 . . . - -
ch - - - -    n - .          w . - -       4 . . . . -
d - . .       o - - -        x - . . -     5 . . . . .
e .           ö - - - .      y - . - -     6 - . . . .
f . . - .     p . - - .      z - - . .     7 - - . . .
g - - .       q - - . -      å . - - . -   8 - - - . .
h . . . .     r . - .        é . . - . .   9 - - - - .
i . .         s . . .                      0 - - - - -
```

Abbildung 281: Morsealphabet als Beispiel für die Verschlüsselung von Buchstaben und Zahlen durch Zeichen, die sich in einem vorhandenen Kanal übertragen lassen.

274   8.2 Informationsübertragung

Kanalkapazität

Unter der Kanalkapazität versteht man die maximal pro Zeiteinheit übertragbare Informationsmenge. Sie wird in **Baud = bit/Sekunde** gemessen. Bei der Übertragung von Computerdaten über das Telefonnetz können je nach Modem 14.000, 28.000 oder 56.000 Baud übertragen werden, mit ISDN 64.000 oder 128.000, mit DSL 768.000 Baud. Der Mobilfunk überträgt bei der zur Zeit üblichen GSM-Technik 9.600 Baud, bei der im Aufbau befindlichen UMTS-Technik 384.000 Baud.

Wellen können umso mehr Informationen übertragen, je höher ihre Frequenz ist. Auch ISDN- und DSL-Verbindungen laufen durch die normalen Telefondrähte aus Kupfer, bedienen sich jedoch hochfrequenter Wechselspannungen.

Licht hat eine wesentlich höhere Frequenz als Wechselstrom, sodass Licht ein ideales Medium zur Informationsübertragung ist. Die Glasfasertechnologie ist im Moment noch im Aufbau, es gibt jedoch Abschätzungen, nach denen in einer einzigen Glasfaser (in der ja verschiedene Frequenzen gleichzeitig gesendet werden können) etwa 150 bis 300 Terabaud übertragbar sein sollten. Das wären mehr als zwei Milliarden Telefongespräche mit je 64.000 Baud! Das Problem besteht vor allem in dem Ein- und Auskoppeln der Informationen am Anfang und Ende der Glasfaser und in der zwischenzeitlichen Verstärkung der optischen Signale.

Die menschliche Informationsaufnahme

Die Informationen, die der Mensch über seine Sinnesorgane empfängt, liegen im Bereich von 10^9 Baud. Es können jedoch nur etwa 10 bis 100 bit pro Sekunde bewusst wahrgenommen werden.

Wenn man für jeden Buchstaben fünf bit rechnet (s.u.), ergibt sich eine Lesegeschwindigkeit von maximal 20 Buchstaben pro Sekunde, also ca. 7000 Buchstaben pro Stunde. Viele Worte werden jedoch ganzheitlich wahrgenommen und nicht Buchstabe für Buchstabe gelesen, sodass man eine deutlich höhere Lesegeschwindigkeit erreicht.

Eine der wichtigsten Aufgaben des Gehirns besteht darin, aus der auf das Nervensystem einströmenden Informationsflut die relevanten Daten herauszufiltern und in das Bewusstsein vordringen zu lassen.

Schmerz und Emotionen spielen hier eine wichtige Rolle, aber auch erworbene Kognitionsmuster. Beispielsweise kann ein bekanntes Gesicht im Bruchteil einer Sekunde identifiziert werden, während man einen Fremden lange betrachten muss, ehe man ihn beschreiben kann. Generell gilt:

Man sieht nur, was man weiß.

Redundanz

Geht man von dreißig verschiedenen Schriftzeichen aus und ignoriert man die Groß- und Kleinschreibung, so hätte bei Gleichverteilung aller Schriftzeichen jeder Buchstabe die Wahrscheinlichkeit von jeweils $p = 1/30$ und trüge damit die Information ld 30 = 3,322 lg 30 = 4,9 bit.

Geht man grob vereinfachend davon aus, dass eine Sprache aus 100.000 gleich wahrscheinlichen Wörtern besteht, so besitzt jedes Wort die Information ld 100.000 = 3,322 lg 100.000 = 3,3222 · 5 = 16,611 bit. Wenn jedes Wort aus acht Buchstaben besteht, übermittelt jeder Buchstabe eine Information von 2,1 bit. Jeder Buchstabe könnte jedoch 4,9 bit übermitteln.

Es wäre möglich, mit nur vier Buchstaben (4 · 4,9 = 19,6 bit) mehr als 100.000 verschiedene Wörter darzustellen. Von den durchschnittlich acht Buchstaben werden nur vier benötigt, um die eigentliche Information zu transportieren. Die restlichen vier dienen der Redundanz der sprachlichen und schriftlichen Darstellung. Redundanz bedeutet „im Überfluss" vorhanden. Dabei wird die Information mehrfach übertragen.

Die Sprache ist ein besonders redundantes Medium, einmal, weil sprachliche Kommunikation oft Störungen durch Geräuschkulissen und ähnlichem ausgesetzt ist, aber vor allem auch, weil die Redundanz Voraussetzung für den Spracherwerb ist.

Eine Sprache ohne Redundanz würde bei dem kleinsten Fehler sofort missverständlich werden. Jeder anders hinzugefügte oder fehlende Buchstabe hätte eine Bedeutungsänderung zur Folge.

Das Erlernen einer Sprache durch „Learning by doing" setzt Fehlertoleranz und Redundanz voraus. Ohne Redundanz wäre es fast unmöglich, zu erkennen, was man falsch verstanden oder gesagt hat. Und nur wenn man einen Fehler erkannt hat, kann man aus ihm auch lernen.

8.3 Testfragen

Lösungen siehe Seite 289

Frage Nr. Seite

125	267	Skizzieren Sie den Aufbau eines Regelkreises.
126	268	Unterscheiden Sie: Gegenkopplung – Mitkopplung.
127	271	Zwischen wie vielen gleich wahrscheinlichen Alternativen kann man mit einer Information von 3 bit unterscheiden?
128	275	Wozu dient Redundanz?

9. Kapitel
Mathematische Hilfsmittel

Die Aufgabe der Physik besteht darin, die hinter den Naturvorgängen stehenden Gesetze zu ermitteln. Die präziseste Formulierung eines physikalischen Gesetzes ist eine mathematische Formulierung, z.B. das newtonsche Grundgesetz: Kraft = Masse · Beschleunigung.

Es zeigt sich immer wieder, dass auch komplizierte physikalische Vorgänge einfachen mathematischen Gesetzen folgen, meistens reichen die vier Grundrechenarten, in seltenen Fällen werden Winkelfunktionen, Logarithmen- sowie Differenzial- und Integralrechnung benötigt.

9.1 Grafische Darstellungen

Es ist sinnvoll, Messergebnisse grafisch darzustellen, weil man auf diese Weise die Abhängigkeit zwischen den Messgrößen leichter erkennt und abschätzen kann, wie groß die durch Messfehler bedingte Streuung der Messwerte ist.

Linear geteiltes Koordinatensystem

Wenn die Achseneinteilung des Koordinatensystems so gewählt wird, dass die gemessene Beziehung eine Gerade darstellt, ist es wesentlich einfacher zu erkennen, wie weit Messwerte streuen, als wenn die Messwerte um eine nicht-lineare Funktion wie etwa um eine Exponentialfunktion oder eine Potenzfunktion streuen.

Im Koordinatensystem mit linearer Achsenteilung stellt sich eine Funktion vom Typ

$$y = a\,x + b$$

als Gerade dar. Immer, wenn zwei Größen (x und y) zueinander proportional sind, empfiehlt sich die Darstellung im linear geteilten Koordinatensystem. Beispiele sind das Weg-Zeit-Diagramm für eine gleichförmige Bewegung (s.S. 18), das Geschwindigkeits-Zeit-Diagramm für eine gleichförmig beschleunigte Bewegung (s.S. 20) oder das ohmsche Gesetz (s.S. 121).

9.1 Grafische Darstellungen 277

Halblogarithmische Darstellung

In halblogarithmischer Darstellung ist eine Achse, zumeist die y-Achse, logarithmisch unterteilt. Eine Funktion vom Typ

$$y = y_0 \, e^{\mu \, x}$$

lässt sich durch Logarithmieren beider Seiten umformen zu

$$\ln y = \mu \, x + \ln y_0$$

Wenn man auf der y-Achse nicht den y-Wert, sondern den Logarithmus des y-Wertes abträgt, erhält man eine Gerade mit der Steigung μ und dem y-Abschnitt $\ln y_0$.

Dieser Gleichungstyp hat für die Physik große Bedeutung. Beispiele sind der Strom- und Spannungsverlauf am Kondensator (s.S. 156), das Gesetz des radioaktiven Zerfalls (s.S. 191) und das lambert-beersche Gesetz (s.S. 260).

Bei einer logarithmisch geteilten Achse gibt es keinen Nullpunkt, denn für $y = 0$ oder für einen negativen y-Wert ist der $\ln$ y-Wert nicht definiert. Natürlich lässt sich (beispielsweise in der Abb. 282 auf S. 278) die y-Achse beliebig weit nach unten fortsetzen. Jedoch wird die Null hierbei niemals erreicht: Die Distanz von 10 bis 1 ist ebenso groß wie die Distanz von 1 bis 0,1 bzw. von 0,1 bis 0,01, bzw. von 0,01 bis 0,001 usw.

Doppelt logarithmische Darstellung

Hierbei sind beide Achsen logarithmisch unterteilt. Dadurch kann eine Funktion vom Typ

$$y = b \, x^a$$

als Gerade dargestellt werden, denn wenn man beide Seiten der Gleichung logarithmiert, erhält man:

$$\ln y = a \, \ln x + \ln b$$

Dies entspricht einer Geraden mit der Steigung a und dem y-Abschnitt $\ln b$.

Beispiele sind das Weg-Zeit-Gesetz $s = 1/2 \, a \, t^2$ einer gleichförmigen Beschleunigung aus der Ruhelage (s.S. 21ff.), die Abhängigkeit der abgestrahlten Strahlungsleistung von der Temperatur einer Oberfläche (s.S. 88) oder das hagen-poiseuillesche Gesetz $R \sim r^{-4}$ (s.S. 75).

Beim Weg-Zeit-Gesetz ergibt sich im doppelt logarithmischen Papier eine Gerade mit der Steigung + 2.

Die Abhängigkeit zwischen Temperatur und Strahlungsleistung $P \sim T^4$ ergibt eine Gerade mit der Steigung + 4, das hagen-poiseuillesche Gesetz eine Gerade mit der Steigung – 4.

278   9.1 Grafische Darstellungen

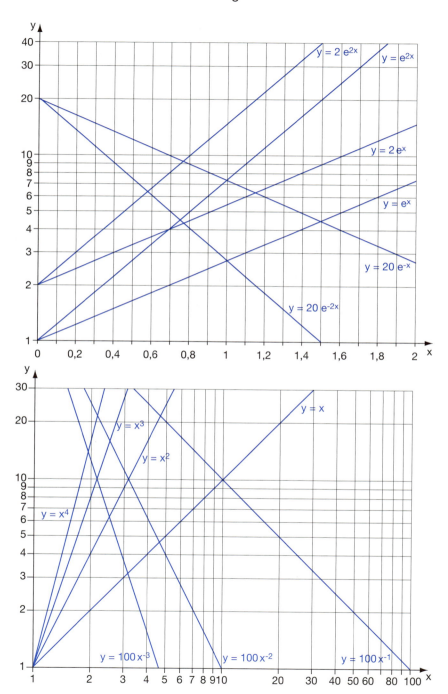

Bei unbekannter Abhängigkeit zwischen zwei Messgrößen kann man die Messwerte probehalber in ein linear geteiltes, in ein halblogarithmisch und in ein doppeltlogarithmisch geteiltes Koordinatensystem eintragen.

Abbildung 282 (oben) und 283 (unten): Halb- und doppeltlogarithmische Darstellung mit wichtigen Funktionen, die sich im jeweiligen Koordinatensystem als Gerade darstellen lassen.

9.2 Fehlerrechnung

Die Physik ist eine messende Wissenschaft. Die Beobachtung physikalischer Vorgänge erfolgt durch Messung konkreter, über ein Messverfahren definierter Größen. Hierbei sind vielfältige Fehlermöglichkeiten vorhanden, die sich durch nachfolgende Rechenoperationen aufsummieren und fortpflanzen können, die sich aber auch durch Messwiederholung und Bildung des Mittelwerts vermindern können.

Systematische Messfehler – zufällige Messfehler

Man unterscheidet zwischen systematischen und zufälligen Messfehlern:

Systematische Messfehler entstehen durch falsch geeichte Maßstäbe, falsche Handhabung der Messinstrumente oder Ähnliches. Ein systematischer Messfehler verfälscht alle Messwerte in die gleiche Richtung, d.h., alle Messwerte werden entweder vergrößert oder verkleinert.

Zufällige Messfehler bewirken – je nach Zufall – eine Erhöhung oder Erniedrigung des Messwertes. Sie entstehen aufgrund von Unregelmäßigkeiten in der Funktion, Handhabung und Ablesung der Messgeräte.

Fehlerfortpflanzung

Man unterscheidet zwischen dem absoluten Fehler (z.B. in mm) und dem relativen Fehler (z.B. in %). Wenn eine Größe aus mehreren fehlerbehafteten Messwerten berechnet wird, besteht die Gefahr, dass sich die Fehler fortpflanzen und dabei evtl. gegenseitig vergrößern.

Unter ungünstigen Bedingungen kann der Absolutfehler **bei Addition und Subtraktion** steigen. Der relative Fehler kann nur bei einer Subtraktion steigen, denn bei einer Addition nimmt der Zahlenwert, auf den sich der relative Fehler bezieht, ebenfalls zu. Im folgenden Beispiel sind die 10 % bzw. 5 % großen Fehler der Ausgangswerte blau gedruckt:

$$(30 + 3) + (20 + 1) = 50 + 4 \triangleq 8 \text{ \% Fehler}$$
$$(30 + 3) - (20 + 1) = 10 + 2 \triangleq 20 \text{ \% Fehler}$$

280   9.2 Fehlerrechnung

Bei der Multiplikation von fehlerbehafteten Größen kann der absolute Fehler stark ansteigen. Der prozentuale Fehler kann sich im ungünstigsten Fall als Summe der prozentualen Fehler ergeben, mit denen die einzelnen Faktoren behaftet sind. Durch den Zins- und Zinseszinseffekt kann sich noch eine geringfügige Steigerung ergeben, in unserem Beispiel von 15 auf 15,5 %:

$$(30 + 3) \cdot (20 + 1) = 693 = 600 + 93 \; \triangleq \; 15,5 \text{ % Fehler}$$

Bei der Division zweier fehlerbehafteter Größen können sich die relativen Fehler ähnlich wie bei der Multiplikation addieren:

$$(30 + 3) : (20 + 1) = 1,571 = 1,5 + 0,071 \; \triangleq \; 4,7 \text{ % Fehler}$$
$$(30 + 3) : (20 - 1) = 1,737 = 1,5 + 0,237 \; \triangleq \; 15,8 \text{ % Fehler}$$

Man gibt ein Messergebnis immer nur auf so viele Stellen hinter dem Komma an, wie es – angesichts der Genauigkeit der Messung und einer eventuellen Fehlerfortpflanzung – auch wirklich bestimmt worden ist.

Arithmetischer Mittelwert

Man muss stets bemüht sein, jede Messung so genau wie möglich durchzuführen. Besondere Aufmerksamkeit muss darauf gerichtet werden, einen systematischen Messfehler zu vermeiden, denn ein systematischer Messfehler lässt sich durch die Fehlerrechnung nicht korrigieren.

In der Regel erhält man bei einer Messwiederholung ein abweichendes Ergebnis. Die Streuung der Messwerte ist auf den zufälligen Messfehler zurückzuführen. Der zufällige Fehler lässt sich durch Messwiederholung und Berechnung des Mittelwertes vermindern:

$$\text{arithmetischer Mittelwert } \overline{x} = \frac{\text{Summe aller x-Werte}}{\text{Anzahl aller x-Werte}}$$

Streuungsmaße

Neben dem Mittelwert interessiert häufig die Streuung der Messwerte als Maß für die Größe des zufälligen Messfehlers. Die **empirische Varianz** ist das am häufigsten verwendete Streuungsmaß. Sie ergibt sich als **durchschnittliches Abweichungsquadrat** nach folgender Formel:

$$\text{Varianz } s^2 = \frac{\text{Summe aller Abweichungsquadrate}}{\text{Anzahl aller Messwerte} - 1}$$

9.2 Fehlerrechnung 281

$$s^2 = \frac{\sum (x_i - \overline{x})^2}{n - 1} \qquad \begin{aligned} x_i &= \text{i-ter Messwert} \\ \overline{x} &= \text{arithmetischer Mittelwert} \\ n &= \text{Zahl der Messwerte} \end{aligned}$$

Die Varianz s^2 ist zwar ein häufig verwendetes Streuungsmaß, sie ist jedoch ohne anschauliche Bedeutung. Im Gegensatz hierzu hat die **Quadratwurzel der Varianz,** die **Standardabweichung s,** eine konkrete anschauliche Bedeutung:

Bei einer Gauß- oder Normalverteilung (siehe Abb. 284) liegen ca. 68 % der Werte im Intervall von $\overline{x} \pm s$, also in einer Entfernung von höchstens einer Standardabweichung s vom Mittelwert $\overline{x}$. Etwa 95 % der Messwerte liegen im Bereich $\overline{x} \pm 2\,s$ und ca. 99,7 % im Intervall von $\overline{x} - 3\,s$ bis $\overline{x} + 3\,s$.

Mittlerer Fehler des Mittelwertes

Der mittlere Fehler des Mittelwerts, auch **Standardfehler** genannt, gibt an, wie genau der Mittelwert $\overline{x}$ den Wert schätzt, der sich als Mittelwert von unendlich vielen Messungen ergeben würde. Bei unendlich vielen Messungen gleicht sich der zufällige Fehler bei der Berechnung des Mittelwertes aus, allerdings verfälscht der systematische Fehler nach wie vor die Messung:

$$\text{mittlerer Fehler} = \frac{\text{Standardabweichung}}{\sqrt{n}}$$

Die Zahl der Messungen n geht nur als Quadratwurzel in die Formel zur Berechnung des mittleren Fehlers ein. Um also den mittleren Fehler z. B. zu halbieren, benötigt man die vierfache Zahl der Messwerte. Aus diesem Grunde ist es vielfach lohnender, das Messverfahren zu verfeinern und die Varianz der Messreihe zu senken, als die Anzahl der Messungen zu erhöhen.

Beispiel: 25 Messungen ergeben für eine bestimmte Konstante x_0 den Mittelwert 200. Die Standardabweichung sei 10. Der Standardfehler ergibt sich als $10/\sqrt{25} = 2$. Wenn man bei 100 Messungen ebenfalls einen Mittelwert von 200 und eine Standardabweichung von 10 erhält, beträgt der Standardfehler $10/\sqrt{100} = 1$.

Normalverteilung

Die Gaußverteilung oder Normalverteilung liegt vor, wenn sich der zufällige Messfehler, mit dem eine Messung behaftet ist, als Addition von sehr

9.2 Fehlerrechnung

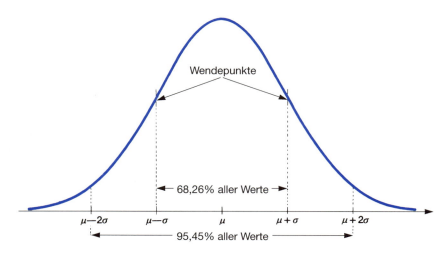

Abbildung 284: Gaußsche Normalverteilung. Auf der x-Achse ist die Größe der Messwerte, auf der y-Achse die Häufigkeit der Messwerte angegeben.

vielen, jeweils sehr kleinen Fehlern ergibt. Diese Voraussetzung ist zumindest näherungsweise sehr oft erfüllt, deshalb spielt die Normalverteilung in der Fehlerrechnung eine wichtige Rolle.

Der Mittelwert einer theoretisch hergeleiteten Normalverteilung wird mit dem Symbol μ (sprich: my) bezeichnet, die Standardabweichung mit dem Symbol σ (sprich sigma).

Bei der Berechnung des Mittelwertes $\bar{x}$ und der Standardabweichung s aus den Werten einer Messreihe handelt es sich aus mathematischer Sicht darum, dass von den unendlich vielen theoretisch möglichen Messungen einige wenige realisiert wurden und dass anhand dieser Stichprobe die Werte μ und σ geschätzt werden, die sich aus einer Messreihe mit unendlich vielen Werten ergeben würden.

Für die Normalverteilung liegen Tabellen vor, aus denen hervorgeht, mit welcher Wahrscheinlichkeit ein beliebiger Wert in welchen Bereich fällt. Beispielsweise fallen 68,26 % aller Werte in das Intervall von $\mu-\sigma$ bis $\mu+\sigma$ und 95,45 % aller Werte in das Intervall von $\mu-2\sigma$ bis $\mu+2\sigma$ und 99,73 % in das Intervall von $\mu-3\sigma$ bis $\mu+3\sigma$.

9.3 Vektorrechnung

Die Vektorrechnung wird in der Physik häufig angewendet, da viele physikalische Größen vektorielle Größen sind. Eine vektorielle Größe ist eine Größe, zu deren vollständiger Beschreibung die Angabe von Betrag und Richtung erforderlich ist, z.b. Geschwindigkeit, Beschleunigung, Kraft, Drehmoment.

Zwei Vektoren sind dann und nur dann gleich, wenn sie in Betrag und Richtung übereinstimmen.

Vektoraddition

Ein Vektor ist durch seinen Betrag und seine Richtung charakterisiert und lässt sich geometrisch als eine gerichtete Strecke darstellen. Die Addition zweier Vektoren geschieht geometrisch, indem man an den Endpunkt des einen Vektors den Anfangspunkt des anderen Vektors setzt:

Abbildung 285: Vektoraddition.

Hierbei gilt:

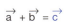

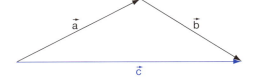

Vektorzerlegung

Bei der Vektorzerlegung in zwei Komponenten mit vorgegebenen Richtungen verfährt man umgekehrt:

Abbildung 286: Vektorzerlegung in zwei Komponenten mit vorgegebener Richtung.

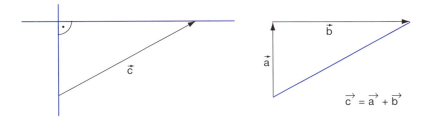

9.3 Vektorrechnung

Multiplikation von Vektoren

Man kann Vektoren auf verschiedene Weise multiplizieren:

a) Multiplikation eines Vektors mit einer skalaren Größe
b) Bildung des Skalarproduktes zweier Vektoren
c) Bildung des Kreuzproduktes zweier Vektoren.

Bei der Multiplikation eines Vektors mit der skalaren Größe n erhalten wir einen Vektor, der dieselbe Richtung wie der ursprüngliche Vektor hat, dessen Betrag jedoch um das n-fache größer ist. Parallele Vektoren sind stets als skalare Vielfache anzusehen, da sie sich durch Multiplikation mit einem Skalar ineinander überführen lassen.

Skalarprodukt

Beim Skalarprodukt multiplizieren wir zwei Vektoren miteinander und erhalten als Ergebnis eine skalare Größe. Das Skalarprodukt ist definiert als:

$$\vec{a} \cdot \vec{b} = |\vec{a}| |\vec{b}| \cos(\vec{a},\vec{b})$$

Hierbei ist $(\vec{a},\vec{b})$ der Winkel zwischen den Vektoren $\vec{a}$ und $\vec{b}$. Wir veranschaulichen uns die Bedeutung des Skalarproduktes an einer Zeichnung:

$$\cos(\vec{a},\vec{b}) = \frac{c}{|\vec{b}|}$$

$$c = |\vec{b}| \cos(\vec{a},\vec{b})$$

Der in der Zeichnung mit c benannte Streckenabschnitt ist die Projektion von $\vec{b}$ auf $\vec{a}$. Wir können das Skalarprodukt demnach auch schreiben als:

$$\vec{a} \cdot \vec{b} = |\vec{a}| c$$

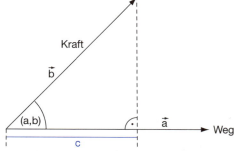

Abbildung 287: Geometrische Bedeutung des Skalarprodukts als Produkt der Projektion von b auf a mit dem Betrag von a.

Anwendungsbeispiel:

Die mechanische Arbeit ergibt sich als Produkt aus dem zurückgelegten Weg $\vec{s}$ und der in Richtung des Weges $\vec{s}$ wirkenden Kraft.

Bei einem Kraftvektor $\vec{F}$, der nicht genau in Richtung des zurückgelegten Weges wirkt, können wir die mechanische Arbeit folgendermaßen errechnen: In der Abb. 287 gebe $\vec{a}$ den zurückgelegten Weg $\vec{s}$ an, $\vec{b}$ stelle die einwirkende Kraft $\vec{F}$ dar; c wäre dann die in Richtung des zurückgelegten Weges wirkende Komponente der Kraft. Zur Bestimmung der mechanischen Arbeit müssen wir das Produkt aus $|\vec{a}|$ und c oder das Skalarprodukt von $\vec{F}$ und $\vec{s}$ bilden:

$$\text{mech. Arbeit} = \vec{F} \cdot \vec{s} = |\vec{s}| c = |\vec{s}| |\vec{F}| \cos(s,F)$$

Kreuzprodukt

Außerdem ist eine weitere Verknüpfung zweier Vektoren definiert, bei der wir als Ergebnis einen Vektor erhalten, der senkrecht auf beiden verknüpften Vektoren steht und dessen Betrag der Fläche des Parallelogramms entspricht, das sich zwischen den beiden Vektoren aufspannen lässt:

$$\vec{a} \times \vec{b} = \vec{c}$$

wobei $|\vec{c}| = |\vec{a}| |\vec{b}| \sin(\vec{a}, \vec{b})$

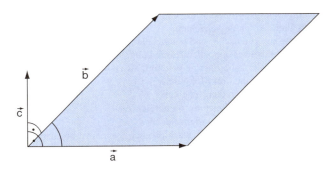

Abbildung 288: Geometrische Bedeutung des Kreuzproduktes zweier Vektoren.

Die Richtung von $\vec{c}$ wird so gewählt, dass von der Spitze von $\vec{c}$ aus gesehen die Überführung der $\vec{a}$-Richtung in die $\vec{b}$-Richtung entgegen dem Uhrzeigersinn eine Drehung von weniger als 180° bedeutet (siehe Zeichnung). Anwendung in der Physik: z. B. Drehmoment, Lorentz-Kraft.

9.4 Testfragen

Lösungen siehe Seite 289

Frage Nr. Seite
129   281   Die Varianz einer Messreihe beträgt 4. Standardabweichung?
130   281   Eine Messreihe aus 100 Messwerten ergibt eine Standardabweichung von 2. Mittlerer Fehler?
131   282   Entsteht die Gaußverteilung durch zufällige oder durch systematische Messfehler?

Lösungen der Testfragen

1. Kapitel: Grundbegriffe der Mechanik

Frage Nr.

1	Länge (Meter), Zeit (Sekunde), Masse (Kilogramm)
2	. . . in Richtung und Betrag übereinstimmen.
3	Als Steigung der Tangente.
4	Nein
5	Richtung und Betrag der Beschleunigung sind konstant.
6	Kraft = Masse · Beschleunigung
7	Gewicht = Masse · Erdbeschleunigung
8	Newton: 1 kg m/s², Kilopond: 1 kg 9,81 m/s², Dyn: 10^{-5} Newton
9	2 000 kp ≈ 20.000 N
10	Die Haftreibung ist größer als die Gleitreibung.
11	Die Fähigkeit, Arbeit zu verrichten.
12	Die Summe aus kinetischer und potenzieller Energie ist konstant.
13	0,03 Nm, denn bei der doppelten Auslenkung, also bei der Auslenkung um 6 statt 3 cm, wird die vierfache Energie benötigt, also 0,04 Nm statt 0,01 Nm.
14	$E_{kin} = \frac{1}{2}$ m v², Einheit im SI: kg m²/s²
15	Beim Durchgang durch den Ruhepunkt.
16	Energie = Kraft · Weg; Leistung = Energie/Zeit
17	Kraftstoß p = Kraft F · Einwirkungsdauer t
18	Der Gesamtimpuls in einem abgeschlossenen System ist konstant.
19	Als Folge der Kraftstöße der Gasmoleküle
20	a) 6,28 m/s b) 62,8 m/s
21	Änderung der Winkelgeschwindigkeit pro Zeit
22	Das Trägheitsmoment des Hohlzylinders ist größer.

2. Kapitel: Mechanik deformierbarer Körper

23	Druck = Kraft/Fläche, Energie = Kraft · Weg
24	1 Pascal = 1 Newton/Quadratmeter
25	Die Verformung eines elastischen Körpers ist der einwirkenden Kraft proportional.
26	Weil die in der Mitte gelegene neutrale Faser nicht zur Biegefestigkeit beiträgt.
27	Wichte = Gewicht/Volumen; Dichte = Masse/Volumen
28	Der Auftrieb eines Körpers ist so groß wie das Gewicht der von ihm verdrängten Flüssigkeit.
29	Kohäsionskräfte: Kräfte zwischen Atomen oder Molekülen desselben Stoffes; Adhäsionskräfte: Kräfte zwischen Atomen oder Molekülen verschiedener Stoffe
30	Wenn die Adhäsionskräfte größer als die Kohäsionskräfte sind.
31	Gesamtwiderstand = Summe der Einzelwiderstände
32	Der Widerstand verhält sich umgekehrt proportional zur vierten Potenz des Radius.
33	Das Geschwindigkeitsprofil einer laminaren Strömung hat die Form einer Parabel, während das Geschwindigkeitsprofil einer turbulenten Strömung unregelmäßig ist und im Durchschnitt die auf Seite 77 dargestellte Form hat.

Lösungen der Testfragen   287

3. Kapitel: Wärmelehre

34	$100\ °C = 373{,}15\ K = 212\ °F$
35	$1\,000\ cal = 1\ kcal$
36	1 Kalorie $\approx 4{,}2$ Joule $= 4{,}2$ Newtonmeter
37	$4\,000\ J/K;\ 2\,000\ J/kgK$
38	Wärmeleitung, Konvektion, Strahlung
39	Mindestens gleich dem äußeren Luftdruck.
40	Die Konzentration eines Gases in einer Flüssigkeit ist bei konstanter Temperatur proportional dem Dampfdruck des Gases über der Flüssigkeit.
41	Wenn die Hydratationsenergie größer als die Gitterenergie ist.
42	Von der Konzentration der gelösten Teilchen, die die Membran nicht durchdringen können, und von der Temperatur.
43	$pV = n\,R\,T$
44	$-27{,}3\ °C$
45	110 at
46	Volumenarbeit $=$ Druck $\cdot$ Volumen

4. Kapitel: Elektrizitätslehre

47	Die elektrische Kraft zwischen zwei Punktladungen ist proportional dem Produkt der Ladungen und umgekehrt proportional dem Quadrat des Abstandes.
48	Von der positiven zur negativen Ladung.
49	Es tritt keine Influenz auf.
50	1 Ampere $= 1$ Coulomb/Sekunde
51	1 Newtonmeter $= 1$ Wattsekunde $= 1$ Joule
52	Vom positiven zum negativen Pol.
53	Widerstand $=$ Spannung/Stromstärke
54	1 mA
55	Bei unendlich hohem Außenwiderstand.
56	a) 50 Ohm b) 200 Ohm
57	a) $0{,}2$ A b) $0{,}05$ A
58	Amperemeter in Reihe, Voltmeter parallel
59	1 Wattsekunde $= 1$ Newtonmeter $= 1$ Joule
60	Gleichnamige Pole stoßen sich ab, ungleichnamige Pole ziehen sich an.
61	Diamagnetische Stoffe zerstreuen die magnetischen Feldlinien, paramagnetische Stoffe sammeln die Feldlinien.
62	Um den Faktor 2.
63	Die induzierte Spannung wirkt ihrer Ursache entgegen.
64	Null
65	$\pi/2$, die Spannung eilt der Stromstärke um $90°$ voraus.
66	$W = I_{eff} \cdot U_{eff} \cdot \cos \varphi$
67	$2\,300$ Volt
68	$0{,}0001$ Farad
69	Die Kapazität wird halbiert
70	Die Spannung verdoppelt sich, weil sich die Kapazität halbiert hat.
71	Im Idealfall unendlich
72	Sie gibt an, nach welcher Zeit die Kondensatorspannung auf den e-ten Teil abgefallen ist.

288 Lösungen der Testfragen

73	Durch einen Lichtquant (Fotoeffekt) oder durch Erhitzung (Glühemission)
74	Weil die Anode nicht geheizt ist.
75	Um den Verlauf einer sich schnell ändernden Spannung darzustellen.
76	Nein
77	Von der Stellung der Metalle in der Spannungsreihe und von der Temperatur.
78	Kalium- und Natriumionen

5. Kapitel: Struktur der Materie

79	Nach dem bohrschen Atommodell sind nur bestimmte Elektronenbahnen mit genau definiertem Energieniveau möglich.
80	$E = h\,\nu$
81	Erhitzung, Ionisation, Fluoreszenz
82	Protonen und Neutronen
83	Kernladungszahl = Ordnungszahl = Zahl der Protonen Massenzahl = Kernladungszahl + Zahl der Neutronen
84	Aus dem Massendefizit
85	α-Strahlen: Heliumkerne; β-Strahlen: Elektronen; γ- und Röntgenstrahlen: elektromagnetische Wellen.
86	Weil die Zahl der zerfallenden Atome proportional der Zahl der vorhandenen Atome ist.
87	Durch Beschuss der Kerne mit Neutronen, Protonen, α-Teilchen usw.
88	1 Elektronenvolt ist die Energie, die ein Elektron gewinnt, wenn es im elektrischen Feld zwischen zwei Punkten beschleunigt wird, die eine Spannungsdifferenz von einem Volt haben.
89	Röntgenstrahlung mit hoher Durchdringungskraft (kurzwellig, mit hohem Energiegehalt).
90	Filmschwärzung, Fluoreszenz, Fotoeffekt, Ionisation
91	Von der Art der Strahlen und von der Zusammensetzung des Wandmaterials.
92	Aktivität: Zahl der Zerfallsakte pro Sekunde, Einheit Becquerel Ionendosis: durch Ionisation entstandene Ladung/durchstrahlte Masse, Einheit: C/kg Energiedosis: absorbierte Energie/durchstrahlte Masse, Einheiten Gray (Gy): 1 Gy = 1 Ws/kg
93	Geiger-Müller-Zählrohr, Ionisationskammer, Szintillationszähler
94	Den biologischen Schaden ionisierender Strahlung für den Menschen. 1 Sievert = 100 rem
95	Geringstmögliche Dosis, Abschirmung, Abstand.

6. Kapitel: Schwingungen und Wellen

96	Fadenpendel, Wassersäule, Schwerependel, Drehpendel
97	$\nu = 1/T,\ \omega = 2\,\pi/T$
98	Aus Selbstinduktionsspule und Kondensator
99	Von der Dämpfung des Oszillators und der Differenz zwischen Erreger und Oszillatoreigenfrequenz.
100	Die Ausbreitung einer Schwingung.
101	Schallschnelle, Schallwechseldruck, Frequenz, Wellenlänge.
102	Als Abstand zweier Punkte mit gleicher Phasenlage.

Lösungen der Testfragen 289

103	Um den Faktor 1000.
104	Von der Frequenz.
105	Sie muss gleiche Amplitude und Frequenz haben.
106	Sie stehen senkrecht aufeinander und senkrecht zur Ausbreitungsrichtung.
107	Transversalwelle: Schwingung quer zur Ausbreitungsrichtung, Longitudinalwelle: Schwingung in Ausbreitungsrichtung.

7. Kapitel: Optik

108	Linienspektrum
109	vgl. S. 236
110	Die Abweichung einer Welle von ihrer ursprünglichen Ausbreitungsrichtung hinter einem Hindernis bzw. einer Öffnung.
111	Einfallswinkel = Ausfallswinkel
112	An der Grenzfläche zweier Medien mit unterschiedlicher Ausbreitungsgeschwindigkeit.
113	Die Brechzahl gibt an, um welchen Faktor die Lichtgeschwindigkeit kleiner als im Vakuum ist.
114	Sie unterwirft den hindurchtretenden Strahl einer Parallelverschiebung.
115	Abstand des Brennpunktes von der Hauptebene.
116	Eine Konkavlinse hat eine negative Brechkraft.
117	Siehe Seite 246
118	$1/f = 1/b + 1/g$
119	9 Dioptrien
120	Wenn auf der Netzhaut ein reelles Bild entworfen wird.
121	Vergrößerung: Vergrößerung des Sehwinkels, Auflösungsvermögen = 1/d, d = kleinster Abstand zweier noch getrennt wahrnehmbarer Punkte.
122	Verschiedene Ausbreitungsgeschwindigkeiten für verschiedene Frequenzen, daher verschiedene Brechzahlen für verschiedene Frequenzen.
123	Beim linear polarisierten Licht zeigt das elektrische Feld stets nur in eine Richtung.
124	Wenn sie dieselbe Amplitude besitzen und sich an der Stelle mit der konstanten Phasendifferenz von 180° überlagern.

8. Kapitel: Kybernetik

125	Siehe Seite 267.
126	Gegenkopplung: Die Regelstrecke wird konstant gehalten, Mitkopplung: Die Regelstrecke entfernt sich noch weiter vom Sollwert.
127	$2^3 = 8$
128	Zur Absicherung gegen Übertragungs- und Verständnisfehler.

9. Kapitel: Fehlerrechnung

129	2
130	0,2
131	Durch zufällige Messfehler.

290 Wichtige Prüfungsthemen

Eine Auswertung der Ärztlichen Vorprüfungen der vergangenen Jahre hat gezeigt, dass sich die meisten Fragen immer wieder mit denselben Themen beschäftigen, die nur einen kleinen Teil des Stoffes dieses Buches ausmachen. Bei der Wiederholung kurz vor der Prüfung sollte man sich auf diese Themen konzentrieren. Im einzelnen handelt es sich um:

Einführung
Système International d'Unités (S. 13 u. S. 293)

Grundbegriffe der Mechanik
Weg-Zeit-Diagramm (S. 18), Geschwindigkeits-Zeit-Diagramm (S. 20), Gewichtskraft (S. 28), Drehmoment (S. 30)

Mechanik deformierbarer Körper
Druck (S. 53), Schweredruck (S. 60), Stempeldruck (S. 61), archimedisches Prinzip (S. 63), Stromstärke, Strömungswiderstand (S. 70), Viskosität (S. 74), hagen-poiseuillesches Gesetz (S. 75)

Wärmelehre
Temperaturskalen (S. 82), Wärmekapazität (S. 86), Wärmetransport (S. 87), Änderung des Aggregatzustandes (S. 89), Sättigungsdampfdruck (S. 90), Diffusion (S. 95), van't hoffsches Gesetz (S. 98), Gasdruck (S. 102), isobare Zustandsänderung (S. 103), isochore Zustandsänderung (S. 104), isotherme Zustandsänderung (S. 105)

Elektrizitätslehre
elektrische Feldstärke (S. 113), Stromstärke (S. 116), elektrische Arbeit (S. 117), elektrische Leistung (S. 118), ohmsches Gesetz (S. 119), der unverzweigte Stromkreis (S. 122), Leerlaufspannung (S. 125), der verzweigte Stromkreis (S. 125), Wechselstrom (S. 146), Kondensator (S. 154), Kondensator im Stromkreis (S. 155), Elektronenstrahloszillograph (S. 162)

Struktur der Materie
Neutronen (S. 185), Zerfallsarten (S. 188), Gesetz des radioaktiven Zerfalls (S. 190), Mittlere Lebensdauer (S. 192), Röntgenröhre (S. 200), Röntgenbremsspektrum (S. 201), Charakteristische Röntgenstrahlung (S. 202), Wechselwirkung mit Materie (S. 204), Exponentielles Schwächungsgesetz (S. 206), Energiedosis (S. 208), Strahlenschutz (S. 212)

Schwingungen und Wellen
harmonische Schwingungen (S. 218), gedämpfte Schwingungen (S. 219), Wellenlänge – Ausbreitungsgeschwindigkeit (S. 224), Dezibel (S. 226), Lautstärke (S. 227), Ultraschall (S. 229), stehende Wellen (S. 229)

Optik
Brechzahl (S. 240), Brechungsgesetz (S. 241), Totalreflexion (S. 242), Brennweite (S. 245), Bildkonstruktion (S. 246), Auge (S. 251), Vergrößerung (S. 254), Auflösungsvermögen (S. 255), lambert-beersches Gesetz (S. 260)

Mathematische Hilfsmittel
Fehlerfortpflanzung (S. 279), Streuungsmaße (S. 280), Flächen- und Volumenberechnung (S. 291)

Mathematischer Anhang 291

Mathematischer Anhang

Im mathematischen Anhang sollen die wichtigsten Formeln stichwortartig aufgeführt werden. Genauere Erläuterungen siehe Schulbücher oder auch „Biomathematik, Statistik und Dokumentation" vom selben Verfasser.

Fläche und Volumen als zusammengesetzte Größen

Rechteck: Fläche = Länge · Breite
Quader: Volumen = Länge · Breite · Höhe
Kreis: Fläche = $\pi \cdot$ Radius^2
Kugel: Volumen = $^4/_3 \, \pi \cdot$ Radius^3
         Oberfläche = $4 \, \pi \cdot$ Radius^2
Dreieck: Fläche $= \dfrac{\text{Grundseite} \cdot \text{Höhe}}{2}$

Algebra

Eine lineare Gleichung mit einer Unbekannten wird gelöst, indem die Unbekannte isoliert auf die linke Seite der Gleichung gebracht wird und die rechte Seite der Gleichung ausgerechnet wird.

Eine quadratische Gleichung wird auf die Normalform

$$x^2 + p\,x + q = 0 \qquad \text{gebracht, wobei} \qquad x_{1,2} = -\frac{p}{2} \pm \sqrt{\frac{p^2}{4} - q}$$

Funktionen

Potenzfunktionen: $y = x^a$ und $y = x^{-a}$

Wurzelfunktionen: $y = \sqrt[a]{x} = x^{\frac{1}{a}}$

Exponentenfunktionen: $y = a^x$
   e -Funktion (mit a = e) $y = e^x$ e = 2,71 8281828.......

Logarithmische Funktionen: $y = \log_a x$ für $a^y = x$
   dekadischer Logarithmus für   a = 10: $y = \log_{10} x = \lg x = 0{,}4343 \ln x$
   natürlicher Logarithmus für   a = e: $y = \log_e x = \ln x = 2{,}3026 \lg x$
   dualer Logarithmus für   a = 2: $y = \log_2 x = \operatorname{ld} x = 3{,}3219 \lg x$

Umkehrfunktion

Eine Funktion ordnet jedem Element aus dem Definitionsbereich (unabhängige Variable, x-Wert) genau einen Wert aus dem Wertebereich (abhängige Variable, y-Wert) zu.

Eine Umkehrfunktion hat den Wertebereich der zugrunde liegenden Funktion als Definitionsbereich und den Definitionsbereich als Wertebereich und nimmt die umgekehrte Zuordnung vor. Während z.B. die Exponentialfunktion $y = a^x$ den zum Exponenten gehörigen Potenzwert angibt, gibt die Logarithmusfunktion $y = \log_a x$ den zum Potenzwert gehörigen Exponenten an.

Trigonometrische Funktionen

Im rechtwinkligen Dreieck hängen die Längenverhältnisse zwischen den Dreiecksseiten nur vom Winkel α ab:

$\sin \alpha = \dfrac{\text{Gegenkathete}}{\text{Hypothenuse}}$ (Sinus)

$\cos \alpha = \dfrac{\text{Ankathete}}{\text{Hypothenuse}}$ (Cosinus)

$\tan \alpha = \dfrac{\text{Gegenkathete}}{\text{Ankathete}}$ (Tangens)

$\cot \alpha = \dfrac{\text{Ankathete}}{\text{Gegenkathete}}$ (Cotangens)

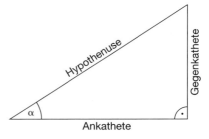

Abbildung 289: Trigonometrische Funktionen im rechtwinkligen Dreieck

Einheiten von Stoffmengen und Konzentrationen

Eine Stoffmenge kann angegeben werden in:
Masse	kg	Kilogramm
Gewicht	N	Newton (oder kp Kilopond)
Volumen	m³	Kubikmeter (oder dm³ Liter)
Mol	mol	Molekulargewicht in Gramm
Anzahl der Moleküle		loschmidtsche Zahl · Gewicht/Molekulargewicht
		= 6,02 · 10²³ · Gewicht/Molekulargewicht

Eine Konzentration kann angegeben werden in:
Gewichtsprozent	g/100 ml
Volumenprozent	cm³/100 ml
Molarität	Mol/Liter
Osmolarität	gelöste Teilchen in Mol/Liter

Einige Naturkonstanten

Lichtgeschwindigkeit im Vakuum $\quad c_0 = \dfrac{1}{\sqrt{\varepsilon_0 \mu_0}}$

$= 299\ 792\ 458$ m/s

elektr. Feldkonstante
(abs. Dielektrizitätskonstante) $\quad \varepsilon_0 = 8{,}8542 \cdot 10^{-12} \text{AsV}^{-1}\text{m}^{-1}$

magn. Feldkonstante
(Induktionskonstante) $\quad \mu_0 = 1{,}2566 \cdot 10^{-6} \text{VsA}^{-1}\text{mm}^{-1}$

Elementarladung $\quad e = 1{,}60218 \cdot 10^{-19}$ As

plancksches Wirkungsquantum $\quad h = 6{,}62617 \cdot 10^{-34}$ Nms
$= 4{,}13 \cdot 10^{-15}$ eVs

Loschmidt (Avogadro)-Konstante $\quad N_L = 6{,}0220 \cdot 10^{23}$ mol^{-1}

Boltzmann-Konstante $\quad k = 1{,}3806 \cdot 10^{-23}$ NmK^{-1}

Gaskonstante $\quad R = k\,N_L = 8{,}314$ Ws mol^{-1} K^{-1}

Faraday-Konstante $\quad F = N_L e = 9{,}4486 \cdot 10^{4}$ As mol^{-1}

Gravitationskonstante $\quad \gamma = 6{,}67 \cdot 10^{-11}$ m³kg^{-1}s^{-2}

Basiseinheiten des SI, griechisches Alphabet 293

Basiseinheiten des Système International d'Unités

Größe	Messverfahren	Einheit im SI, Definition
Länge (s = space)	Anlegen eines Maßstabes (z.B. Zollstock, Bandmaß)	Meter (m), früher definiert durch das Pariser Urmeter, seit 1983 definiert als der Weg, den das Licht im Vakuum im 299 792 458ten Teil einer Sekunde zurücklegt.
Zeit (t = time)	Abzählen perio- discher Vorgänge (Erddrehung, Uhren)	Sekunde (s), früher definiert als der 86400ste Teil eines mittleren Sonnentages, seit 1967 als die 9 192 631 770fache Schwingungsdauer einer bestimmten Spektrallinie des Caesium 133.
Masse (m = mass)	Massenvergleich mit einer Waage	Kilogramm (kg), seit 1889 definiert durch das Pariser Urkilogramm.
Stromstärke (I = intensity)	magnetische Wirkung z.B. Drehspulmess- instrument	Ampere (A), seit 1946 definiert als Stromstärke, bei der zwei im Vakuum im Abstand von einem Meter 1 parallel angeordnete Leiter pro Meter Leiterlänge eine Kraft von $2 \cdot 10^{-7}$ Newton aufeinander ausüben.
Temperatur (t = tem- perature)	Vergleich über die Volumenausdehnung (Thermometer)	Kelvin (K), seit 1967 der 273,16te Teil der thermodynamischen Temperaturskala des Tripelpunktes von Wasser
Stoffmenge (n = number)	Vergleich durch Wiegen	Mol (mol), seit 1971, Stoffmenge, die aus eben- so vielen Teilchen besteht, wie 0,012 kg ^{12}C.
Lichtstärke		Candela (cd), seit 1979 Lichtstärke einer monochromatischen Strahlung von $540 \cdot 10^{12}$ Hz mit der Intensität von 1/683 Watt pro Steradiant.

Das griechische Alphabet

Alpha	α	A	Ny	ν	N
Beta	β	B	Xi	ξ	Ξ
Gamma	γ	Γ	Omikron	o	O
Delta	δ	Δ	Pi	π	Π
Epsilon	ε	E	Rho	ρ	P
Zeta	ζ	Z	Sigma	σ	Σ
Eta	η	H	Tau	τ	T
Theta	θ	Θ	Ypsilon	υ	Y
Jota	ι	I	Phi	φ, ϕ	Φ
Kappa	κ	K	Chi	χ	X
Lambda	λ	Λ	Psi	ψ	Ψ
My	μ	M	Omega	ω	Ω

Zusammenstellung wichtiger physikalischer Größen

Grundgrößen und Basiseinheiten des SI sind fett gedruckt.

Masse m (kg) Kilogramm

Länge s (m) Meter

Zeit t (s) Sekunde

Stromstärke I (A) Ampere

Lichtstärke (cd) Candela

Temperatur T (K) Kelvin

Stoffmenge (mol) Mol

Geschwindigkeit
$\vec{v} = \vec{s}/t$ (m/s)

Beschleunigung
$\vec{a} = \vec{v}/t$ (m/s^2)

Kraft
$\vec{F} = m\,\vec{a}$ (kg m/s^2 = N) Newton

kinetische Energie
$E_{kin} = m\,v^2/2$ (kg m^2/s^2)

mechanische Leistung
$P = E_{mech}/t$ (kg m^2/s^3 = W) Watt

potenzielle Energie
$E_{pot} = \vec{F} \cdot \vec{s}$ (kg m^2/s^2 = Nm) Newtonmeter

Ladung
$Q = I\,t$ (As) Coulomb

elektrische Feldstärke
$\vec{E} = \vec{F}/Q$ (N/C)

elektrostatische Kraft
$\vec{F} = Q_1 Q_2/4\pi\varepsilon\varepsilon_0 r^2$ (N) Newton

Spannung
$U = E_{elektr.}/Q = \vec{E} \cdot \vec{s}$ (V) Volt

elektrische Leistung
$P = UQ/t = U I$ (W) Watt

elektrische Energie
$E_{elektr.} = Q\,U = I\,t\,U$ (Ws) Wattsekunde

Kapazität
$C = Q/U$ (F) Farad

Widerstand
$R = U/I$ (Ω) Ohm

1 Newtonmeter = 1 Wattsekunde = 1 Joule

Register 295

A

Abbe 256
Abbildungsgleichung
.................248f., 251, 253
Aberratione, chromatische 249
- sphärische 249
Ableitung 12, 19, 21, 48, 115
absolute Dielektrizitätskonstante ....
.................112, 154
absolute Induktionskonstante ..142
absolute Luftfeuchte 93
absoluter Nullpunkt 81
Absorption 182, 205ff., 235, 261, 263
Absorptionsfilter 261
Absorptionsspektrum 182, 235
Abwärme 85
Achse, optische .....244ff., 249ff.
Achsenparallelstrahl 246f., 250
actio 25, 42, 50
Adhäsionskräfte ....66, 68f.
adiabatische Zustandsänderung .105
Adsorption 66
Äquivalentdosis ....213, 215f.
Aggregatzustand 55, 81, 88f., 92, 100
Akkommodationsbreite .....251ff.
Akkumulator 118, 124, 165
Aktionspotenzial 132, 170, 172, 268
Aktivität 190f., 193
allg. Gaskonstante 98, 103
Alkohol 83
amorph ....55f.
Ampere 13, 116ff., 127ff., 134,
...............141, 156, 173, 201
Amperemeter ....120, 128ff.
Amperesekunde 116, 201
Amplitude 148, 218ff.,
.................229f., 264
Amplitudenfunktion ......218ff.
Ångström 94, 178
Anionen 163, 167
Anode ...158, 160f., 163ff., 200ff.
Anregung ....181f., 202, 234f.
Antenne 158, 173, 231
Apertur, numerische 255
Aräometer ....63f.
Arbeit 9f., 34ff., 41, 65, 67, 84, 106,
.........117f., 132, 134, 212, 221,
.................258, 272, 284
archimedisches Prinzip ....63f.
Astigmatismus 249, 253
α-Strahlung 189
at 53
α-Teilchen 178f., 188,
.................194f., 207, 212
atm 53
Atombindung 184
Atombombe 187, 197, 199, 213
Atomkern 23, 46, 138, 178f.,
.......181, 184ff., 194, 196ff., 203
Atommodell, bohrsches ..182, 202
- rutherfordsches 179

Atomschale

Atomschale 178, 182, 184,
.........188, 195, 202f., 205, 235
Atomuhr 10
Auflösungsvermögen ..237, 255f.
Auftrieb 63f., 74, 79
Auge ....251ff.
Ausbreitungsgeschwindigkeit 224f.,
.................232, 240, 259
Ausbreitungsrichtung ..231f., 236f.,
.................239, 262
Ausfallswinkel .....238f., 241ff.
Auslenkung 29, 36f., 40,
.....56, 218f., 223f., 227, 230, 264
Auslenkungsmaximum 218
Außenwiderstand ....124f.
Austrittsarbeit ....158ff.
Autounfall 25
Avogadro-Konstante 192
α-Zerfall 189, 195

B

Bahngeschwindigkeit .47, 51f., 180
Balkenwaage 17, 30, 34
bar ....53ff.
Barometer 64, 106
Basiseinheiten 13
Batterie 118, 124, 131
Baud 274
Becquerel 190, 193
Beharrungsvermögen 24
Belastbarkeit ....124f.
Beleuchtungsstärke ....159, 257f.
Benetzung 66, 68
Bernoullische Gleichung ..65, 78ff.
beschleunigte Bewegung ..18, 21,
.................38, 276
Beschleunigung 11, 13, 15, 17ff., 28,
.35, 41ff., 48f., 51f., 76f., 276f., 283
Beschleunigungs-Zeit-Diagramm 18,
.................20f., 23
Beugung 236f., 255
Bewegung,
- gleichförmige 18f., 21, 23, 38, 276
- beschleunigte 18, 21, 38, 276
Bewegungsenergie 33f., 38, 78, 106
Bewegungsgröße ....43f.
Bewegungsrichtung .19, 42, 50, 95,
.................101, 142, 240
Biegung ....58f.
Bild, reelles ....246, 251, 253ff.
- virtuelles ......246ff., 254ff.
Bildfeldwölbung 249
Bildkonstruktion 246ff., 250
Bildweite 248, 251, 253
Bimetallthermometer 83
Bindung, chem. ..66, 184, 197, 205
Bindungsenergie ......186f., 197f.
Bit ....272, 274f.
Blindwiderstand 157
Blutdruckmessung 77
Bogenlänge ....46f.
Bogenmaß 46f., 49

B (Bohr)

Bohr 180ff., 211
bohrsches Atommodell ...182, 202
bohrsche Postulate 181
boyle-mariottesches Gesetz 105
Brechkraft ....245, 250, 252f.
Brechung 239ff., 249, 256, 259, 263
Brechungsgesetz ..241ff., 259, 263
Brechungsindex 240f., 256
Brechzahl 240ff., 259
Bremsweg 26
Brennebene 245
Brennpunkt ....239, 244ff.
Brennstab 199
Brennstrahl 246f., 250
Brennweite .245, 247f., 250f., 255f.
Brewster-Winkel ....262f.
Brillengläser 253
Bruchgrenze 57
Brüter, schneller 199
β-Strahlung 189, 196, 198, 205, 207
β-Teilchen 188f., 209
BTPS 106
Byte 272, 275

C

Candela ....13, 257f.
carnotscher Kreisprozess ....108f.
Centi 14
CGS-System 13, 28
chemische Bindung ..66, 184, 205
chromatische Aberration 249
Codierung ....272f.
Compton-Effekt ....204ff.
Computer .174f., 243, 256, 272, 274
Coulomb 127f., 116f., 201, 208
coulombsches Gesetz 66, 111,
.................114, 179
coulombsche Kräfte ..112, 153, 179
Curie ....190, 212f.

D

Dämpfe 101
Dampfdruck ....91ff.
Dampfdruckerniedrigung 92
Dampfmaschine 85, 106, 108
Decodierung 273
Defektelektronen 175
Dehnung 26, 29, 56ff., 82, 269
Dehnungsmodul 57
Detektoren 175
Deuteronen 196
Dezi ....14, 226ff.
Dezibel ....226ff.
Diamagnetismus 138
Diaprojektor 246
Diathermie 173
Dichte 60f., 63f., 76, 78ff., 82f., 113,
.......137, 169, 183, 225, 250f.
Dichte, optische ....250f.
Dichtebestimmung ....63f.
Dielektrizitätskonstante 112,
.................154, 292

296 Register

Dielektrizitätskonstante,
- absolute 112, 154
- relative 112, 154
Differenzialregler 270
Diffusion ..85, 95f., 100, 167, 169f.
Diffusionskonstante 96
Diode 175
Dioptrie ....245, 252f.
Dipol 94, 115, 155, 231
dissoziieren 163
Doppelbrechung ....262f.
Doppelspalt 255, 265
Doppler Effekt 229
Dosimetrie 188, 208
Dosisleistung 208
Dotierung 175
Draht 56, 67, 114, 121f., 132f.,
................143f., 164, 209
Drei-Finger-Regel 142
Drehachse 31, 48, 50
Drehfrequenz 47
Drehimpuls 49
Drehmoment 11, 30f., 35, 48f.,
................137, 283, 285
Drehpendel ....217f.
Drehspulmessinstrument .116, 127,
.........................130
Drehwinkel 46, 263
Drehzahl 47
Druck .9, 44, 53f., 56, 58f., 61, 64f.,
70ff., 75ff., 86, 89, 91ff., 96ff., 109f.,
............118, 187, 209, 224f.
- dynamischer 79
- kolloidosmotischer 100
- osmotischer ....97f.
- statischer 79
Druckabfall 76f., 224
Druckdifferenz ....70ff., 75f., 78f.
Druckmessung 54
Druckspannung ....58f.
dulong-petitsche Regel 86
Dyn 28, 146
dynamischer Druck 79
Dynamo 146

E
Edelgaskonfiguration ......183f.
Effektivwert 147, 151
e-Funktion ..62, 66, 156, 191, 221,
....................260, 291
Eigenfrequenz 158, 221ff., 231
Eigenreflex 268
Eigenschwingung 89, 230
Einfallswinkel 238f., 242, 263
Einheitskreis 46
Eintauchtiefe 60ff., 64
Eisenfeilspäne 136, 139
EKG 172
Elastizitätsgrenze 56f., 59
Elastizitätskoeffizient 57
Elastizitätsmodul 57, 225
elektrische Erregung 115, 170

elektrisches Feld .112ff., 136f., 139,
..154f., 158ff., 163, 173, 180, 200f.,
.....209ff., 220f., 231, 256, 262f.
elektrische Feldkonstante 154
elektrische Feldlinien ...112f., 136,
........................231
elektrische Feldstärke 113
elektrische Influenz ....66, 113ff.
elektrische Ladung .96, 111f., 114,
.....116, 139, 141f., 146, 153, 167
elektrischer Leiter ..81, 113, 132ff.,
........................174, 273
elektrischer Schlag 172
elektrische Schwingungen 217, 220,
230f.
elektrische Spannung .83, 117, 164,
........................210
elektrischer Stromfluß ...116f., 163
elektrische Stromstärke 116
elektrischer Widerstand ..82f., 119,
............121f., 124, 133, 173
Elektrode .116, 124, 164f., 173, 210
Elektrokardiogramm 115
Elektrolyse 164
Elektrolytlösung ....82, 116, 163ff.
elektromagnetisches Spektrum .203,
........................130
elektromagnetische Wellen 134,
...180f., 200, 203f., 217, 230ff., 262
Elektromotor ...108, 119, 122, 134,
........................142
Elektron .46, 111ff., 116, 118f., 126,
..134, 138f., 153, 158ff., 174f., 186,
..188, 194f., 197, 200ff., 209ff., 256
Elektronegativität 165, 184
Elektroneneinfang 188, 195
Elektronenmikroskop 256
Elektronenspin ....138f.
Elektronenstrahloszillograph .160f.,
........................163
Elektronenvolt .160, 174, 186, 200f.
Elektronenwolke 161, 183
Elementarladung 112, 292
Emissionsspektrum 182, 235
Emulsion 95
Energie,
- kinetische ..34f., 38ff., 43ff., 49,
.77f., 100ff., 107, 158, 200f., 217ff.,
........................219
- mechanische ..34ff., 38, 72, 84ff.,
........................106ff.,217
- potenzielle ...34ff., 40f., 44, 217f.
Energiedosis 208
Energieerhaltungssatz 34, 44
Energiesatz der Mechanik 34
Entropie 85
Erdbeschleunigung .16, 21, 27f., 51
Erdung ....172f.
Erdradius 16
Erdung 172
Erhitzung 158, 160, 174, 234
Erregung, elektrische 115, 170

Erregungsfront 115
Erstarren 89
eulersche Zahl 293
Experiment ..9f., 24, 27, 32, 57, 95,
............111f., 134, 143f., 237
Exponentialfunktion .156, 191, 206,
............219f., 260, 276, 291
Extinktion ....260f.
Extinktionskonstante 260

F
Fadenpendel ....40, 217f.
Fahrenheit-Skala 82
freier Fall 9, 21f., 27, 40
Fallzeit 27
Farad 114f., 143, 154, 156, 292
Faraday 114f., 143, 292
Faraday-Käfig ....114f.
Farbfilter 261, 264
Feder 17, 29, 34ff., 217ff., 227
Federkonstante 37
Federkraft 36f., 218
Federpendel 2 ....17ff.
Federwaage 17, 29, 34
Feedback ....267f.
Fehlerfortpflanzung ....279f.
Fehlerrechnung 279f., 282
Feld,
- elektrisches 112ff., 136f., 139,
..154f., 158ff., 163, 173, 180, 200f.,
.....209ff., 220f., 231, 256, 262f.
- magnetisches ..136ff., 149, 151f.,
....158, 185, 220f., 231, 256, 262
Feldkonstante, elektr. 154, 292
Feldkonstante, magnetische ...142
Feldlinien 112f., 136f., 139f., 142ff.,
........................231
Feldlinien,
- elektrische 112f., 136, 231
- magnetische 137, 139f., 142ff., 231
Feldstärke ......113, 138f., 141f.
Feldstärke, magnetische .138, 141f.
Fernsehbildröhre 163
Ferromagnetismus 138
Festigkeit 55, 59, 66
ficksches Gesetz 96
Fieberthermometer 83
Filmdosimetrie 209
Filmschwärzung 232
Fixpunkte 81
Fliehkraft 50, 65, 180
Fließbereich 56
Fluide 60, 64, 70
Fluidstatik 60
Fluoreszenz ..181, 203, 209f., 234f.
Flüssigkeiten 60, 64, 66, 68, 70, 73,
........................79
Flüssigkeitsmanometer 54
Flüssigkeitsthermometer 83
Fluss, magnetischer 142, 144f., 148f.
Flussdichte, magnetische 142
Formänderung ....58f.

Register   297

Fotoanode ....159f.
Fotoeffekt 158f., 205, 210
Fotokathode 159, 210
Fotometer 259, 261
Fotometrie 257
Frequenz ...148, 156ff., 162f., 173,
.....180ff., 201ff., 218, 221ff., 225,
..227ff., 232ff., 257, 259, 261, 264f.
Frequenzfilter 157
Fresnel 264
Führungsgröße 267, 270

G

galvanisches Element ....164f.
Gamma-Kamera 196, 211
Gas, ideales ....101ff.
Gasblasen 91, 94
Gasdruck 44f., 64, 102, 107
gasförmig 81, 88f., 92, 100
Gasgesetz .45, 62, 81, 86, 98, 100f.,
...................103, 178
Gaskonstante, allgemeine ..98, 103
Gasmoleküle 27, 44f., 91, 98, 101f.,
...................107, 209
GAU 199
Gaußverteilung 281, 285
gay-lussacsches Gesetz 104
gedämpfte Schwingungen ...219ff.
Gefäßwand 44f., 61f., 102
Gegenkopplung 267, 275
Gegenkraft 25, 32, 35, 50
Gegenstandsweite 248, 251
Geigerzähler 203, 209f., 234
Geiger-Müller-Zählrohr 209
Gemische 93, 185
Generator 134, 145f., 198
Germanium 174
Gesamtstromstärke 125
Gesamtwiderstand .71f., 119, 123ff.,
...............128ff., 133, 157
Geschwindigkeit .11ff., 17ff., 23ff.,
38ff., 47, 49f., 72ff., 78ff., 100f., 107,
.............200, 202, 218, 223f.
Geschwindigkeits-Zeit-Diagramm .
...................20, 276
Geschwindigkeits-Zeit-Gesetz 21, 23
Gewicht ...15ff., 24, 27f., 31f., 36,
..........54ff., 60, 63f., 74, 292
Gewicht, spezifisches 54, 60, 63f., 92
Gewichtskraft ..16, 24, 27f., 32, 74
Giga 14
Gitter 265
Gitterenergie 94
Gitterspannung 161
Glasfaserkabel 243
gleichförmige Bewegung ..18f., 21,
...................23, 38, 276
Gleichgewicht .30, 32f., 64, 74, 86,
..........91f., 97f., 104f.
Gleichrichter 118, 127, 161
Gleichspannung 118, 156, 165
Gleichstrom .117f., 127, 139, 141,

...........146, 148, 153, 156
Gleitreibung 33
Glühemission 158, 160
Glühkathode ....161, 200ff.
γ-Quanten ...188, 194, 197, 203ff.,
...................210f.
Gravitationsgesetz ....16, 27f.
Gravitationskonstante 16, 292
gravity 27
Gray 208, 213
Grenzflächen 67, 166
Grenzflächenspannung 67
Grenzfrequenz 159
Grenzwerte 199, 213
Größe, physikalische 9ff., 15, 17, 27,
...................283
γ-Strahlung ..180, 188, 196, 203ff.,
...................209f., 235
Guericke 54, 64

H

Haftreibung 33
hagen-poiseuillesches Gesetz ..75f.,
...................277
Hahn, Otto 197
Halbleiter .....83, 119, 158, 174f.
Halbleiterdetektoren 175
Halbleitertechnik 175
Halbwertsdicke 207
Halbwertszeit ....189, 191ff.
harmonische Schwingungen .218ff.
Hauptebene .....244f., 248, 250ff.
Hauptquantenzahl ....181ff.
Hauptsatz der Wärmelehre ..84ff.
Hebel 29ff., 36, 48, 266
Hebelarm 29ff., 48
Hebelgesetz ....29f.
Heizstrom 160, 202
Heliumkern 187f., 197
Henry 150, 157
henry-daltonsches Gesetz 93
Hertz 118, 163, 228, 234
Höhenstrahlung 203, 215
Hohlspiegel 239
Hohlzylinder ....48f.
homogenes Magnetfeld .....140ff.
hookesches Gesetz ...29, 36, 56f.
Horizontalablenkplatten 162
Hubarbeit 35f., 41, 84
huygenssches Prinzip ..236f., 239
Hydratation 94
Hydratationsenergie 94
hydraulische Presse 62
Hyperpolarisation 171
Hysteresis ....138f.

I

ideales Gas 101ff, 196
Impedanz 157
Impuls 42ff., 49, 269
Impulserhaltungssatz ....43f.
Induktion ..141ff., 145f., 149, 151,

...................292
Induktionsgesetz 143, 145
Induktionskonstante, absolute ..142
induktiver Widerstand 151
Induktivität ....150, 157f.
Influenz ..66, 113ff., 136, 138, 154
- elektrische ....66, 113ff.
- magnetische 136, 138
Information ....170, 271ff.
Informationsübertragung 170, 271ff.
infrarot 88
Innenwiderstand .....124f., 128ff.
innere Reibung 37, 56, 72
Integral-Regler 270
Interferenz ....237, 261, 264f.
Ionen 55, 94ff., 99, 116, 163f.,
.....167ff., 172, 184, 208, 210, 212
Ionenbindung 184
Ionendosis 208
Ionengitter 55
Ionisation 203, 208ff., 212
Ionisationskammer 203, 210
ionisierende Wirkung 203
Ionisierungsenergie 212
irreversibel 26, 85
isobare Zustandsänderung 103
isochore Zustandsänderung 104
Isolatoren 114, 174
isotherme Zustandsänderung ...105
Isotop 185, 188ff., 203, 214
Istwert 266, 270

J

Joule 35, 84f., 87, 117, 134
joulesche Wärme ....133f.

K

Kaliumionen 167, 169f., 172
Kalorie 84f., 90, 134
Kanal ....272ff.
Kanalkapazität 274
Kapazität 154ff., 158
Kapillaraszension ....68f.
Kapillardepression ....68f.
Kapillare ...68f., 75, 83, 100, 109
Kapillarkräfte ....66, 68f.
Kardinalelement 251
Kathode ....158, 160f., 163f.
Kationen 116, 163ff., 167
Kelvin ..13, 81f., 87f., 92, 98, 105
Kernbeschuss 195
Kernfusion 187
Kernkräfte ....23, 185f.
Kernladungszahl ...184, 188, 195
Kernprozesse 204
Kernreaktionen .178, 194, 197, 206
Kernreaktoren ....187, 198f.
Kernspaltung ....187, 197ff.
künstl. Kernumwandlung .194, 206
Kettenreaktion ....197ff.
kinetische Energie .34f., 38ff., 43ff.,
...49, 77f., 100ff., 107, 158, 200f.,

298 Register

................217ff., 219
Kilogramm .13, 15f., 27f., 208, 292
Kilopond 28, 292
Kilowattstunde 117
kirchhoffsche Gesetze ..71f., 126f.,
.........................129
Klebstoffe 68
Klemmspannung 124f., 133
Knickung 59
Knotenpunkt 230, 250ff., 264
Knotenregel 126
Körper, Schwarzer ....257f.
kohärente Einheiten .13, 28, 35, 53,
..............84, 141, 190, 208
kohärentes Licht ....264f.
Kohärenzlänge 264
Kohäsionskräfte ....66ff.
Kolben ....61f., 65, 106f.
Kolbenmotor 106
Kolbenpumpe 65
kolloidale Lösungen ....94f.
kolloidosmotischer Druck 100
Kompassnadel ....135ff.
Kompressionsmodul 57
Kondensator 147, 153ff., 220f., 231,
.........................277
Kondensatorwiderstand 155
Kondensieren 90
Konkavlinsen 245
Konstantan 122, 134
Kontaktspannung ....166f.
Konvektion 87
Konvexlinsen 244, 253
Konzentration ..91ff., 95f., 98, 165,
.................167ff., 292
Konzentration, molare 92, 261
Konzentrationsgefälle ....96, 169f.
Konzentrationsgradient 96
Konzentrationsunterschiede .95, 168
Koordinatensystem .219, 276, 279
Kraft .15, 17, 19, 23ff., 35f., 38f.,
.42ff., 48ff., 62, 67, 73, 107, 112f.,
.....................116, 141f.
Kraftarm ....29f.
Kraftfluss 142, 144ff., 153
Kraftfluss, magnetischer ..142, 144
Kraftflussänderung 145f., 153
Kraftflussdichte, magnet. 142
Kraftmessung 29
Kraftstoß 42ff., 107
Kreisbahn ....50, 179f.
Kreisbewegung 47f., 179
Kreiselpumpen 65
kreisförmige Bewegung ...19, 46f.,
.........................49f.
Kreisfrequenz .47, 148, 157f., 218
Kreuzprodukt ....30, 284f.
Kristallgitter 88, 94, 175
kritischer Punkt 92
Kühltürme 86
Kühlung ....85f.
Kugel .32f., 43, 68, 74, 95, 97, 219,

.....................258, 291
Kurzschluss ....124f.
Kurzsichtigkeit 253

L
Ladung ..111ff., 138f., 141f., 146,
153f., 163f., 167ff., 171ff., 175, 184,
.................200f., 208ff.
Ladungstransport 163
Ladungsverschiebung 114
Länge 10ff., 15, 17, 36, 49, 56, 269,
........................291f.
Längenänderung 56
Längenzunahme 82
lambert-beersches Gesetz 206,
.................259ff., 277
Lamellen ....58, 71, 73ff.
laminare Strömung ......74, 76ff.
Laser 235
Last 25, 29ff., 36, 124
Lastarm ....29f.
Lastwiderstand 124
Laugen 163
Lautstärke 122, 226ff., 257
Lautstärkewert 227
Lebensdauer, mittlere ......190ff.
Leerlaufspannung 125
Leistung ..41, 87, 118, 132f., 151f.
Leiter, elektrischer .81, 113, 132ff.,
....................174, 273
- ohmscher 119f., 152
Leitfähigkeit 81, 134, 175
Leitwert ....71, 125f.
Lenard 178
lenzsche Regel 145, 149, 158
Leuchtschirm ..161, 163, 203, 214,
.........................256
Licht 88, 158ff., 180ff., 232ff.,
......239ff., 246, 250, 253, 255ff.
Licht, infrarotes 88
- kohärentes ....264f.
- ultraviolettes 180, 200, 256
Lichtbogen 181
Lichtdispersion 259
lichtelektrischer Effekt 159
Lichtgeschwindigkeit ..232, 240ff.,
.........................292
Lichtquant 158f., 180ff., 234f., 239,
.....................257, 264
Lichtquelle 229, 234, 257f., 260, 264
Lichtstärke ....13, 235, 257f.
Lichtstrahlen ...159, 180, 203, 239,
.........246, 250, 255, 257
Lichtstrom 257f., 260
Linienspektrum 182, 202, 235
Linsen ...239, 243f., 249f., 255f.
Linsenfassung 255
Linsenfehler 249
Lösungen, kolloidale ....94f.
Lösungsmittel 92ff., 96, 98
Lösungswärme 94
Logarithmus ..260f., 271, 277, 291

Longitudinalwelle ....231ff.
Lorentz-Kraft 141f., 285
loschmidtsche Zahl 292
Luftdruck 53f., 62, 64, 79, 91f., 103,
..............105ff., 223f., 227
Luftfeuchte 93
- absolute 93
- relative 93
Lumen 258
Lupe ....243, 246, 248, 254f.
lux 258

M
magnetisches Feld 136ff., 149, 151f.,
.....158, 185, 220f., 231, 256, 262
- Feldkonstante 142
- Feldlinien .137, 139f., 142ff., 231
- Feldstärke ....138, 141f.
- Influenz 136, 138
- Kraftfluss 142, 144
- Quantenzahl 183
- Spins 138
Magnetfeld ..127, 135, 137ff., 148,
.............151f., 158, 163, 188
Magnetismus 134
Magnetquantenzahl 183
Manometer 54
Maschenregel 127
Masse 13, 15ff., 21, 23ff., 27f., 35f.,
...38ff., 48ff., 61, 178f., 184ff., 208,
.....................217f., 292
Maßeinheiten 11ff., 28, 35, 99, 208,
.........................257
Massendefizit 186
Massenpunkte 48, 100
Massenspektrograph 185
Massenzahl 184ff., 195, 198
mechanische Energie .34ff., 38, 72,
...............84ff., 106ff.,217
Medium, optisches 250
Mega 14
Membran .54, 65, 96ff., 165, 167ff.,
.....................228, 268
Membranmanometer 54
Membranpumpen 65
Membranspannung ....167ff.
Messbereichserweiterung ....129f.
Messfehler ..128, 130, 276, 279ff.,
.........................285
Messverfahren 9f., 15, 271, 279, 281
Messwerte ...120, 276, 279ff., 285
Metalle 55, 82f., 116, 119, 122, 134,
.........160, 164ff., 174, 184
Meter .10ff., 15, 17, 22, 28, 35, 141
Mikro 14
Mikrochips ....174f.
Mikroskop ..237, 243, 246, 254f.
Mikrowellen 173
Milli 14
Mittelpunktstrahl .....246f., 250f.
Mittelwert ....215, 279ff.
mittlere Lebensdauer ......190ff.

Register 299

MKS-System 13
Moderator ....198f.
mohrsche Waage ....63f.
Mol 13, 98ff., 292
molare Konzentration 92, 261
molare Wärmekapazität 86
Molarität 99, 292
Moleküle ..45, 55, 66ff., 72f., 81, 84f., 88ff., 95f., 98ff., 178, 196, 209, ...211f., 292
Molekulargewicht ..92, 94, 99, 103, ...292
Momentangeschwindigkeit 19
Monochromator 259
mSv 213
Münchhausen 25
Muskelspindel ....268f.

N
Nano 234
Nanometer 234
Natriumionen ....168ff.
Natrium-Kalium-Pumpe 169
natürliche Strahlenexposition ..214
Nebenquantenzahl 183
Netzhaut ....246, 249, 251ff.
Netzspannung 118
Netzstrom 117, 146f., 157
neutrale Faser ....58f.
Neutrino 195
Neutron ...178, 184ff., 193ff., 208, ...212f.
Neutroneneinfang ......193, 198f.
Newton 24, 28, 35, 38f., 41, 84, 117, ...292
Newtonmeter .35, 38f., 41, 84, 113, ...117, 134
newtonsche Axiome 23ff., 43
newtonsche Flüssigkeiten .....70f.
newtonsche Ringe 264
newtonsches Grundgesetz .17, 24f., ...28, 38, 48, 51f., 276
nicolsches Prisma 263
n-Leitung 175
Nordpol 135, 137
Normalbedingungen ....103, 105f.
Normalmaße ....10f.
Normalverteilung ....281f.
Normalwasserstoffelektrode ..165f.
Nuklearmedizin 196
Nukleon 184, 186f., 197
Nuklid 185, 187, 192
Nukleiter ....146f.
Nullpunkt, absoluter 81
numerische Apertur 255

O
Oberfläche 33, 66ff., 87f., 291
Oberflächenspannung ....66ff.
Objektiv ....254ff.
Ohm 119, 121, 131f., 134, 156
ohmscher Leiter 119f., 152

ohmscher Widerstand ...119f., 147, ...151f., 157, 221
ohmsches Gesetz ..119f., 123, 127, ...276
Okular ....254f.
Optik ..9, 214, 237, 239, 243, 264
optische Achse .....244ff., 249ff.
optische Dichte ....250f.
optisches Medium 250
Orbital 183, 235
Ordnungszahl 184f., 188, 195, 204ff.
Organdurchblutung 75, 77
Osmolarität 98f., 292
Osmose ....95f.
osmotischer Druck 97ff
Oszillator ....222f.

P
Paarbildung 204, 206
Parallelschaltung 71f., 122, 155, 157
Parallelverschiebung 244, 250
Paramagnetismus 137
Partialdruck 91, 93f., 106
Pauli-Prinzip 183
Pascal 53
PDI-Verhalten 270
Pegelmaß ....226f.
Pendel 40f., 219, 222, 236
Periodensystem ....174, 184f.
Permeabilität ..138f., 142, 150, 167
Perpetuum mobile ...86, 106, 145
Phase ..92, 115, 118, 146f., 150ff., .157f., 173f., 219, 223ff., 236, 264f.
Phasendifferenz ......223, 264f.
Phasenlage 150, 219, 236
Phasenleiter ....146f.
Phasenverschiebung ..147, 150ff., ...157f.
Phon ....227ff.
Phosphoreszenz 235
Photonen 239
physikalische Größe 9ff., 15, 17, 27, ...283
Pico 14
plancksches Wirkungsquantum 159, ...180, 234, 292
planparallel ....243f.
Plasma 88
plastische Verformung 57
Plattenkondensator 154, 173
p-Leitung 175
Plutonium ....187, 198f.
poggendorffsches Kompensations-
verfahren ....130f.
Polarisation ....113, 262f.
Polarisationsebene 263
Polarisationsfolien ....262f.
Pole ..115, 118, 124, 135, 137, 143
Positron 188, 194f., 204, 206
Potenzial 117, 166f., 201
Potenzialdifferenz ..117, 167, 201
potenzielle Energie .34ff., 40f., 44,

..............68, 84, 181, 217f.
Primärspule ....152f.
Prisma 259ff., 263
Probeladung 113
Proportionalitätsfaktor ..25, 37, 57, ...73, 93, 102, 112, 154, 180, 260
Proportional-Regler 270
Proton .112, 178, 181, 184ff., 194ff.
PS 41, 106
Pumpen 64f., 118
Pyknometer ....63f.

Q
Quadratisches Abstandsgesetz ..214
Quant .180, 182f., 188f., 194, 196f., ...202ff., 209ff., 234f.
Quantenzahlen 183
Quecksilber 54, 68f., 83f., 134
Querschnitt .57, 62, 65, 70, 77f., 96, ...133f., 143f.

R
rad 208
Radialbeschleunigung ....50f.
Radialkraft ....50f.
radioakt Zerfall ..178, 187f., 190f., ...194f., 197, 206, 277
Radioaktivität .187f., 190, 194, 199, ...212
Radioaktivität, künstliche .187, 194
Radium ....189f.
Radius 46f., 50ff., 69, 74ff., 78, 238, ...258, 291
raoultsches Gesetz ....92f.
Raster-Tunnel-Mikroskop 256
Raumwinkel 258
R-C-Glied 156
Reactio 25
Rechte-Faust-Regel 139
Redundanz 275
reelles Bild ....246, 251, 253ff.
Reflexion .229f., 237ff., 242, 257f., ...261ff.
Reflexionsgesetz ..238f., 242, 263
Regelgröße 266ff., 270
Regelkreis 266ff., 275
Regelstrecke 266ff., 270
Regelung 53, 266
Reibung ..24, 33ff., 56, 72ff., 76ff., ...84, 118, 134, 219, 222
- innere 37, 56, 72
Reibungskräfte ...24, 33, 36, 76f.
Reihenschaltung 123, 126, 133, 155
relative Dielektrizitätskonstante 112, ...154
relative Luftfeuchte 93
rem 213
Remanenz ....138f.
Resistivität ....133f.
Resonanz 223
reversibel 56, 85
reynoldssche Zahl ....77f.

300 Register

Riva-Rocci 77
Röntgen 160, 180f., 188, 195, 200ff.,
................212ff., 229
Röntgenbremsspektrum .....201f.
Röntgenröhre ....160, 200f.
Röntgenstrahlung ..180f., 188, 195,
.........200, 202f., 205ff., 212
charakteristische Röntgenstrahlung .
................181, 195, 202
Rollerpumpe 65
Rotation 48f., 65
Rotationsachse 48
Rotationsenergie 49
Rückstellkraft 218
Ruhemembranpotenzial .....169ff.
Rutherford 178, 194
rutherfordsches Atommodell ...179

S
Sägezahnspannung ....162f.
Sättigungsdampfdruck ....90ff.
Säuren 163
Salze 55, 93f., 163, 184
Sammellinse 244ff., 254
Schalldruck 227
Schallleistung 226
Schallgeschwindigkeit 225
Schallschnelle 224
Schallstärke ....226ff.
Schallwechseldruck ...224f., 227ff.
Schallwellen ...217, 223, 227, 229,
................232, 236, 272f.
Scheinwiderstand 157
Scherspannung 56
Scherung ....57f.
Schichtdicke ...73, 206f., 260, 263
Schiefe Ebene 36
Schlag, elektrischer 172
Schmelzen 89
Schmelzwärme 89
Schnellkochtöpfe 91
Schraubenfeder 29, 36
Schubspannung 58f., 73, 75
Schwachstrom 132
Schwarzer Körper ....257f.
Schwächungsgesetz ....206f.
Schwächungskoeffizient 207
Schwarzer Körper ....257f.
Schwere 16f., 54, 60ff., 139
Schweredruck ....54, 60ff.
Schwerkraft ...16f., 21, 27, 69, 218
Schwerpunkt ....16, 32f.
Schwingkreis ...157f., 220ff., 231
Schwingungen 81, 84, 88, 158,
................217ff., 222, 231f.
- elektrische ......217, 220, 230f.
- gedämpfte ....219ff.
- harmonische ....218ff.
Schwingungsdauer ..15, 147f., 151,
................218f., 221, 225
Schwingungszustand ..150, 219, 224
Schwitzen 90

Sedimentation 74
Sehwinkel ....254f.
Sekundärspule ....124, 152f.
Sekunde .10, 13, 15, 17, 23, 28, 41,
.........47, 51f, 156, 190, 193
Selbstinduktion ..145, 148ff., 157,
....................220f.
Selbstinduktionsspule ..150ff., 157,
....................220f.
Selen 174
Sellafield 199
semipermeabel 96
Senkspindel 64
Serienschaltung 122
SI 13, 15, 293
Sicherheitsgurt 26
Sicherung 146, 173
Siedepunkt ....81, 91ff.
Siedepunkterhöhung 92
Sievert 213
Silizium 174
Sinusfunktion ..148, 150, 218, 221
Skalar 11, 35, 284
Skalarprodukt 35, 284
Solarzelle 118, 124, 160
Sollwert ....81, 266ff.
Solvatation 94
Sone 229
Sonne ..15, 51, 87f., 105, 187, 204,
................234, 263
Spalt ..40, 121, 186f., 197ff., 237,
.........243, 255, 260, 265
Spannung, elektrische .83, 117, 164,
....................210
Spannungsabfall .....123ff., 133f.
Spannungs-Dehnungs-Diagramm 56,
....................82
Spannungsdifferenz ..83, 115, 117,
.........128, 130f., 160, 164f.
Spannungsmessgeräte 128
Spannungsmessung 130
Spannungsquelle ..118, 130f., 149,
................161, 172
Spannungsreihe 164, 166
Spektralapparat 259
Spektralfarben ....259f.
Spektrallinien 181f., 235
Spektralfotometer ....259f.
Spektrum, elektromagn. ..203, 233
spezifisches Gewicht 54, 60, 63f., 92
spezifische Wärmekapazität ...86
spezifischer Widerstand 133
sphärische Aberration 249
Spiegel 239, 264
Spinquantenzahl 183
Spins, magnetische 138, 183
Spule 127, 129, 140f., 143ff., 157f.,
................220, 231
Stabilität 32, 209
Stabmagnet ....135f.
Stahlbeton 59
Standardabweichung ...281f., 285

Standardfehler 281
Standfestigkeit 32
Starkstrom 132
Statik 32
statischer Druck 79
Stauchung 58
Staudruck 79
stehende Wellen ...183, 229f., 237,
................240, 264
Stellgröße 266ff., 270
Stempeldruck ....61f.
Steradiant ....257f.
Sternschaltung 147
Steuerung 266
stokessche Formel 74
Stoffgemische 93
Stoffmenge 13, 96, 292
Stoß 42ff., 100, 198, 205, 209f., 234
Stoßgesetze 42
Stoßionisation 209f., 234
STPD 106
Strahlenexposition, natürliche ..214
Strahlengang ...239, 243f., 246f.,
.........249ff., 254, 256, 259, 264f.
Strahlenschäden 196, 229
Strahlenschutz ....212ff.
Strahlpumpe 65
Strahlung 87, 160, 180, 187ff.,
...196ff., 203ff., 212ff., 235, 257f.
Strahlungsenergie ...160, 180, 208
Streuung .198, 204, 206, 262f., 276,
....................280f.
Streuungsmaße 280
Strömung 9, 70ff., 74ff., 87
Strömungsgeschwindigkeit .75f., 78
Strömungskanäle ....71f.
Strömungswiderstand ...70f., 75ff.
Stromfluß, elektrischer ..116f., 163
Stromkreis 72, 119, 122ff., 130, 133,
.........143ff., 148f., 155f., 167
- unverzweigter ....122f.
- verzweigter 122f., 125
Strommessung ...120f., 127ff., 256
Stromquelle ..119, 122, 124f., 148,
................160, 164
Stromrichtung ..118, 139, 142, 145,
....................173
Stromstärke, elektrische 116
- mechanische ....70f.
Stromstärke-Druckdifferenz-
Diagramm 70
sublimieren 98
Südpol 51, 135ff., 139
Suspension 95
Suszeptibilität 138
Sv 213
Système International 13, 293
Szintillationszähler ....196, 210f.

T
Taucherkrankheit 94
Technetium 196, 211

Register 301

Temperatur ..13, 81ff., 87ff., 100ff.,
.........................134
Temperaturgefälle 106
Temperaturmessung 82f., 166
Temperaturskalen 81
Tera 14
Tesla 142
Thermodynamik 81
Thermoelement 83, 166
Thermometer 83
Torr 53, 81, 92, 100, 103, 106
Torsion ....57ff.
Torsionsmodul 57
Totalreflexion 242f., 263
Trägheit .16f., 24, 26, 48f., 76, 127,
.................185, 217f.
Trägheitsgesetz 24, 26
Trägheitskraft ....217f.
Trägheitsmoment ....48f.
Transformator 118, 124, 145f., 152f.
Transistor 132, 175
Translation 49
Transversalwelle 231ff., 262
Triggerung 163
Triode 161
Tripelpunkt 92
Tschernobyl 199, 215
Turbine 106f., 198
turbulente Strömung ....76ff.
Tyndall-Phänomen 95

U

Überdruck 64, 107
Ultraschall 229
Ultraschalluntersuchungen ...229
ultraviolettes Licht ..180, 200, 256
Umfang ....46f.
Unterdruck ....62, 64f.
Unterstützungsfläche 32
unverzweigter Stromkreis ...122f.
Uran ......51, 187, 189f., 197ff.
Urmeter 10, 15

V

Vakuum ...54, 64, 158ff., 200, 219,
.................225, 232, 292
Vakuumdiode 160f., 200
Vakuumfotozelle 160
Valenzelektronen 184
van-der-Waals-Kräfte 66
van't-hoffsches-Gesetz 98
Varianz 280f., 285
Vektor 11, 22, 31f., 35, 50, 263,
.....................283ff.
Vektoraddition 32, 283
Vektorrechnung 31, 283
Verdampfen 90
Verdampfungswärme 90, 109
Verdrillung 57
Verformung ....23, 53, 56f.
Vergrößerung ...65, 67f., 85, 254ff.
Verstärker 160f., 200, 214

Verstärkerröhre 160f., 200
Vertikalablenkplatten 163
Verzeichnung 249
verzweigter Stromkreis ..122f., 125
virtuelles Bild ......246ff., 254ff.
Viskoelastizität 57
viskös 78
Viskosimeter 75
Viskosität 56, 70, 72ff., 78, 82
Vollzylinder 49
Volt .113, 117ff., 127ff., 143f., 147,
............156, 165, 167, 200f.
Voltmeter ..120, 127ff., 143f., 165,
.........................167
Volumen 45, 57, 60f., 64f., 70, 78f.,
...............98, 100ff., 291f.
Volumenarbeit 65, 78f., 107
Volumenzunahme 82
Vorschaltwiderstand ....129f.

W

Wärmeaustausch 105
Wärmeenergie ..34, 72, 85, 89, 95,
.........101, 106, 108f., 134, 201
Wärmekapazität 83, 86
Wärmekraftmaschinen .....106f.
Hauptsatz der Wärmelehre ..84ff.
Wärmeleitfähigkeit 87
Wärmeleitung 87
Wärmemenge ..84ff., 90, 134, 186
Wärmepumpe ....108f.
Wärmestrahlung ......87f., 180f.
Wärmetransport 87
Wärmeübergangszahl 87
Wasserdampf .62, 91, 93, 101, 106f.
Wassersäule ..53ff., 62, 99f., 217f.
Wasserstoffatom 181f., 198
Wasserstrahlpumpe 65, 79
Watt ...35, 41, 84, 117f., 132, 201,
.................226, 257
Wattsekunde 35, 84, 117, 201
Weber 145
Wechselspannung .118, 147, 161ff.,
.........................274
Wechselstrom 118, 127, 146ff.,
......151ff., 156ff., 161, 173, 274
Weg ..12f., 15, 17ff., 21ff., 35f., 38,
.........................264f.
Weg-Zeit-Diagramm ....18f.
Weg-Zeit-Gesetz 21f., 38, 277
weissscher Bezirk 139
Weitsichtigkeit 253
Wellen 217, 223ff., 227, 229ff., 242,
...................255ff., 264f.
Wellen, elektromagnetische ...134,
...180ff., 200, 203f., 217, 230ff., 262
stehende .183, 229f., 237, 240, 264
Wellenfront 236ff., 242
Wellenlänge ...10, 87f., 201f., 205,
207, 224f., 230, 232ff., 255ff., 259ff.,
.........................264f
wheatstonesche Brücke 131

Wichte 60, 62
Widerstand, elektrischer ..82f., 119,
.............121f., 124, 133, 173
- induktiver 151
- ohmscher ..119f., 147, 151f., 157,
.........................221
- spezifischer 133
Widerstandsmessung ....130f.
Wiederaufbereitungsanlage 199
Windkesselfunktion 57
Windungszahl ..141, 145, 150, 153
Winkelbeschleunigung ...48f., 51f.
Winkelgeschwindigkeit .....47ff.
Winkelgrad 46
Wirkleistung 151f., 157
ionisierende Wirkung 203
Wirkungsgrad 108f., 160
Wirkungsquerschnitt 198

Y

Yard ....11f.

Z

Zähigkeit 72f., 75, 78
Zählrohr ....209f.
Zeit 11ff., 15, 17ff., 41, 43, 47f., 50,
..70, 116ff., 148, 156, 190ff., 218ff.,
.........................224ff.
Zeitkonstante 156
Zentrifugalkraft ..19, 50f., 179, 181
Zentrifuge 46, 51
Zentripetalkraft ....50f.
Zerfall, radioakt. ..178, 187ff., 190f.,
.......194ff., 197, 206, 235, 277
Zerfallsakte 190
Zerfallsarten 188, 194
Zerfallsgesetz ....192f.
Zerfallskonstante ....191ff.
Zerfallsreihe ....188f.
Zerreißgrenze 56
Zerstreuungslinsen 245
Zugspannung ....56ff.
Zustandsänderung ....103ff.
- adiabatische 105
- isobare 103
- isochore 104
- isotherme 105
Zwischenbild 255
Zyklotron 196

302 Notizen

Leserumfrage

Wollen Sie zur weiteren Verbesserung dieses Buches beitragen und damit den späteren Lesern das Studium der Physik erleichtern?
Falls ja, schicken Sie bitte diesen Zettel oder eine E-Mail an:

> Harms Verlag
> In't Holt 37
> 24214 Lindhöft
> E-Mail: info@harms-verlag.de

Qualität des Inhalts

1) Wie ist der Stoff dargestellt?

   a) im allgemeinen

   b) Welche Kapitel sind besonders gut oder schwer verständlich dargestellt?

2) Welche Abschnitte sollten ausführlicher oder knapper behandelt werden?

3) Würden Sie stichwortartige Zusammenfassungen am Ende der einzelnen Kapitel oder Abschnitte begrüßen?

4) Würden Sie mehr Rechenbeispiele begrüßen?

5) Empfinden Sie die Testfragen als zu leicht oder zu schwer?

6) a) Wie viele Stunden haben Sie zur Lektüre des gesamten Buches ungefähr benötigt?

   b) Wie schätzen Sie Ihre Vorkenntnisse ein?

   c) Welches haben Sie als das schwierigste Kapitel empfunden?

   d) Hat Ihnen die Lektüre Spaß gemacht?

7) Haben Sie Druck- oder Sachfehler gefunden? Welche?

Leserumfrage

Qualität der Ausstattung	sehr gut	gut	genügend	ungenügend
Druck				
Papier				
Abbildungen				
Gliederung				
Einband				

Der Preis des Buches ist   ❏ zu hoch   ❏ angemessen   ❏ günstig

Bemerkungen:

Name, Vorname _____

Adresse _____

Beruf (Studienfachrichtung) _____

Semesterzahl_____